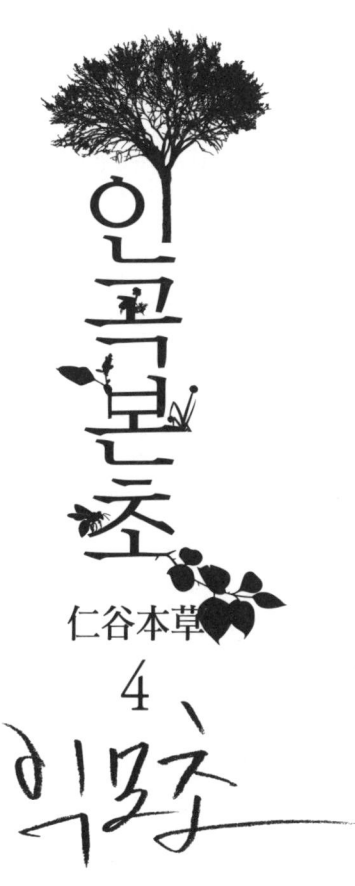

인곡본초
仁谷本草
4
익모초

느티나무가 있는 풍경

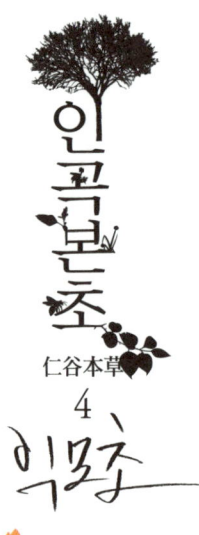

초판 1쇄 발행일 2025년 9월 5일

| 제 목 | 인곡본초4 익모초
| 저 자 | 이상건
| 펴 낸 이 | 김희경
| 디 자 인 | 권민철
| 기획·편집 | 이규민, 김수정

| 펴 낸 곳 | 느티나무가 있는 풍경
| 주 소 | 경기도 남양주시 다산중앙로19번길 21
          (다산동, 다산진건 블루웨일 지식산업센터 1차) 3층 F 339 (12248)
| 대표전화 | 031-555-6405
| 팩 스 | 031-567-6405
| 출판등록 | 제 0023-000002호

ISBN 979-11-981489-8-8

*잘못 만들어진 책은 바꿔 드립니다.
*값은 뒤표지에 있습니다.
*이 출판물은 저작권법에 의해 보호를 받는 저작물이므로
 무단 전제와 무단 복제를 할 수 없습니다.

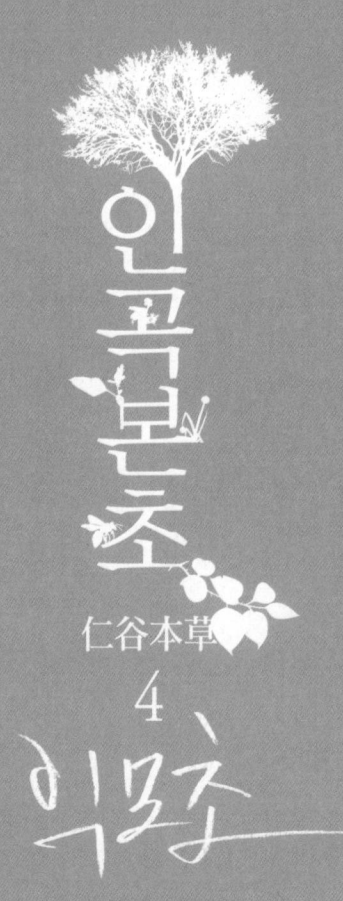

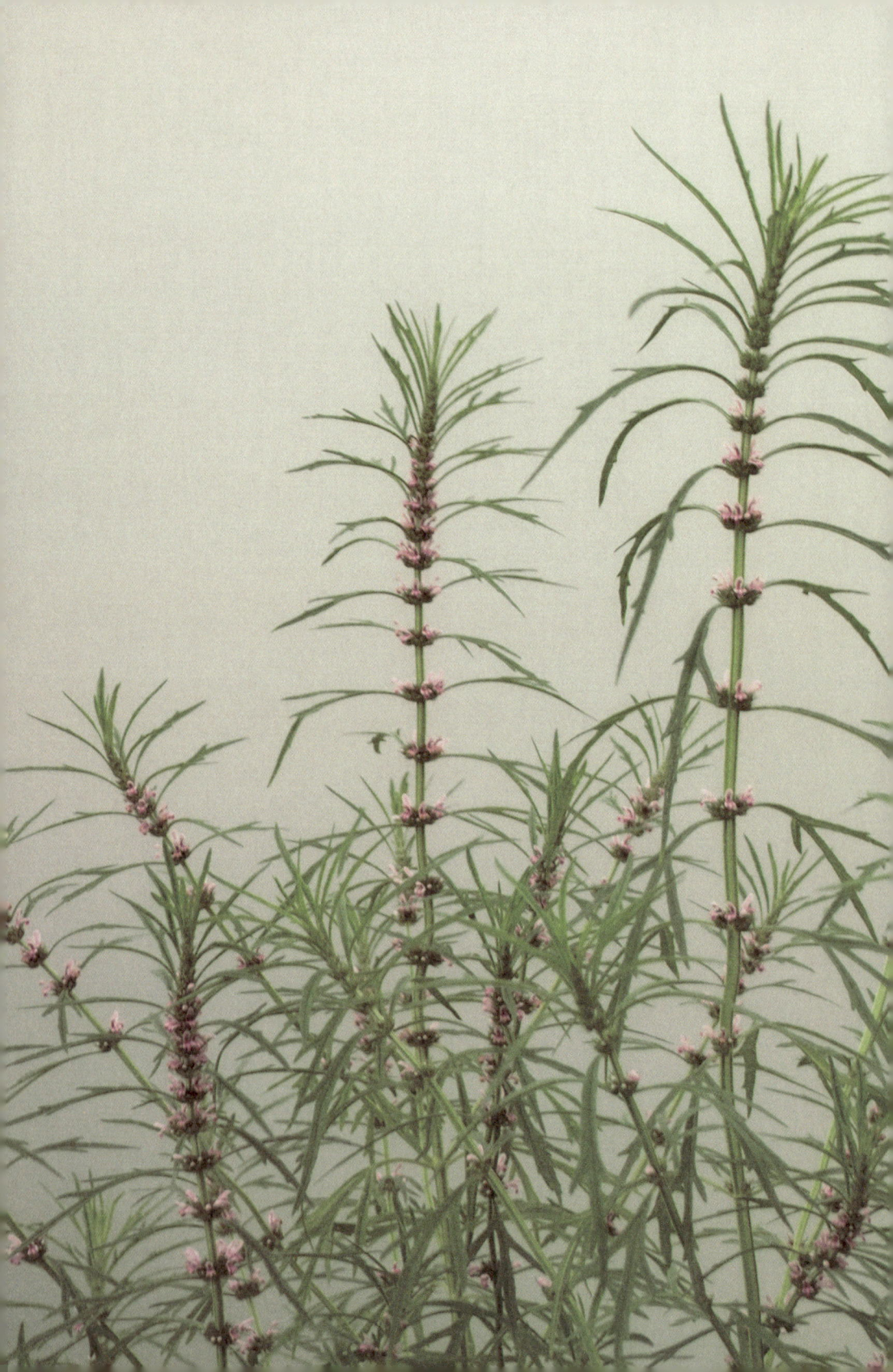

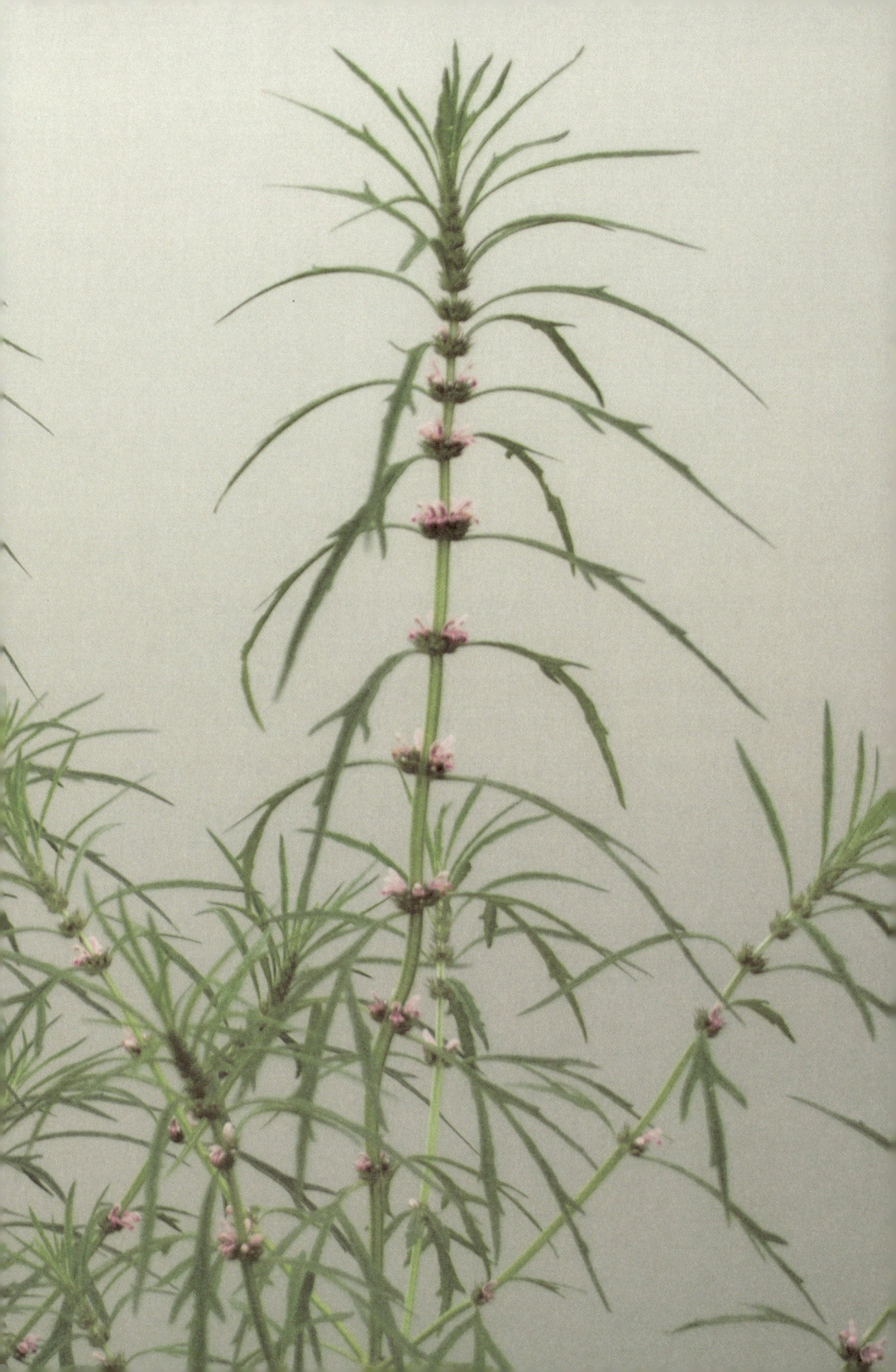

추천사

이상건 박사님을 처음 만난 건, 한의과대학 본초학회(本草學會)의 소규모 모임에서였습니다. 당시 저는 한의대를 졸업한 지 몇 년 되지 않아 초보 티를 벗지 못한 한의사였고, 박사님은 이미 임상에서 많은 경험을 쌓은 베테랑 선배 한의사였습니다. 첫 만남에서 몇 마디 나눠봤을 때부터, 뭔가 범상치 않음을 느꼈죠. 그래서 이후로 한참을 여기저기 따라다니며 한의학을 배웠습니다. 식물을 관찰하러 산으로, 바다로 전국 여기저기를 돌아다녔습니다. 의료봉사 등 진료를 참관하거나 돕기도 하고, 식사도 술자리도 하며 많은 이야기를 들으며 배웠지요. 돌이켜보면 몸은 힘들었지만, 한의사로서 많이 성장할 수 있는 시간이었던 것 같습니다.

박사님은 침술이든 한약 처방이든 막힘이 없었고, 그 중심에는 본초학(本草學)에 대한 오랜 이해와 통찰이 있었습니다. 단순히 본초의 효능(效能)과 주치(主治)를 외우고 있는 것이 아닌, 동식물과 자연에 대한 통찰과 이해가 있었습니다.

간혹 멀리 사는 환자들에게서 전화가 걸려 와 아픈 증상들을 이야기하고 어떻게 해야 할지 물으면, 우리 일상에서 흔히 구할 수 있는 식재료 등을 단방(單方)으로 그 자리에서 즉답하여 주시곤 했습니다. 나중에 그 환자들이 찾아오거나 연락을 해서는 지난번 그것으로 효과를 보았다는 이야기를 하는 것을 한두 번 본 것이 아니었습니다. 이런 식의 치료는, 가장 많은 한약재가 수록된 본초학 서적들인 중화본초(中華本草)나 중약대사전(中藥大事典)을 달달 외운다고 해도 가능한 일이 아니었지요.

그러면 저는 늘 꼬치꼬치 캐묻곤 했습니다. '이 본초는 왜 이런 효과가 있는 건가요?' '이 환자의 무엇을 보고 이걸 먹으라고 하신 건가요?' 그럴 때면 몇 마디씩 설명을 해주시곤 했는데, 당시의 저로서는 정확히 이해하지도 못하는 경우들도 많았습니다. 궁금증이 풀리지 않은 제 표정을 보며, '나중에 알게 될 거다.'라는 이야기를 하시는 것도 참 여러 번 들었지요.

그랬던 이상건 박사님이, 이제 우리나라의 여러 식물, 동물, 광물, 풍습 등을 아우르는 책을 쓰고 계십니다. 사실 본초와 본초학에 대한 이야기를 세상에 남기려 하시는 거라고, 저는 생각하고 있습니다. 이 책에는 한의학적인 전문용어와 전문 지식도 들어있지만, 그런 내용들만 들어있는 것은 아닙니다. 한의사만을 위한 전문 서적이 아닌, 대중들에게도 요긴한 지혜를 전하고, 세상에 도움이 되는 본초학적 조언을 남기려 하시는 듯합니다. 흔히 구할 수 있는 식재료를 단방 삼아 아픈 환자에게 알려주시던 박사님의 모습이, 이 책의 내용들에 겹쳐 보이는 것은 기분 탓일까요.

사실 저는 일개 평범한 한의사에 불과합니다. 그런데 이상건 박사님은 굳이 저에게 추천사를 써달라고 하셨습니다. 사회적으로 저보다 훨씬 더 권위 있는 분들에게 충분히 추천사를 받으실 수 있으실 텐데도 말이지요. 제가 그런 분들보다 그나마 나은 부분이 있다면, 그것은 아마 박사님이 가진 본초학적 실력과 통찰에 대한 이해일 것입니다. 그래도 몇 년 이상을 계속 귀찮게 쫓아다니며 배웠던 시간이 있으니까요.

그런 점에서 이 책을 추천하는 이야기를 드리고자 합니다. 이 책에는 수십 년간 농축된 본초학적인 경험과 통찰이 넘실대고 있습니다. 과거 조상들로부터 지금까지는 끊이지 않고 전해져 왔던 지혜이지만, 지금은 점점 사라져가고 있는 지혜이기도 합니다. 근래에는 -오랜 세월의 지혜를 가지고 있으리라 기대했던- 할머니들조차 손주가 감기에 걸렸을 때 식생활 등 생활 관리를 어떻게 해야 하는지를 잊고 계시는 경우가 많습니다. 당신께서 어려서 감기 걸렸을 때 했던 대로 손주에게 해주려는 소수 할머니들의 방식은, 구닥다리 취급을 받으며 뒤로 밀려나 있습니다. 감기에 걸리면 바로 병원에 달려가 양약을 처방받는 것이, 과연 유일하고 가장 훌륭한 해답일까요? 그럴 때마다 병원에 다니는데도 자꾸만 반복해서 감기에 걸리고 배탈이 나는 아이는 어떻게 해야 할까요.

이 책은 우리가 과거로부터 미래로 이어가야 할 지혜들을 이어 나갈 수 있게 해주는 책입니다. 그 과정에서 본초학을 중심으로 다양한 방면의 지식들이 융합되어 있습니다. 본초학을 전공했을 뿐만이 아니라, 오랜 기간 늘 고민하고 연구하며 임상에도 수없이 적용해 온 베테랑 한의사의 본초학적인 통찰을 만나보실 수 있습니다.

부디 이 책과의 만남에서 많은 지혜를 가져가실 수 있게 되기를 기원하며, 조잡한 글을 마치고자 합니다.

감사합니다.

반월 한빛 한의원
원장 문 한 빛

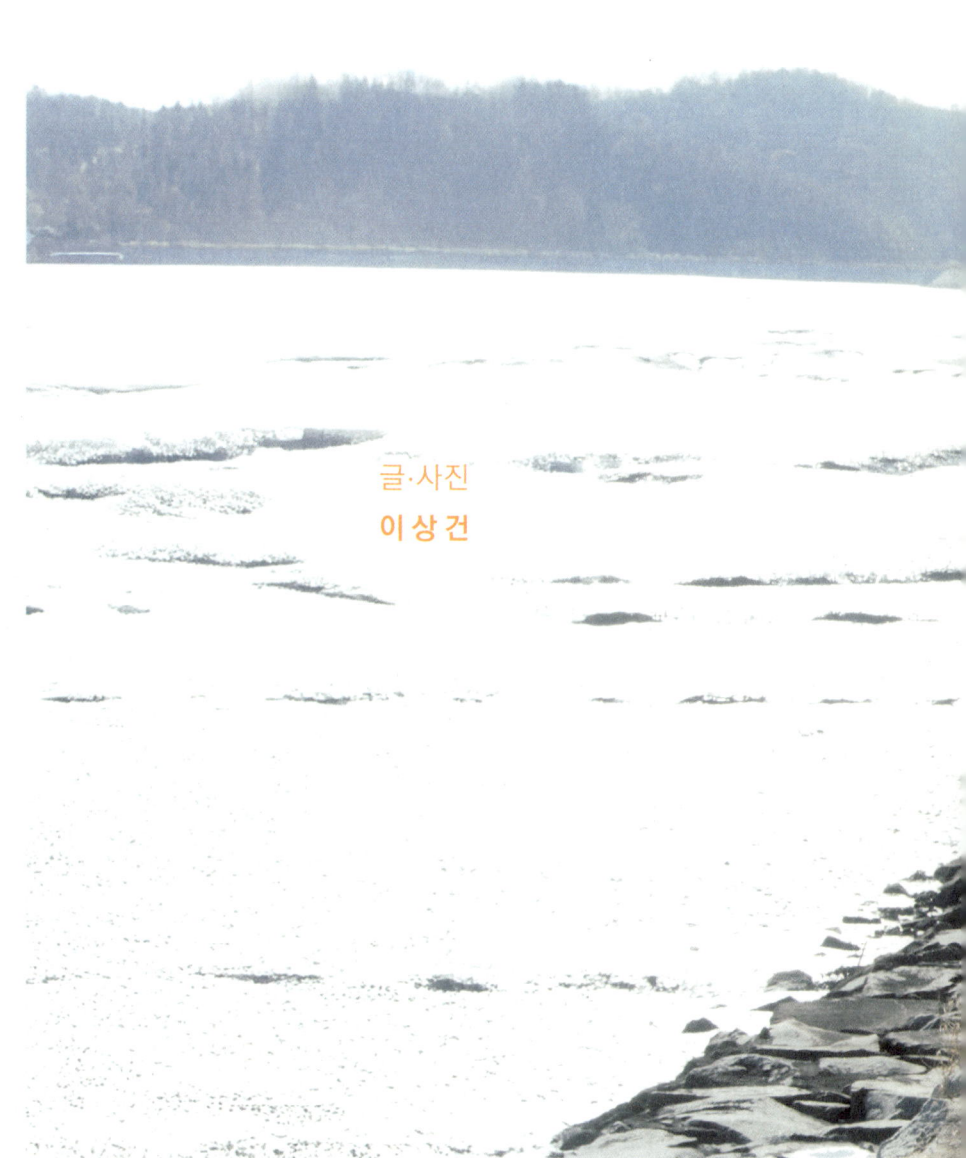

글·사진
이상건

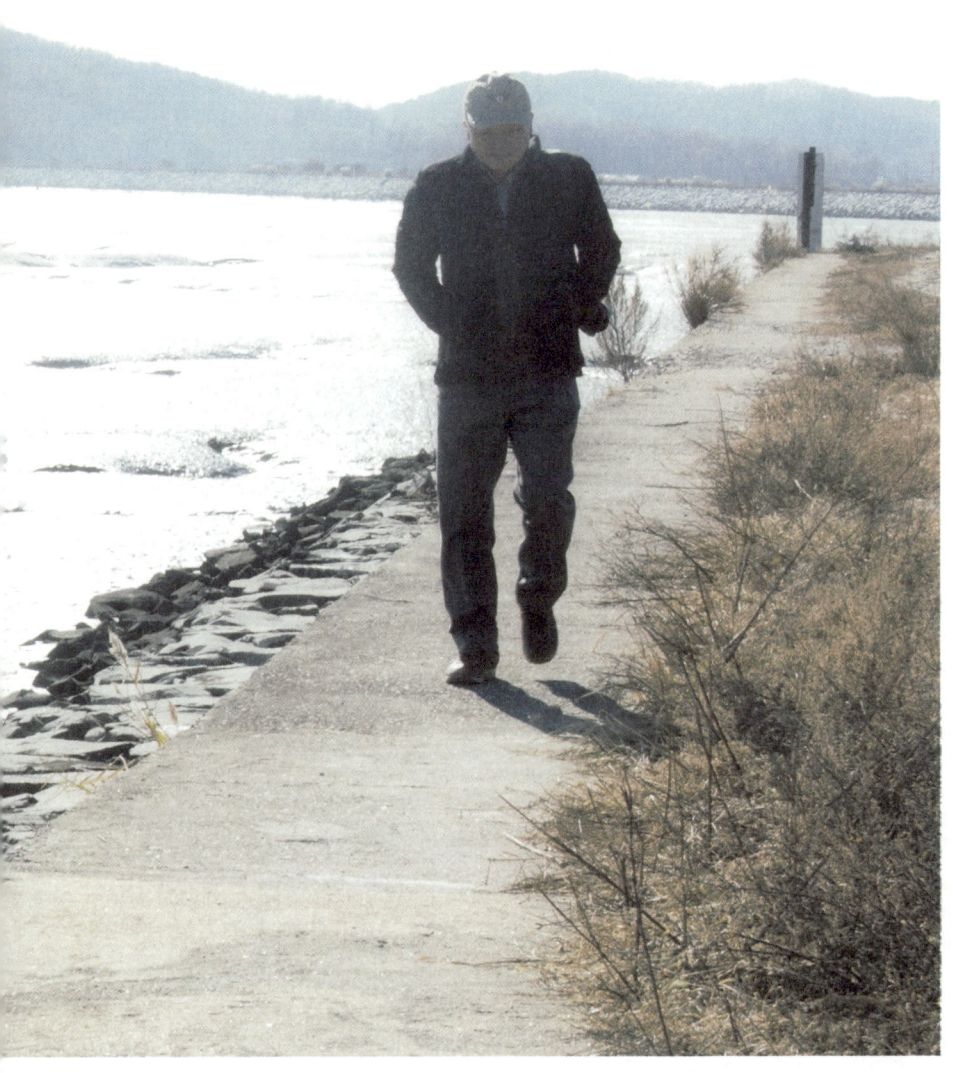

책을 펴내며

어머님은 음식을 할 때 날씨를 생각하신다. '오늘은 비가 오니 카레라이스를 해 먹을까?' '오늘은 무더우니 오이냉국을 만들어 먹을까?' 습할 때는 건조하고 향(香)이 있는 음식 재료를 선택하시고, 건조할 때는 물기가 많은 음식 재료를 선택하신다.

무더운 여름날 돼지 김치찌개 집을 갔다. "어! 오늘 왜 손님이 적어요?" "더워서요." "다 냉면집으로 갔나 봐요." 주인은 덤덤하게 말한다. 늘상 그러려니 한다. 더울 때는 김치찌개 집에 손님이 없다. 추울 때는 줄 서서 먹는다. 이렇듯 손님들은 날씨에 민감하다.

어머니는 가족의 건강 상태와 날씨, 음식 재료의 특성, 가족의 음식 취향 등을 고려하여 밥과 반찬을 만드신다. 전 세계인들은 12가지 음식을 1년 내내 바꿔가며 먹고 산다. 그 음식이라도 날씨에 맞게 먹으면 몸이 가벼워진다. 비 오는 날 오이냉국을 많이 먹으면 몸이 무거워지고, 황태국을 먹으면 가벼워진다. 황태가 습(濕)을 제거하기 때문이다. 날씨가 습할 때 카레라이스를 먹으면 여느 때보다 맛있다. 모두 날씨와 인체와의

관계이다.

예로부터 동서양의 약초 연구는 약재 전체를 연구해 왔다. 약초의 어느 한 성분만 빼서 사용한 것이 아니다. 하지만 최근 들어 특히 1933년 이후-일정 성분을 추출하여 대량으로 약을 만들기 시작했다. 값싸고 즉효를 보는 경우가 많아 전 세계적으로 자리매김했다. 그러나 장기적으로 봤을 때 안정성에서는 많은 문제를 가지고 있다. 부작용이 따른 것이다.

인삼(人蔘), 도라지(桔經) 등에는 사포닌이라는 성분이 들어있다. '현대의학은 인삼, 도라지를 구별하여 쓰지 않고 사포닌을 쓸 때는 두 약물을 같이 쓴다는 말인가?' 버드나무 가지에 살리실산이란 성분이 있다. 아스피린을 만드는 주재료이다. 이와 같은 화학구조를 석탄에서 취할 수 있다. '약으로 버드나무와 석탄을 같이 취급할 수 있나?' '양약의 주원료가 무엇인가?' '인삼, 도라지, 버드나무 등의 천연물을 통째로 사용하는가? 아니면 석탄, 석유에서 추출한 인공 합성화합물인가?'

우리나라의 경우지만 양약 1개월 치가 5,000원인 경우도 있다. 싸다. 도라지 5,000원어치면 며칠을 먹을 수 있나? 싸고 바로 효과를 볼 수 있는 약이지만 부작용이 따른다. 경제적 논리가 크게 작용했다. 인체가 좋아하는 자연적인 것이 아니고 인위적인 것이기에 부작용이 따른다. 깨알같이 적혀있는 모든 양약 설명서에는 부작용이 적혀있다. 양약을 덜 먹든지 안 먹어야 한다.

양약을 많이 먹는 환자 중 약물성 치매가 오는 경우도 많다. 성분 위주의 약용식물 연구가 세계적인 대세이다. 세계의 많은 사람들이 임종 시까지 양약을 먹을 것이다. 할머니 할아버지들이 아침에 일어나 양약을 한 주먹씩 드시는 경우를 종종 본다. 암울하다. 속 쓰리다면서도 많은 양약을 음식처럼 먹는다. 병원 가면 속 쓰린 데에 대한 약이 추가된다. 문제는 더 심각해진다.

이젠 동양 학문이 되어 버린 본초학(本草學)에서 답을 찾아야 한다. 비교적 안전한 약이기 때문이다. 우리나라는 복받은 나라다. 아직도 한의과 대학이 있고 대학에 본초학(本草學) 교실이 있다. 세계적으로 몇 안 된다. 본초학은 지금부터 수천 년 전부터 내려온 학문이라 할 수 있다. 우리가 음식을 해 먹는 것, 집을 지어 사는 것, 옷을 지어 입는 것 등등 모든 의식주는 자연과 조화롭게 해야 한다. 자연적이어야 한다. 자연과 멀어져 물질문명의 홍수 속에 있는 현대인은 그렇지 못하다. 늦지 않았다. 건강과 건전한 문화 형성을 위해 선조들의 문화를 올바로 이해해야 한다. 온고지신(溫故知新)해야 한다. 그러기 위해선 역사가 오래된 본초학 공부가 필요하다고 생각한다.

이 책의 이야기 설정은 옛날이 많다. 그때의 일을 현대를 살아가는 본초학도가 들여다보았다. 다소 지루한 부분도 있겠지만 여러 번 반복하여 들여다보면 온전히 이해되리라 생각된다.

책의 소제목 '동백기름', '익모초', '나슨다', '상추와 깻잎', '창꽃', '김', '표고버섯', '홑잎 나물', '짓는다' 등은 우리가 들어본 말로, 이 말에 담긴 뜻과 현대인에게 시사하는 바를 본초학적 시각으로 밝혀 붙였다.

'대나무', '가물치', '피마자', '시체', '뽕나무', '가죽나무ㆍ참죽나무' 등은 생활에서 응용하는 편이 좋다. '사향노루', '복수초', '어성초ㆍ삼백초', '용간봉수', '자감초ㆍ구감초', '쥐오줌풀' 등은 다소 전문적인 면이 있으나 이젠 모두가 알아야 해 정리해 놓았다. 다소 어렵거나 생소한 용어가 있을 것이다. 주로 한의학 용어일 것인데 풀어 쓰면 의미가 변질될 것 같아 그러하지 않은 점 이해를 바란다. 어쨌든 필자의 표현력과 소견이 부족한 소치이니 널리 양해를 바란다.

이 책의 사진은 필자가 그동안 촬영한 사진들이다. 사진에 이름을 달지 않았다. 모르는 본초는 여러분이 공부하여 알아보는 것도 좋을 듯싶다. 많은 사진 중 고르는 작업이 힘들었고, 그 사진 중 출판사에서 선정하기 또한 힘들었으리라 생각된다. 아무튼 많은 사진 중에서 선정한 것이니 볼 만은 할 것이다. 필자가 소장하고 있는 본초 사진은 40만여 장 된다.

책이 출판되기까지 수고 많이 한 '느티나무가 있는 풍경' 출판사 김희경 사장, 디자이너 권민철 실장과 그 외 직원들에게 먼저 고마움을 전한다. 그리고 원고 교정을 도와준 막내딸과 아내에게 감사한다. 아울러 의료봉사 활동에 동행해 주는 아내와 강준석 님, 손경환 님, 최유정 님, 윤혜정 님에게 지면을 통해 고마움을 전한다. 또한 내원해 주신 환자분들과 지인들에게도 감사의 마음을 전하고 싶다.

2025. 07. 21.

仁谷 李尙建

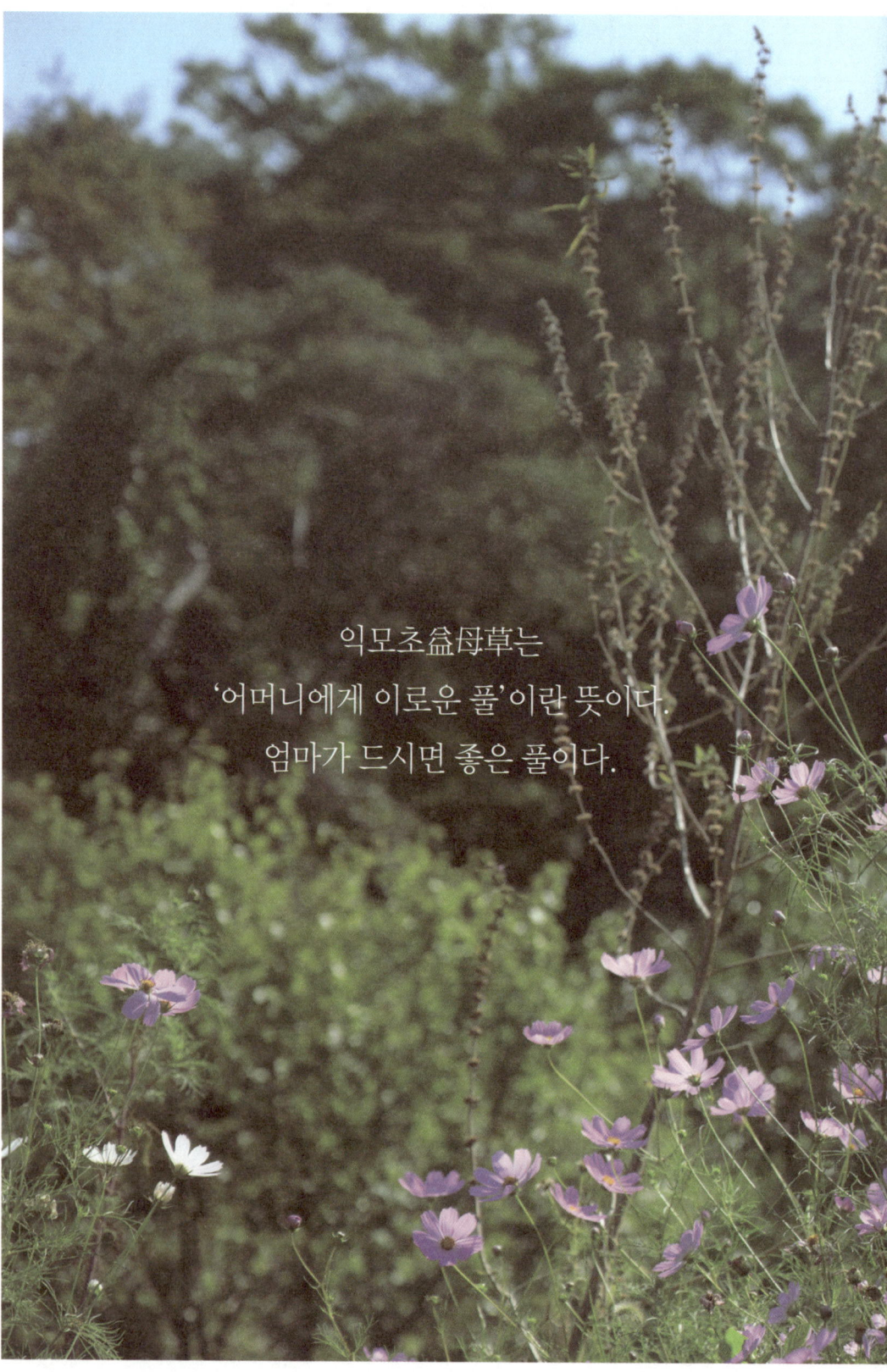

익모초益母草는
'어머니에게 이로운 풀'이란 뜻이다.
엄마가 드시면 좋은 풀이다.

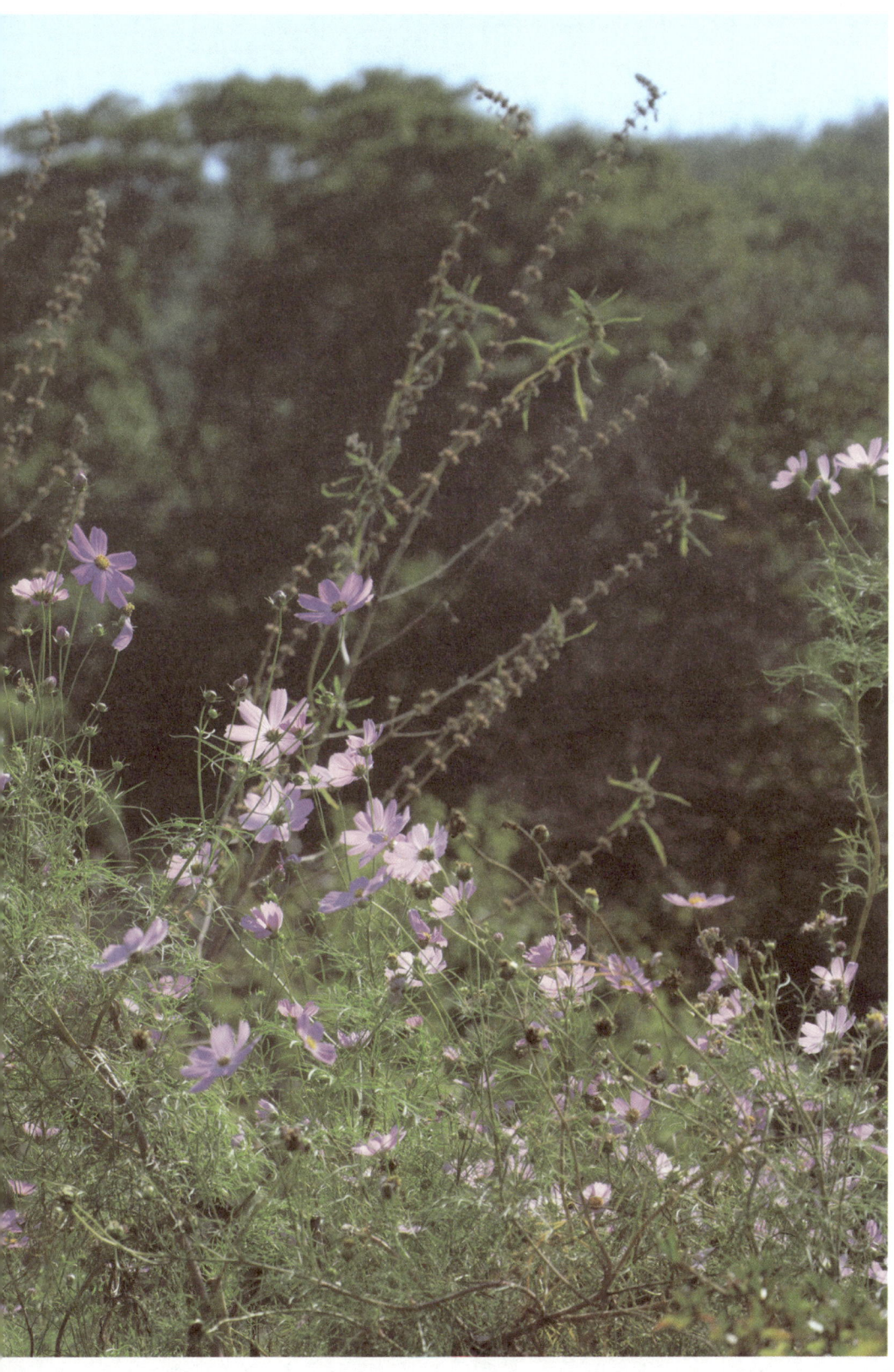

차례

1부

27	1. 동백기름
35	2. 산수유, 생강나무
47	3. 익모초(益母草)
59	4. 용간봉수(龍肝鳳髓)
67	5. 나슨다
75	6. 상추와 깻잎
85	7. 대나무
93	8. 창꽃
101	9. 복수초(福壽草)
111	10. 어성초(魚腥草)·삼백초(三白草)
119	11. 가물치

2부

137	포토에세이 – '큰괭이밥'

3부

149	1. 김
163	2. 사향노루
171	3. 피마자(蓖麻子)
177	4. 자감초(炙甘草)·구감초(久甘草)
187	5. 시체(柿蔕)
201	6. 쥐오줌풀
229	7. 표고버섯
239	8. 홑잎 나물
253	9. 뽕나무
259	10. 가죽나무·참죽나무
259	11. 짓는다

265 참고 문헌

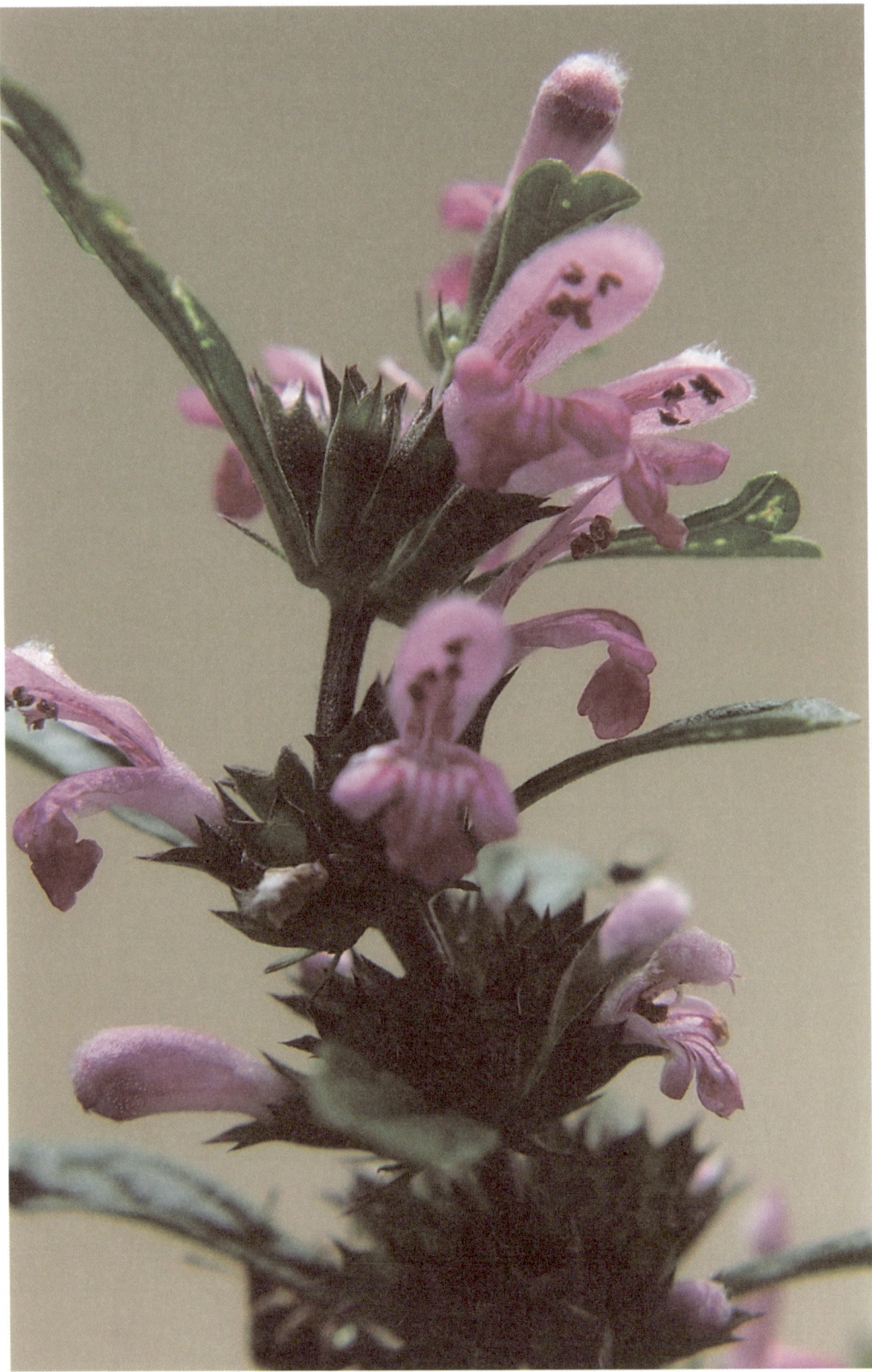

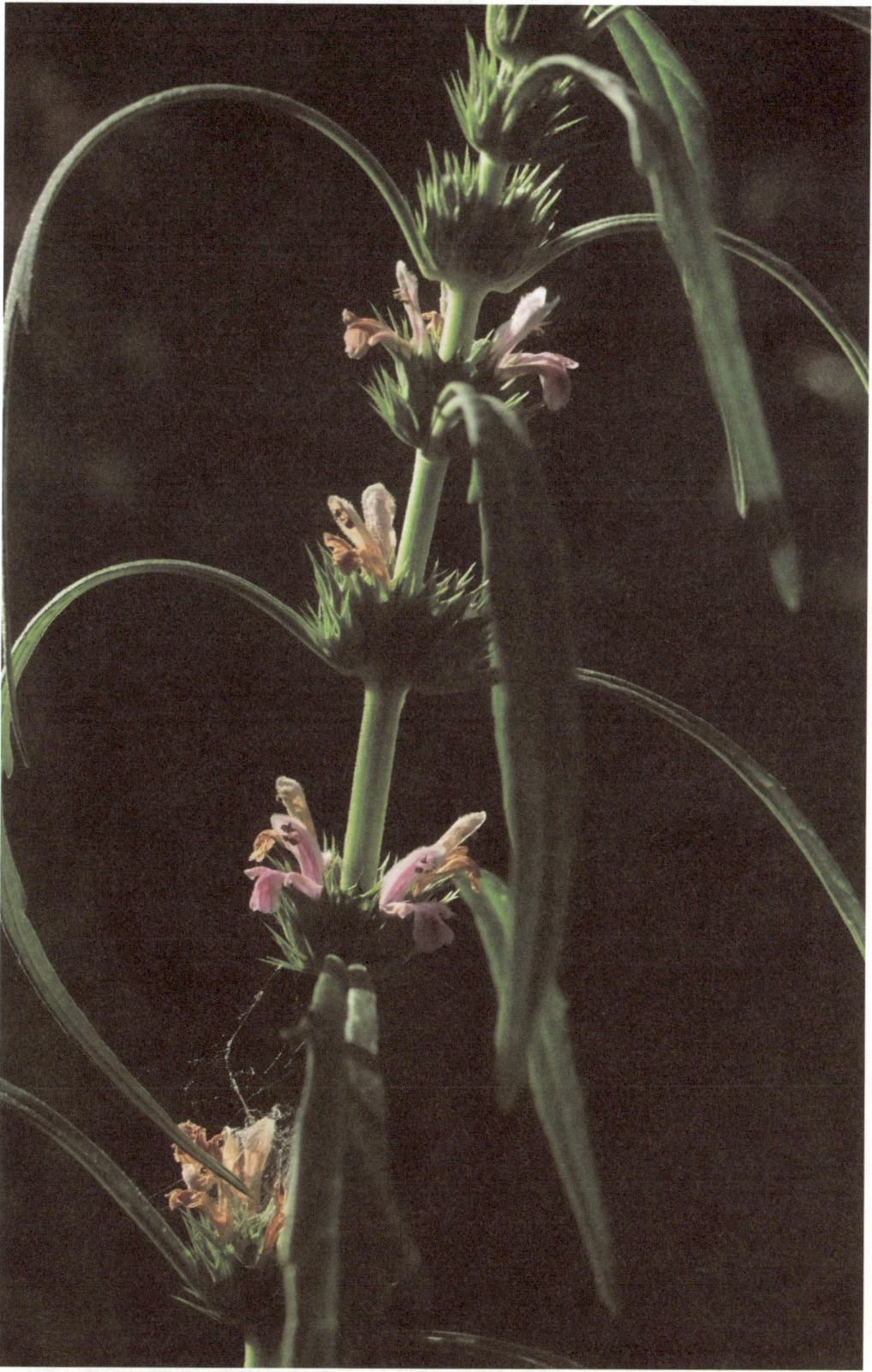

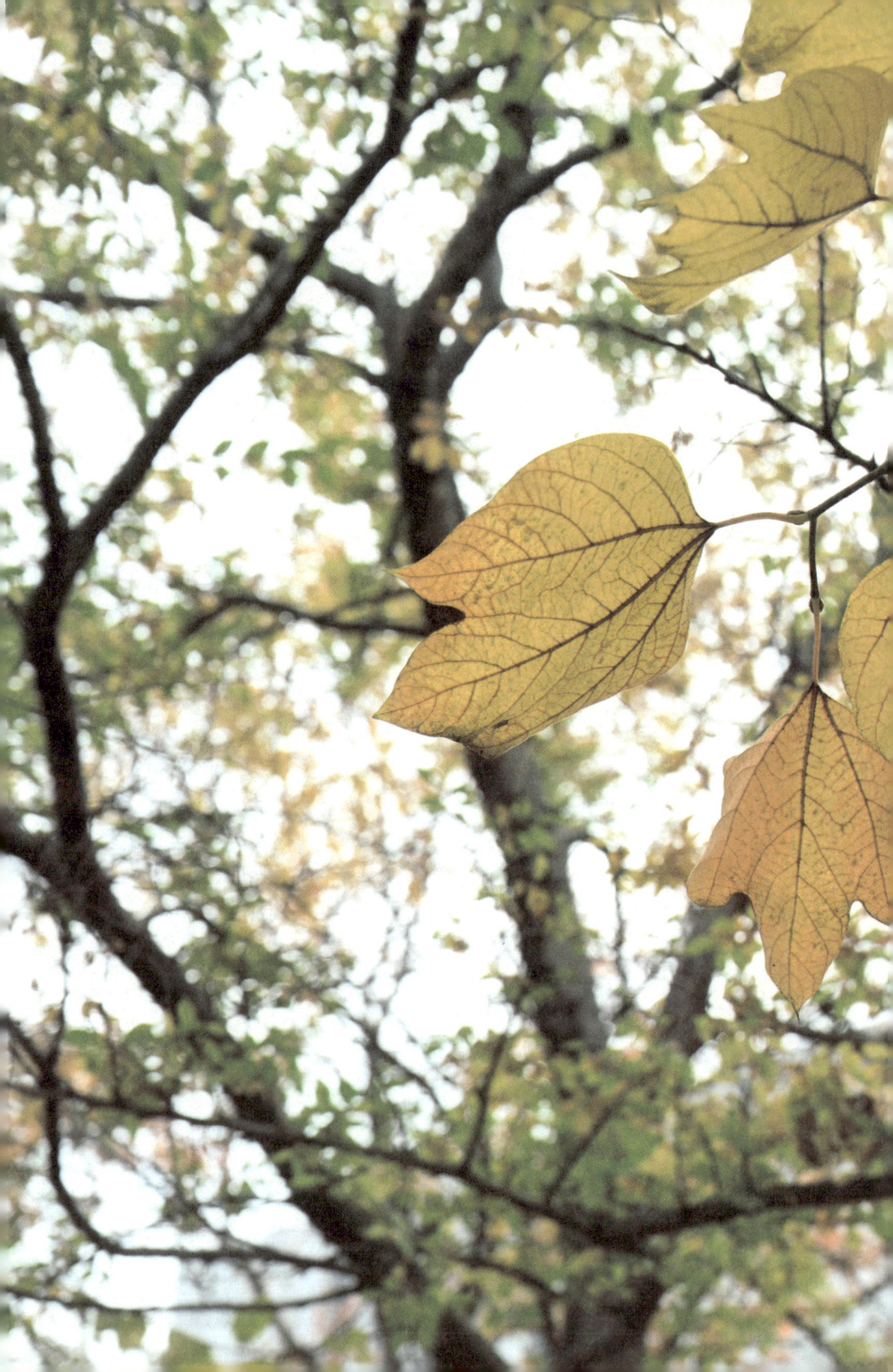

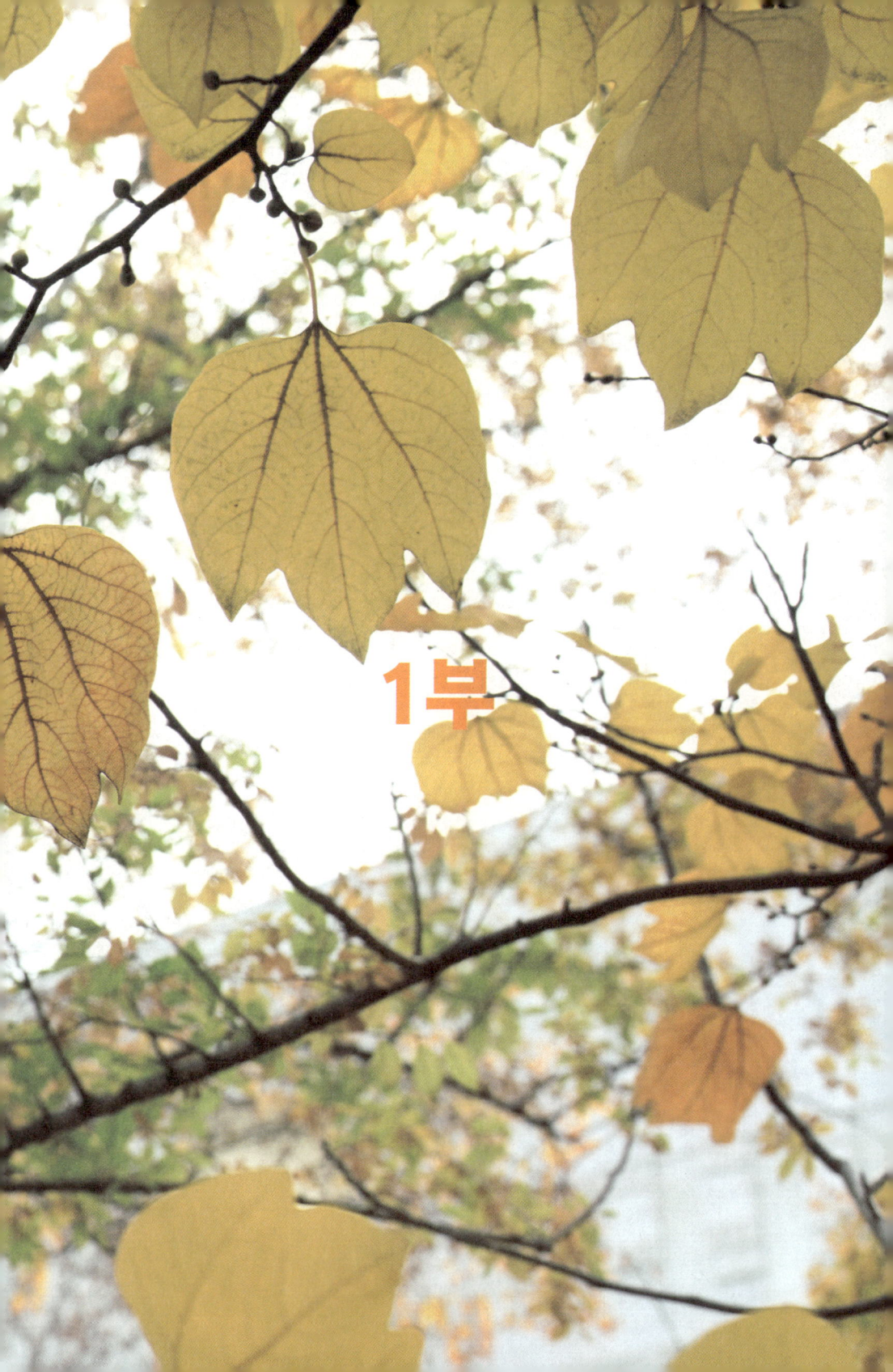

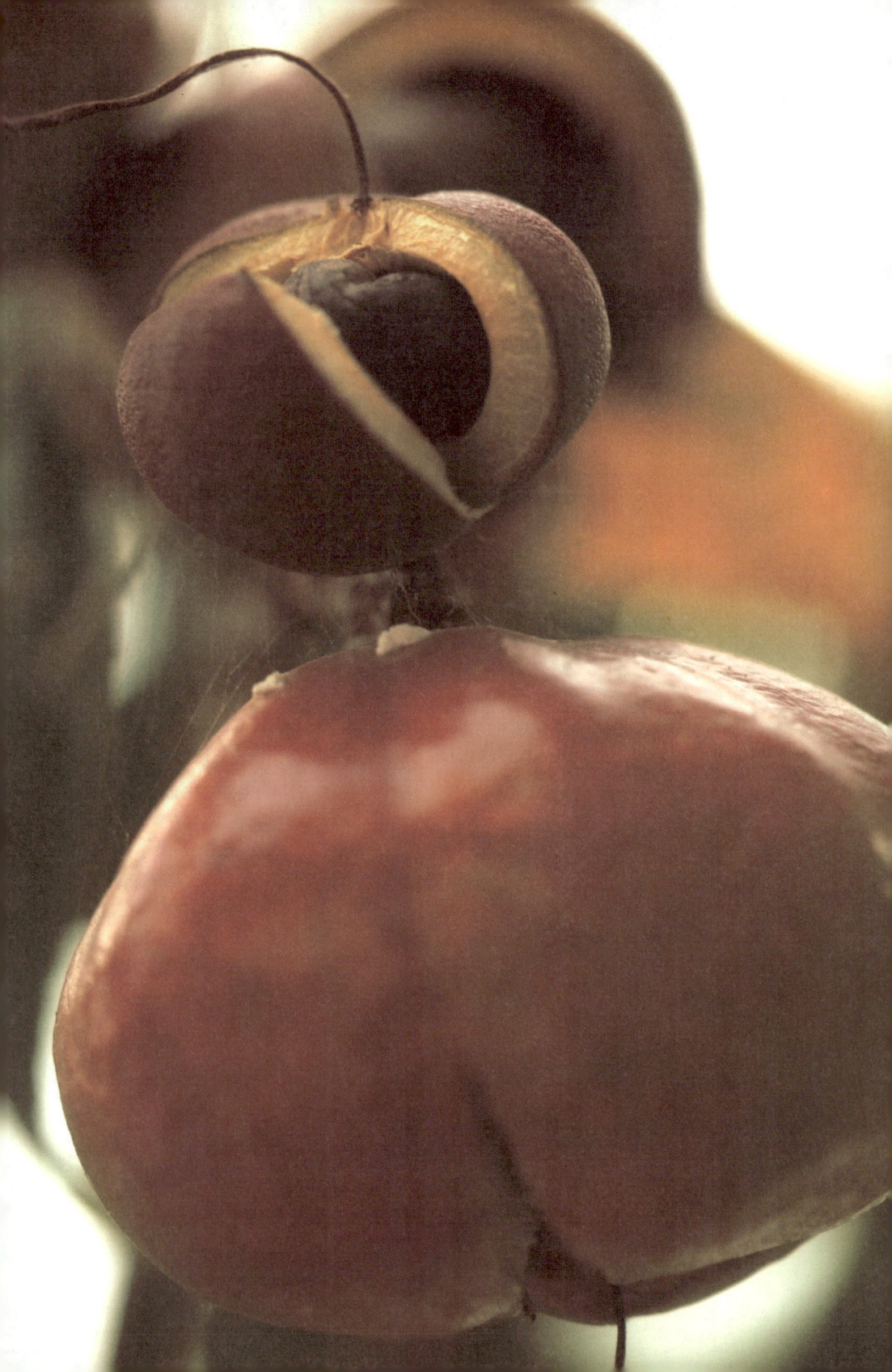

1부

1. 동백기름

학교 갔다 오니 마루에서 방물장수가 할머니에게 세경(석경의 충청도 방언), 분, 동백기름, 참빗들을 보여주고 있다. 여동생도 끼어들어 세경에 얼굴을 들이대고 있다. 방물장수는 할머니에게 집중하려는데 여동생이 방해 놓는 것을 싫어하는 눈치다. 여동생도 여자라고 이것저것 물어본다. 할머니는 동백기름을 사셨다. 다음날 동백기름으로 머리를 단정히 빗고 옥색 비녀를 꽂으셨다. 반듯하게 가르마를 타셨고, 검은 머리가 매우 윤기가 있었다. 평소 엄하고 무서운 할머니 인상이 펴지셨다.

"할머니 빨리 가자."

여동생은 할머니랑 읍내 할머니 계모임에 같이 가기로 했다. 계모임은 중화요리 집에서 주로 하는데 여동생은 할머니 덕택에 탕수육과 울면을 먹을 수 있다. 여동생의 찢어진 입은 며칠 가겠다.

동백기름은 동백나무 씨앗에서 짠 기름을 말한다. 내가 살고 있는 중부지방에서는 동백나무가 없어 생소하다. 차나무과 동백나무는 백령도, 충남, 경남, 경북(울릉도), 전남, 전북 및 제주도의 바다 가까운 산지에 주로 분포한다. 수형(樹形)은 상록(常綠) 소교목(小喬木) 또는 교목(喬木)이며 보통 높이 2~6m 정도로 자라지만 간혹 높이 10m까지 자라기도 한다. 잎은 어긋나며 길이 5~10cm의 장타원형이다. 끝은 뾰족하고 밑 부분은 둥글거나 쐐기형이며, 가장자리에는 잔 톱니가 촘촘히 나 있다. 꽃은 지름 5~7cm인 적색의 양성화가 11~12월에 피기 시작하여 이듬해 4~5월까지 계속 개화한다. 열매는 삭과(蒴果)로 지름 2.5~3.5cm로 구형이며 9~10월에 익는다. 종자는 길이 1~2cm의 각진 구형이며 갈색이다.

국명(國名)은 '겨울에도 푸르른 나무'라는 뜻에서 유래했다. 내륙에서는 고창 선운사 대웅전 뒤편으로 있는 동백나무숲(천연기념물 제184호)과 강진의 백련사 동백나무숲(천연기념물 제151호)이 유명하다. 이름이 비슷한 애기동백은 동백나무에 비해 잎이 다소 작고 초겨울(11~12월)에 백색 꽃이 피며 꽃잎이 옆으로 퍼지는 나무로서 일본 고유종이다. 애기동백을 산다화(山茶花)라고도 한다.

동백나무의 잎과 꽃을 '산다화(山茶花)'라 하며 약용한다. 성미(性味)는 감(甘), 고(苦), 신(辛), 량(凉)이고 귀경(歸經)은 위(胃), 대장(大腸), 간경(肝經)이다. 효능(效能)은 량혈지혈(凉血止血), 산어소종(散瘀消腫) 주치증(主治症)은 토혈(吐血), 변혈(便血), 월경과다(月經過多), 도상출혈

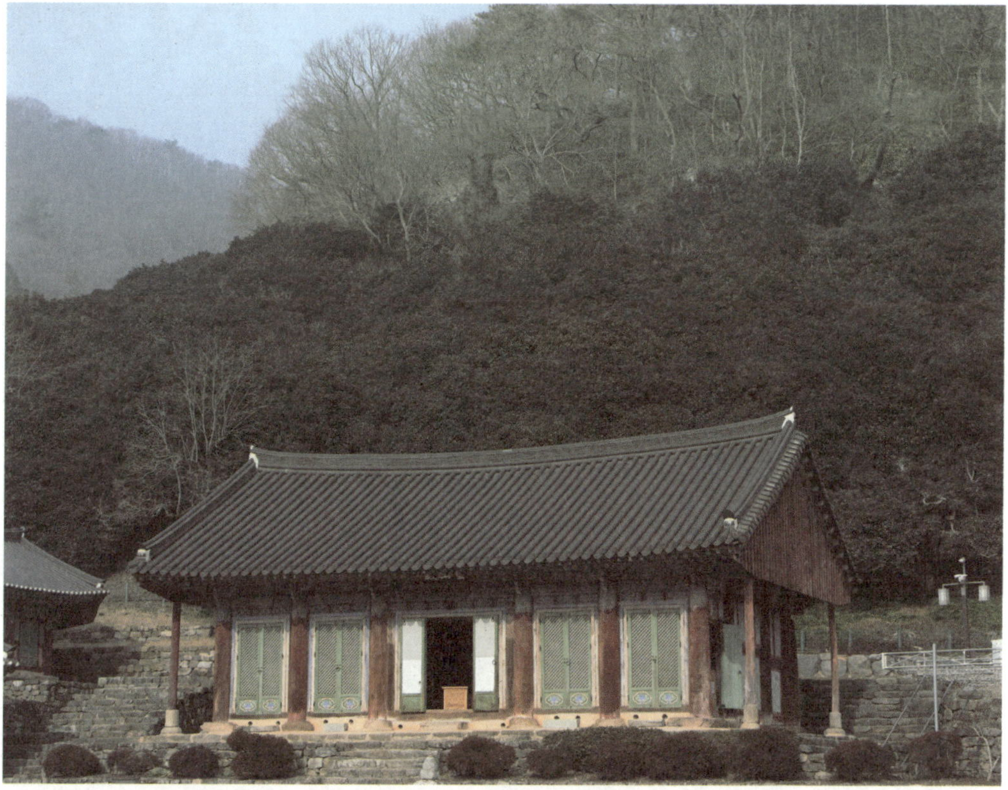

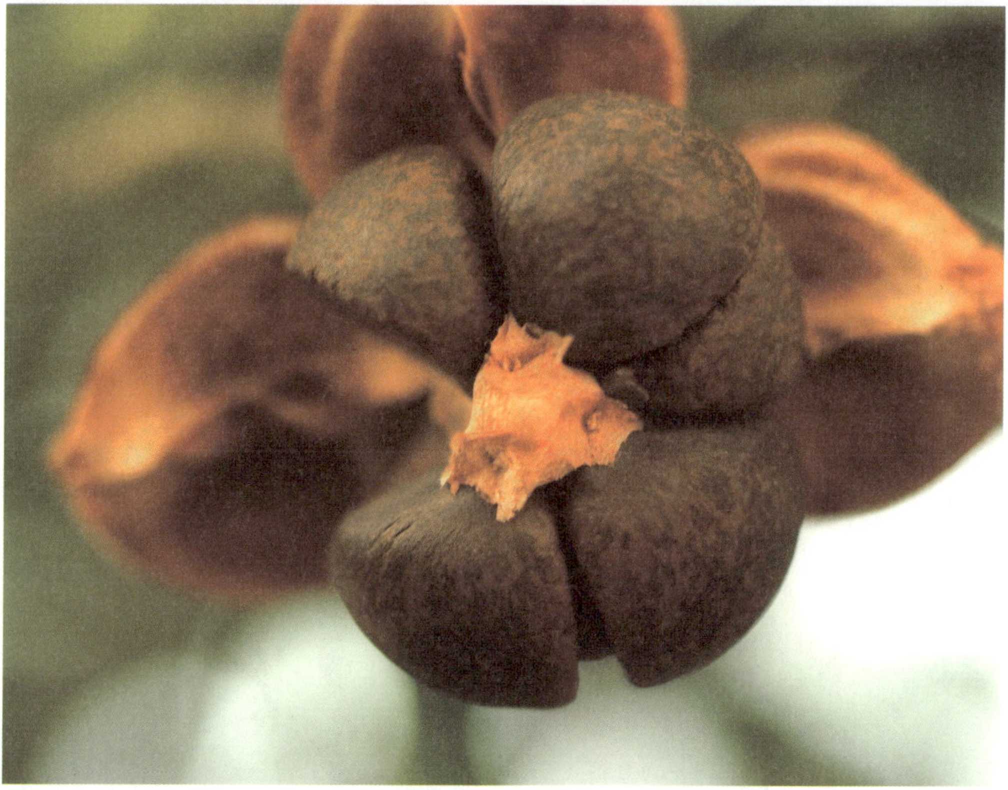

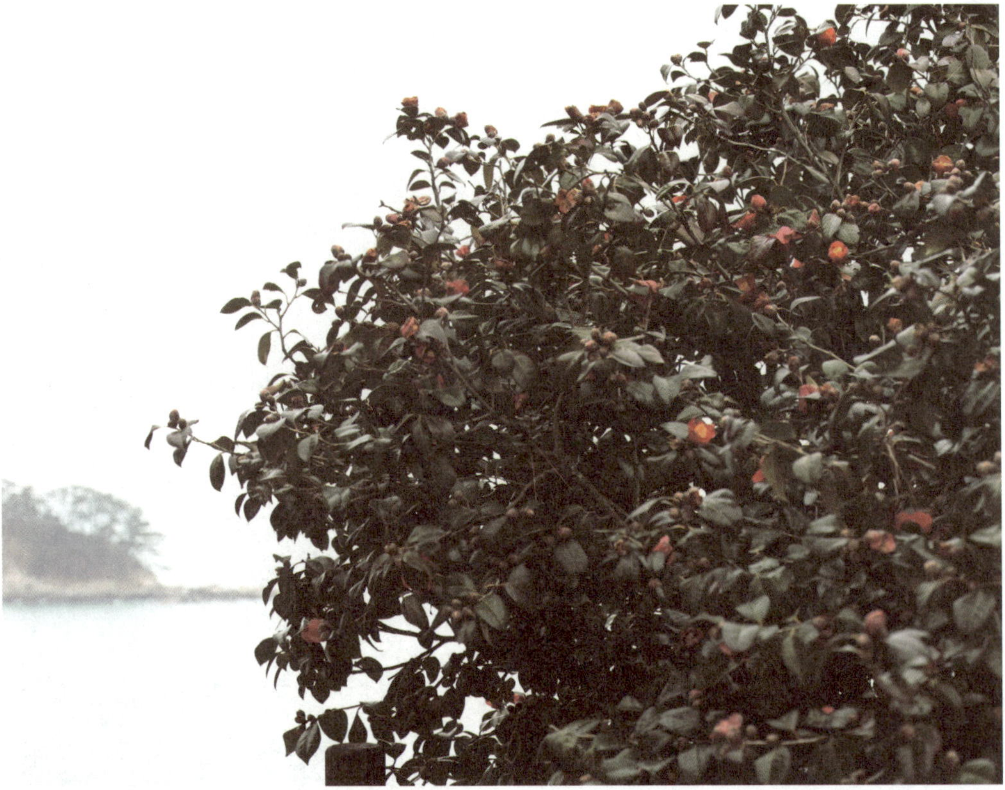

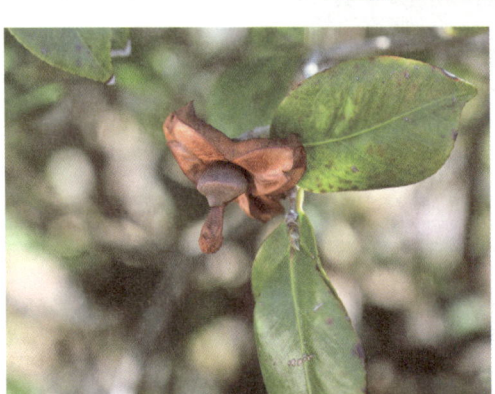
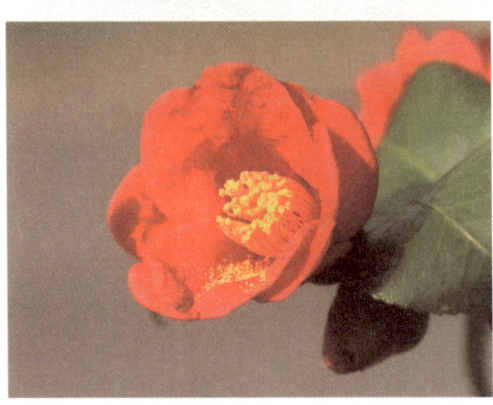
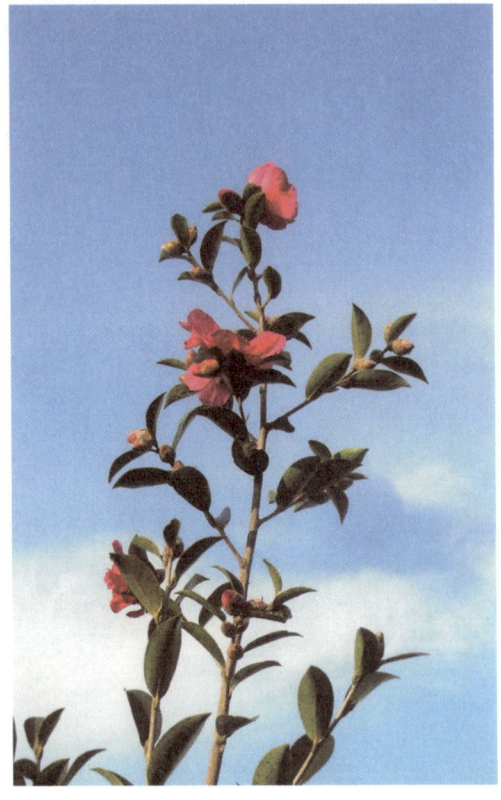

(刀傷出血), 설사(泄瀉), 이질(痢疾), 탕화상(燙火傷) 등이다.

　동백기름은 오래 전부터 머릿결을 부드럽게 하고 두피를 건강하게 하는데 쓰였으며, 보습력이 좋은 천연 오일로도 잘 알려져 있다. 또한 손톱 성장에 좋고, 손상된 큐티클을 회복시키는 기능도 있다. 평소 손톱이 잘 부러지거나 큐티클이 들뜨는 분들은 동백기름을 손톱 주변에 소량 발라주면 좋다. 동백기름은 외용뿐만 아니라 식용으로도 쓴다. 소화효소 분비 촉진으로 소화 흡수력을 향상시킨다. 그리고 기관지 질환 완화에도 긍정적인 효과가 있다는 연구가 있다.

　동백나무 잎은 두꺼운 가죽질로 되어 있으며 늘 푸르고 수분을 많이 함유하고 있다. 화재(火災)에 강하다. 남쪽 큰 사찰에 가보면 법당을 둘러싸고 있는 방화(防火) 보호림(保護林)이 이 동백나무임을 알 수 있다.

　천연기념물 제169호 충남(忠南) 서천(舒川) 마량리(馬粱里) 동백나무 숲이 유명하다. 이 숲은 500년 이상 된 동백나무 85그루가 자생하고 있다. 우리나라에서 보기 드문 동백나무 숲으로 늦겨울에 꽃봉오리가 올라오기 시작하여 늦은 봄까지 붉은 꽃이 활짝 핀다. 꽃잎이 다섯 장인 토종으로 꽃 하나가 통째로 지는 특징이 있다. 마을 사람들은 해마다 음력 1월이 되면 이곳에서 제사를 지내며 고기도 많이 잡고 마을도 평안하게 지낼 수 있기를 기원하고 있다.

　참고로 1935년에 발표한 김유정(金裕貞)의 '동백꽃'이라는 작품에 언급된 동백꽃은 생강나무의 꽃이다. 춘천 근방에는 추워서 동백나무가 자라지 않는다. 그가 그린 동백꽃은 이른 봄에 노랗게 피는 생강나무 꽃을 의미한다.

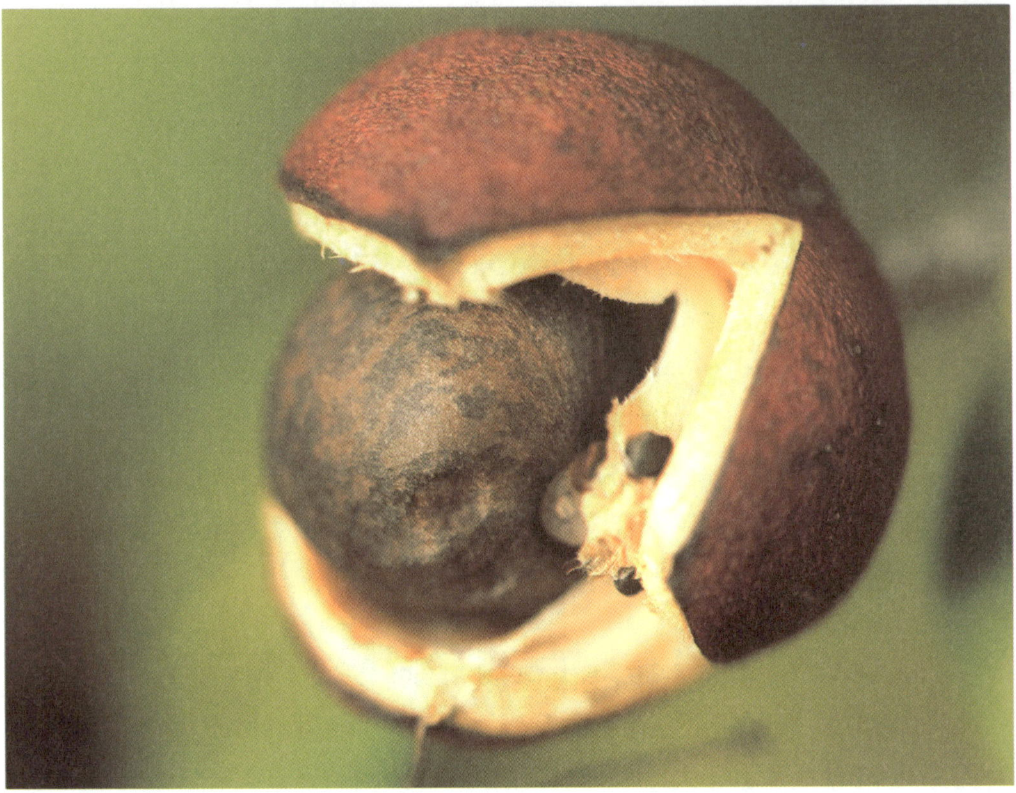

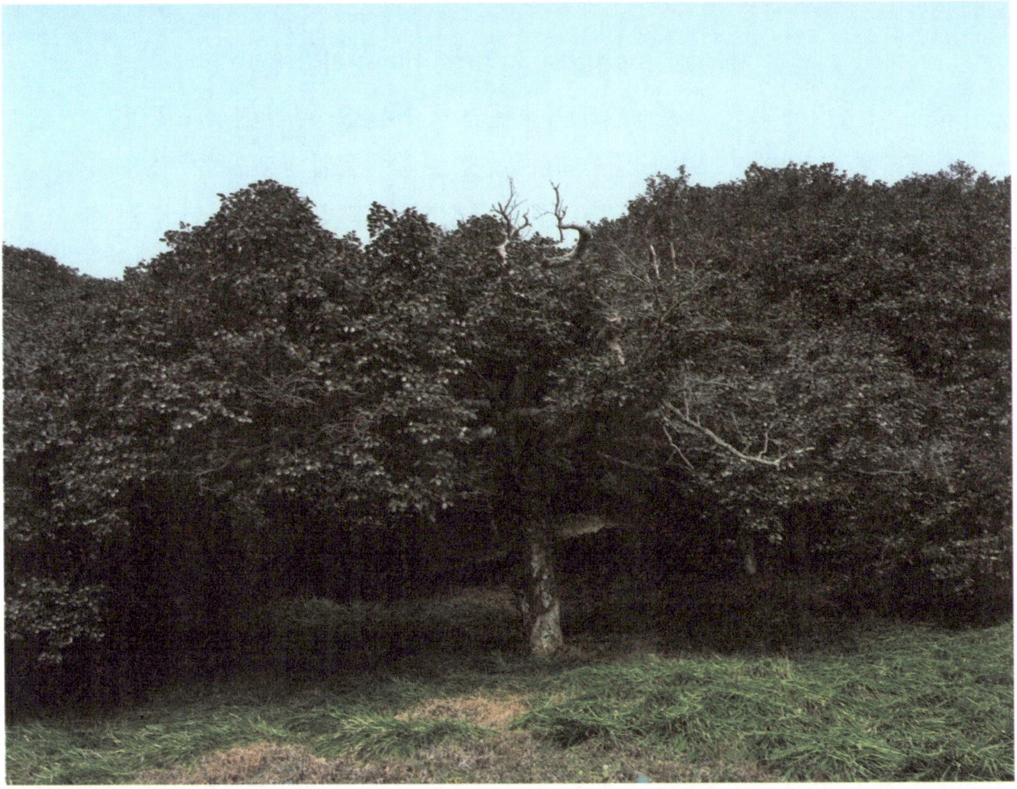

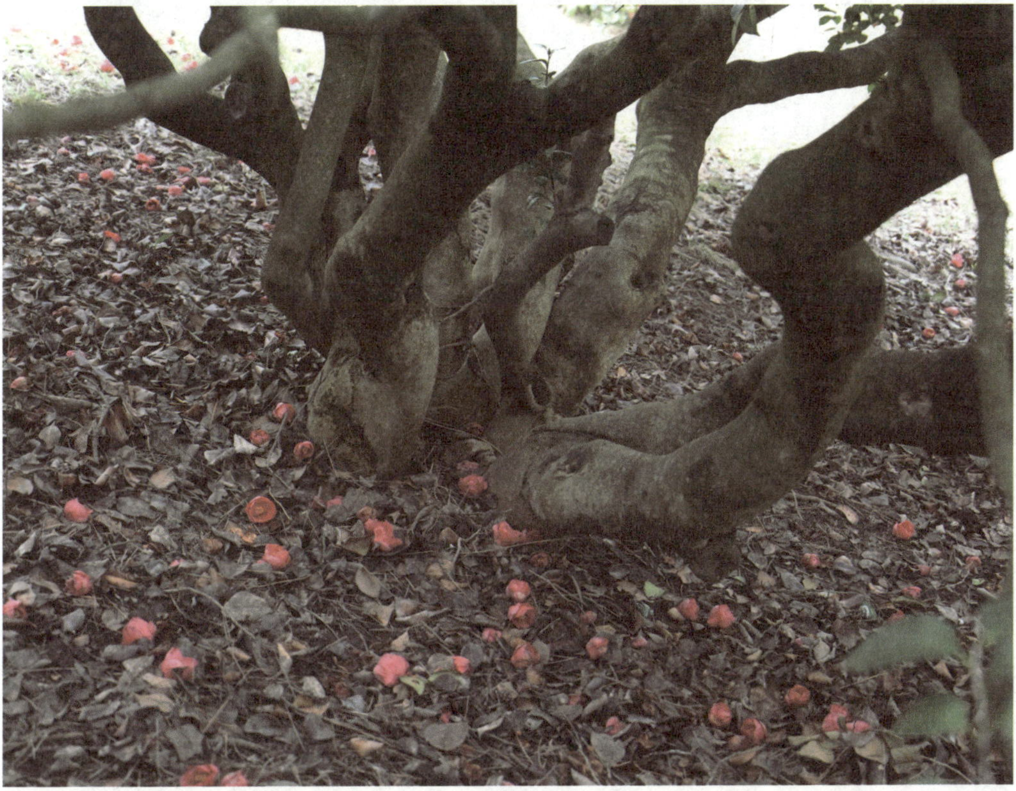

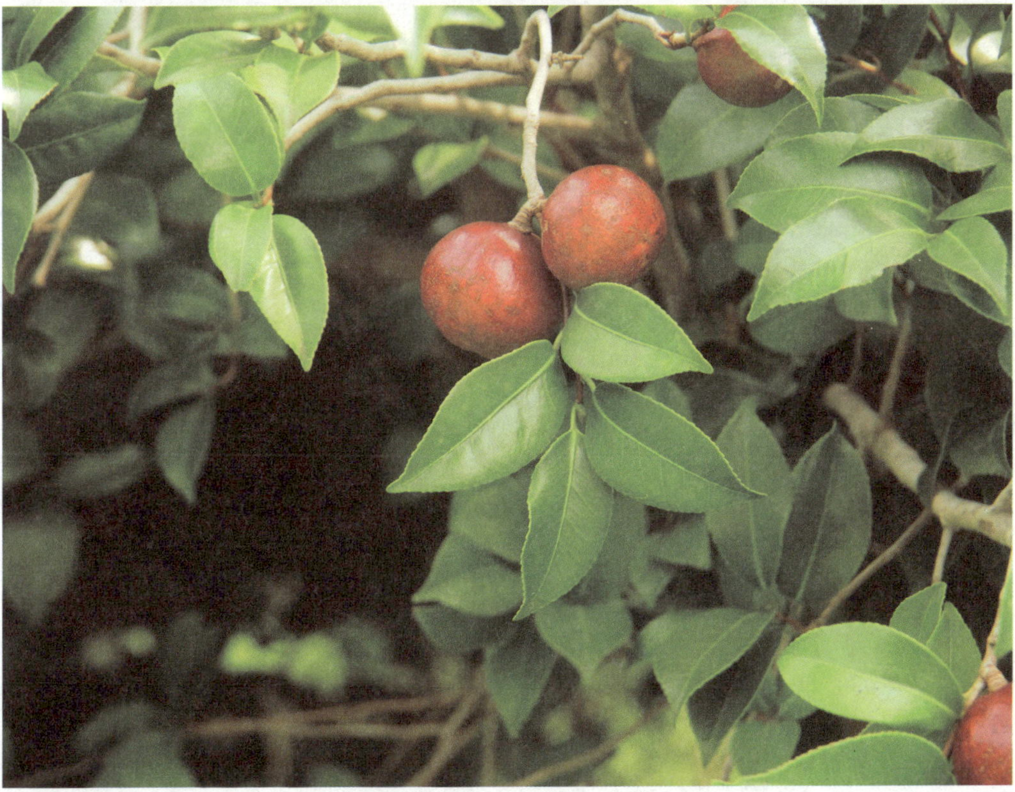

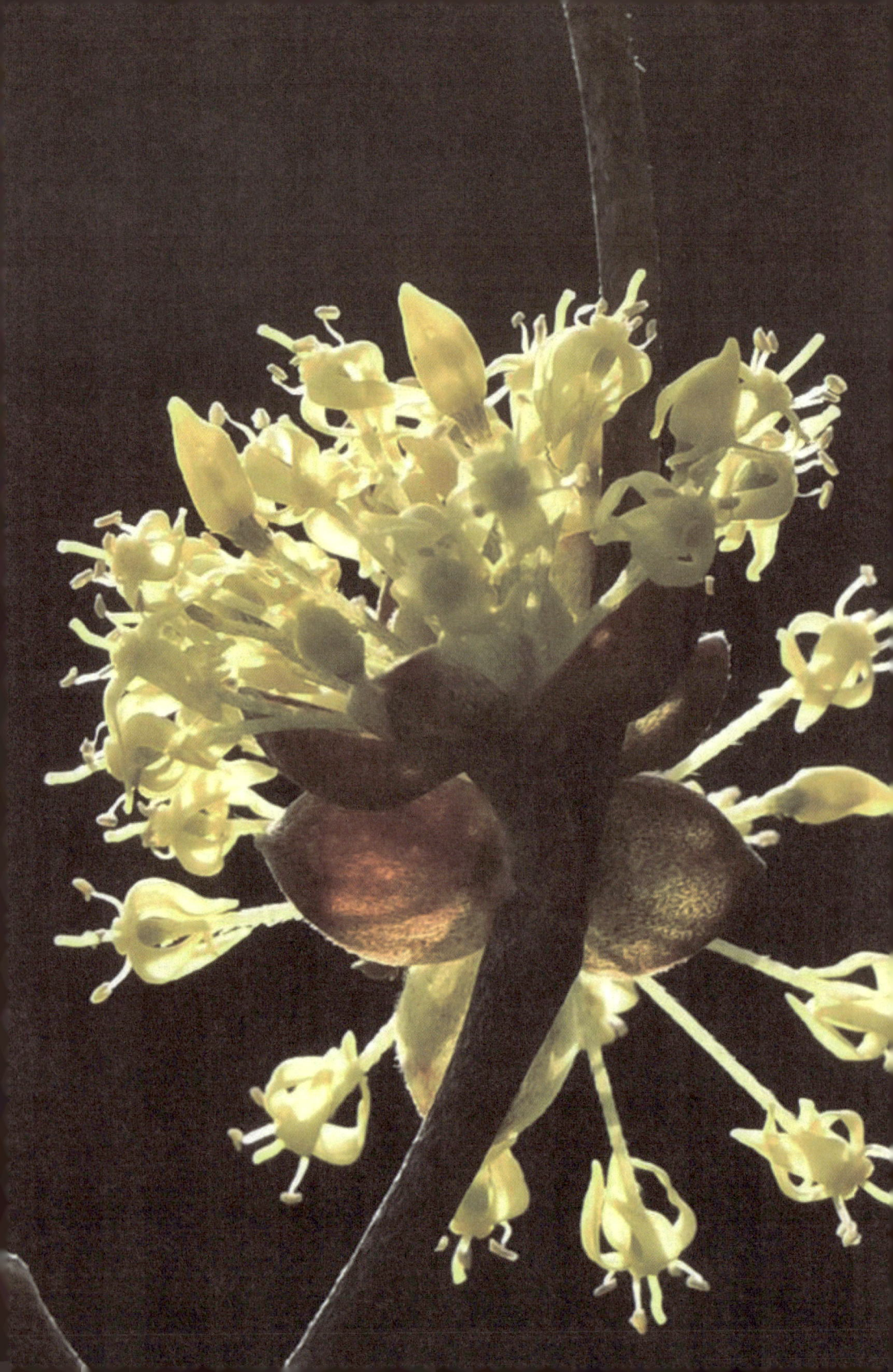

2. 산수유, 생강나무

이른 봄 잎이 나기도 전에 노란색 꽃을 피우는 나무로 개나리, 영춘화, 미선나무, 산수유, 생강나무 등이 있다. 그중 멀리서 보면 꽃이 비슷해 구별하기 힘든 두 쌍의 나무가 있다. 하나는 녹나무과 생강나무고, 하나는 층층나무과 산수유나무다. 많은 사람들이 노란색 꽃만 보고 이름을 잘못 부르는 경우가 많다. 자세히 알아보자.

먼저 '생강나무'는 우리나라 전역에서 저절로 자라는 나무로 꽃과 잎을 손으로 비비거나 가지를 자르면 생강 냄새가 난다. 특히 산의 계곡에서 잘 자란다. 녹나무과 생강나무는 낙엽관목(落葉灌木)으로 높이 3~6m 정도로 자란다. 잎은 어긋나며 길이 5~15cm의 난상 원형이고, 윗부분은 보통 얕게 갈라진다. 꽃은 3~4월에 잎이 나기 전에 황색으로 핀다. 암수딴그루다. 꽃자루는 길이 1.2~1.5cm이며 연한 갈색 털이 밀생한다. 수꽃은 화피편이 여섯 개이며, 길이 3.5mm 정도이다. 꽃잎은 여섯 갈래로 깊게 갈라진다.

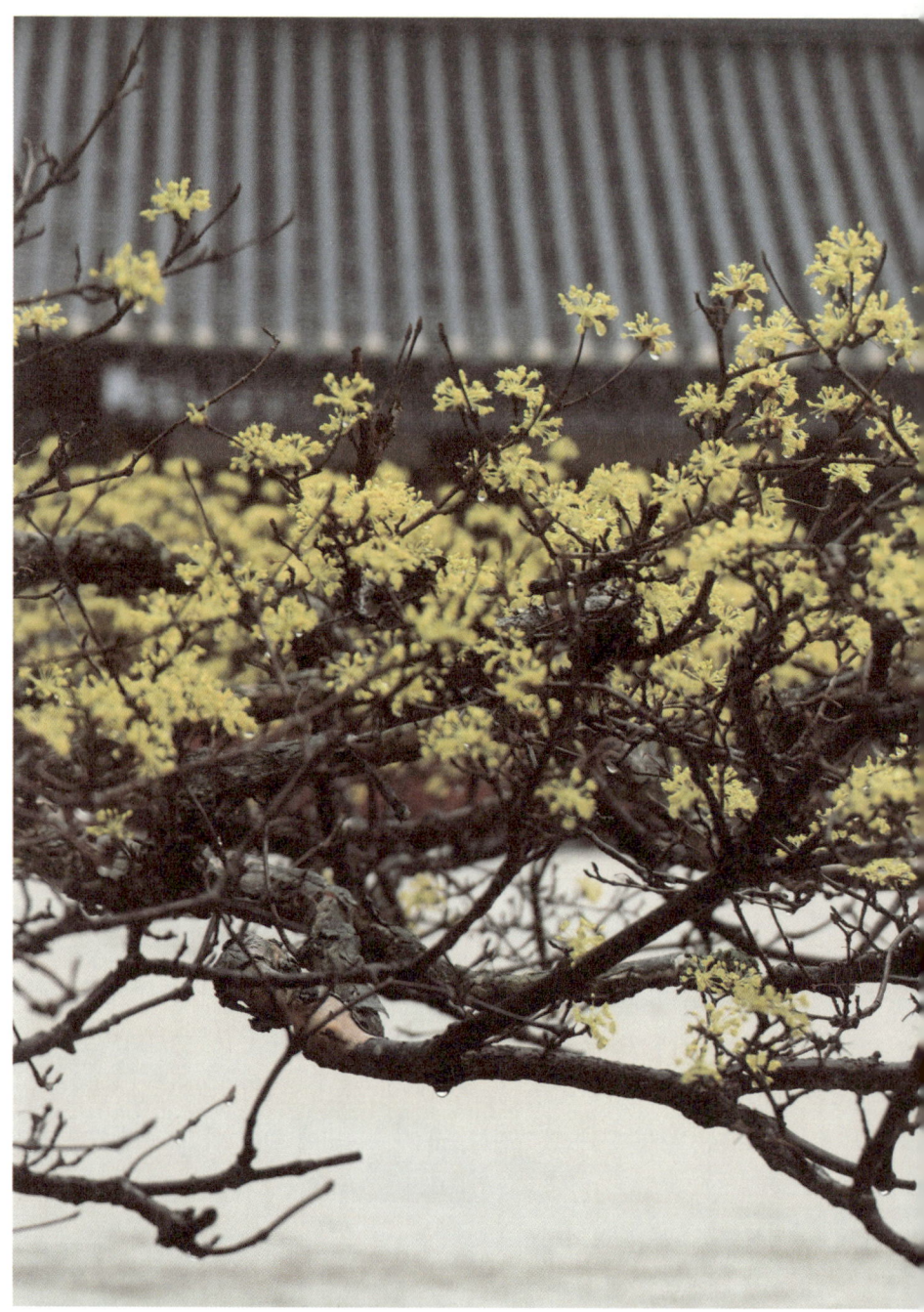

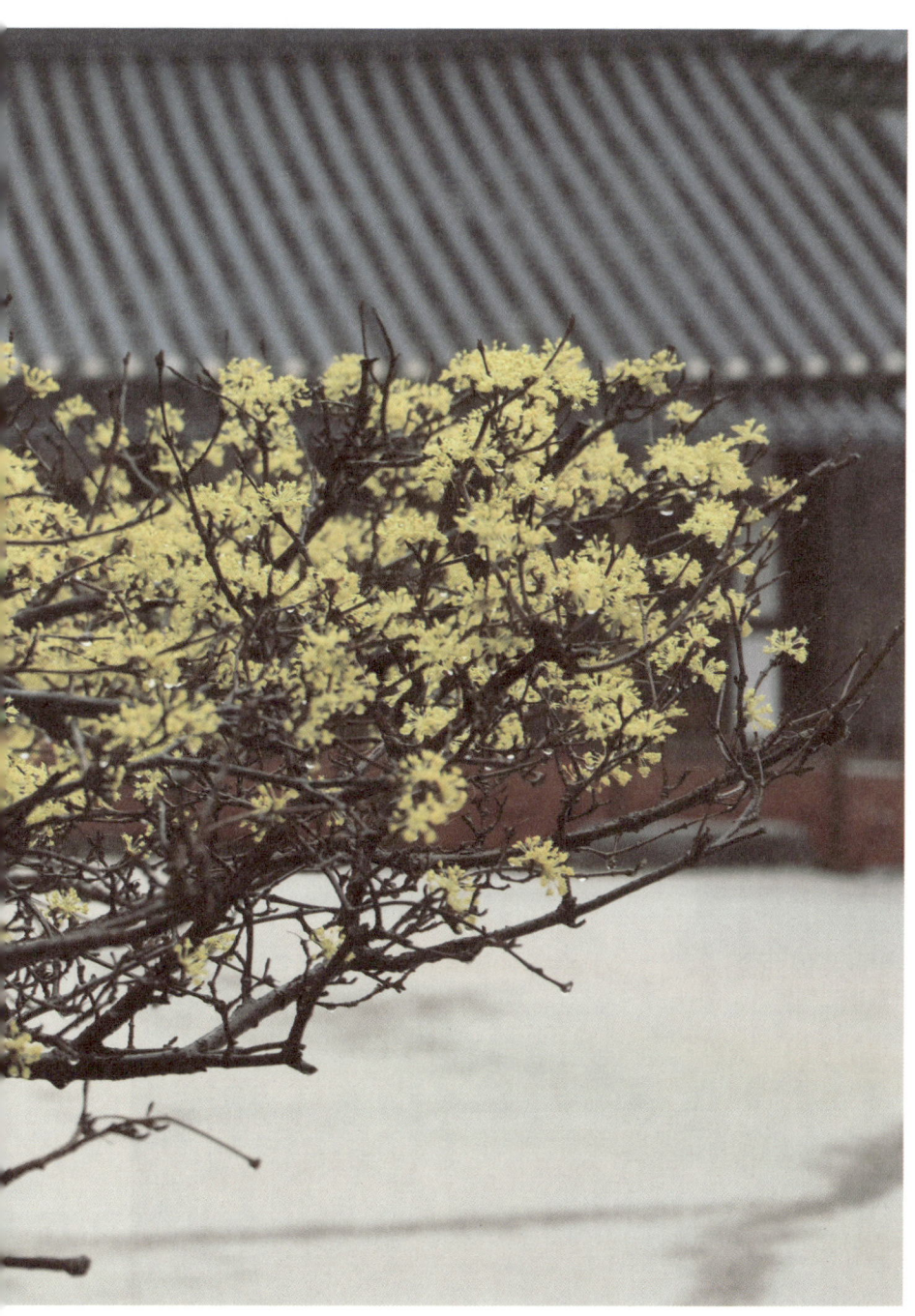

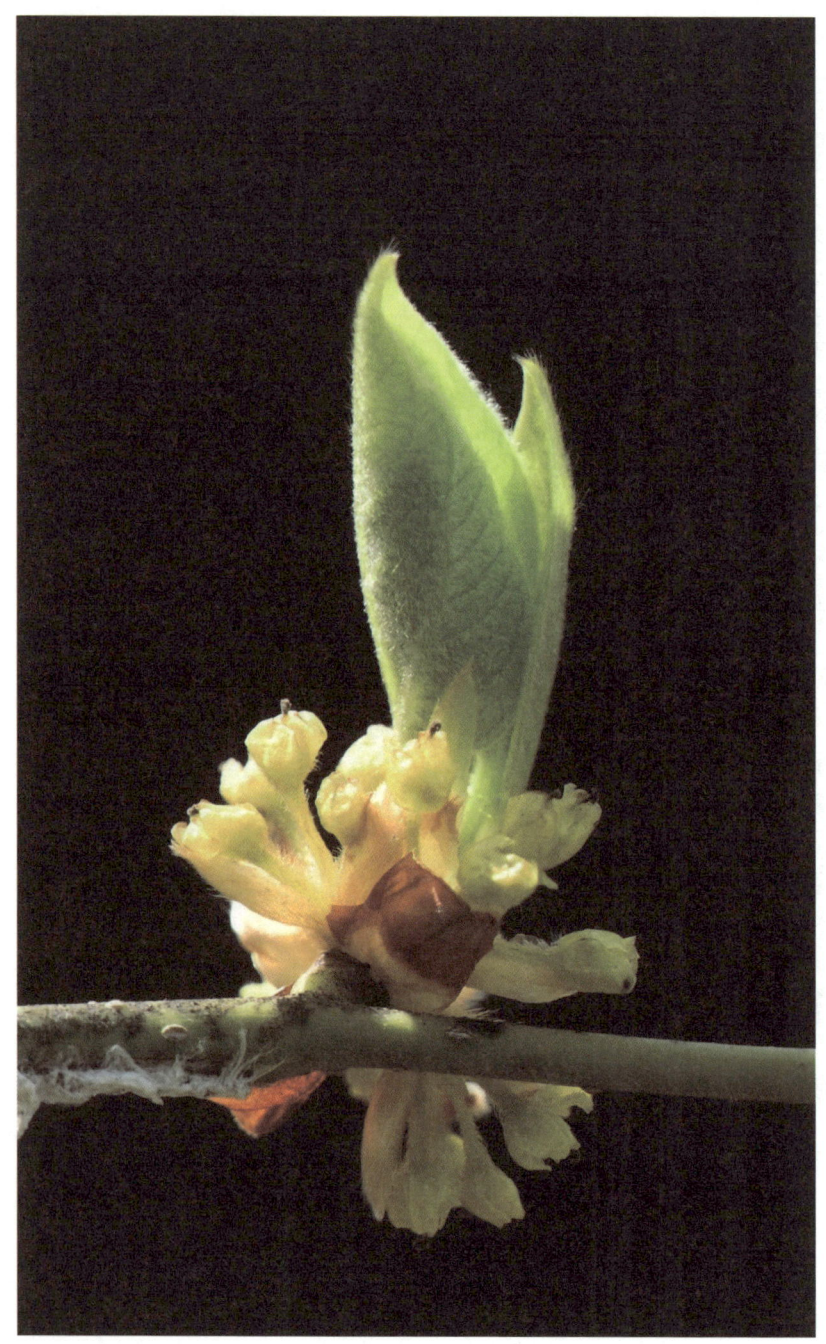

수꽃에는 아홉 개의 수술이 있으며 퇴화한 암술이 있고, 암꽃에는 퇴화한 수술이 있다. 열매는 핵과(核果)로 지름 7~8mm의 구형이다. 핵은 구형이고 기부에 돌기가 있으며 연한 갈색이다. 꽃은 멀리서 보면 산수유와 비슷하지만 꽃자루가 짧고 털이 밀생하며, 수술이 짧아 꽃 밖으로 나오지 않는 점이 다르다. 지역에 따라서 열매를 짜서 나온 기름을 동백유라고 하며, 머리를 단장하거나 등잔불을 밝히는데 사용했다. 동백나무 열매로 짠 동백기름보다 질이 더 좋다.

생강나무의 수피(樹皮)를 '삼첩풍(三鈷風)'이라 하며 약용한다. 성미(性味)는 신(辛), 온(溫)이며 효능(效能)은 온중행기(溫中行氣), 활혈산어(活血散瘀)이고 주치증(主治症)은 심복동통(心腹疼痛), 질타손상(跌打損傷), 어혈종통(瘀血腫痛), 창독(瘡毒) 등이다.

이른 봄에 집의 뜰이나 밭에서 노랗게 꽃을 피우는 '산수유나무'는 층층나무과 낙엽 소교목(小喬木)이며 높이 4~8m 정도로 자란다. 잎은 마주나며 길이 4~12cm의 난형~광난형이다. 끝은 꼬리처럼 뾰족하고 밑은 둥글며, 가장자리는 밋밋하다. 뒷면은 분백색이고 누운 털이 있으며 맥 겨드랑이에는 갈색 털이 밀생한다. 꽃은 3~4월에 잎이 나오기 전 산형꽃차례에 황색의 양성화가 20~30개씩 달린다. 꽃잎은 네 개이고 뒤로 젖혀진다. 수술 역시 네 개이고 꽃잎보다 짧으며, 암술대는 한 개다. 열매는 핵과(核果)로 지름 1.2~2.0cm의 타원형이며 9~10월에 적색으로 익어서 한겨울까지 나무에 달려 있다. 생강나무 꽃보다 작은 꽃자루가 길며 꽃잎이 뒤로 젖혀지는 점이 다르다.

산수유나무의 과육(果肉)을 '산수유(山茱萸)'라 하며 약용한다. 성미(性味)는 산(酸), 미온(微溫)이고 귀경(歸經)은 간(肝), 신경(腎經)이다.

효능(效能)은 보익간신(補益肝腎), 수렴고탈(收斂固脫)이며 주치증(主治症)은 두훈목현(頭暈目眩), 이롱(耳聾), 이명(耳鳴), 요슬산연(腰膝酸軟), 유정(遺精), 소변빈삭(小便頻數), 허한부지(虛汗不止), 붕루(崩漏) 등이다.

 산수유의 신맛은 몰식자산, 마릭산, 주석산 등으로 구성되며 체내에서 잘 흡수되므로 자한(自汗), 도한(盜汗)에 응용한다. 신맛의 수렴성(收斂性)을 이용하는 것이다. 우리나라 여주, 봉화, 하동, 구례가 유명한 산지다. 특히 지리산 자락의 산동면 산수유는 살이 두텁고 신맛과 떫은맛이 두드러져서 매우 유명하다. 옛날에 여주지방 처녀들은 치아가 성한 사람이 적었다. 산수유를 이빨로 까서 말리고 그것을 팔아 시집을 갔다. 요즈음은 기계로 한다. 한의사 류명환 원장 선친께서 만든 기계가 나와 손쉽게 과육(果肉)을 채취한다.

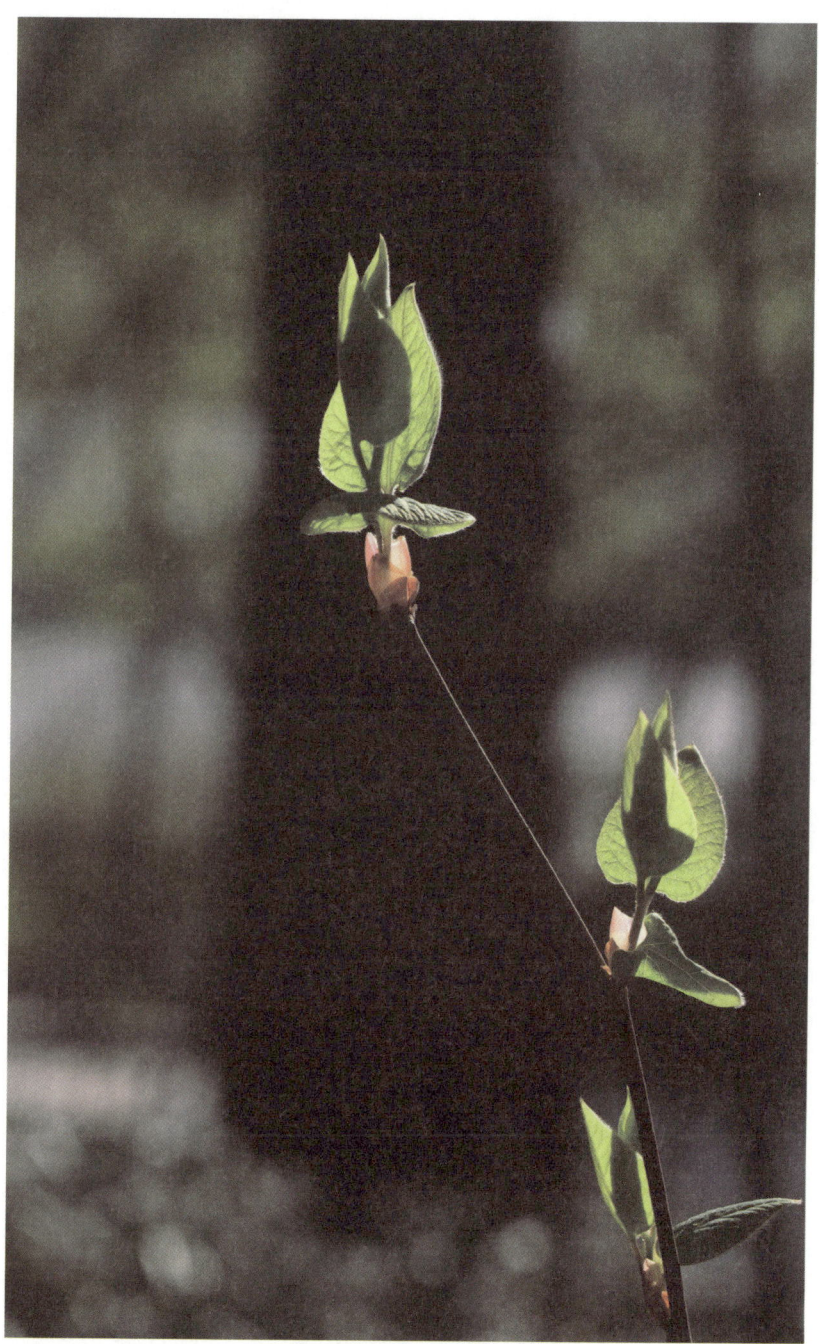

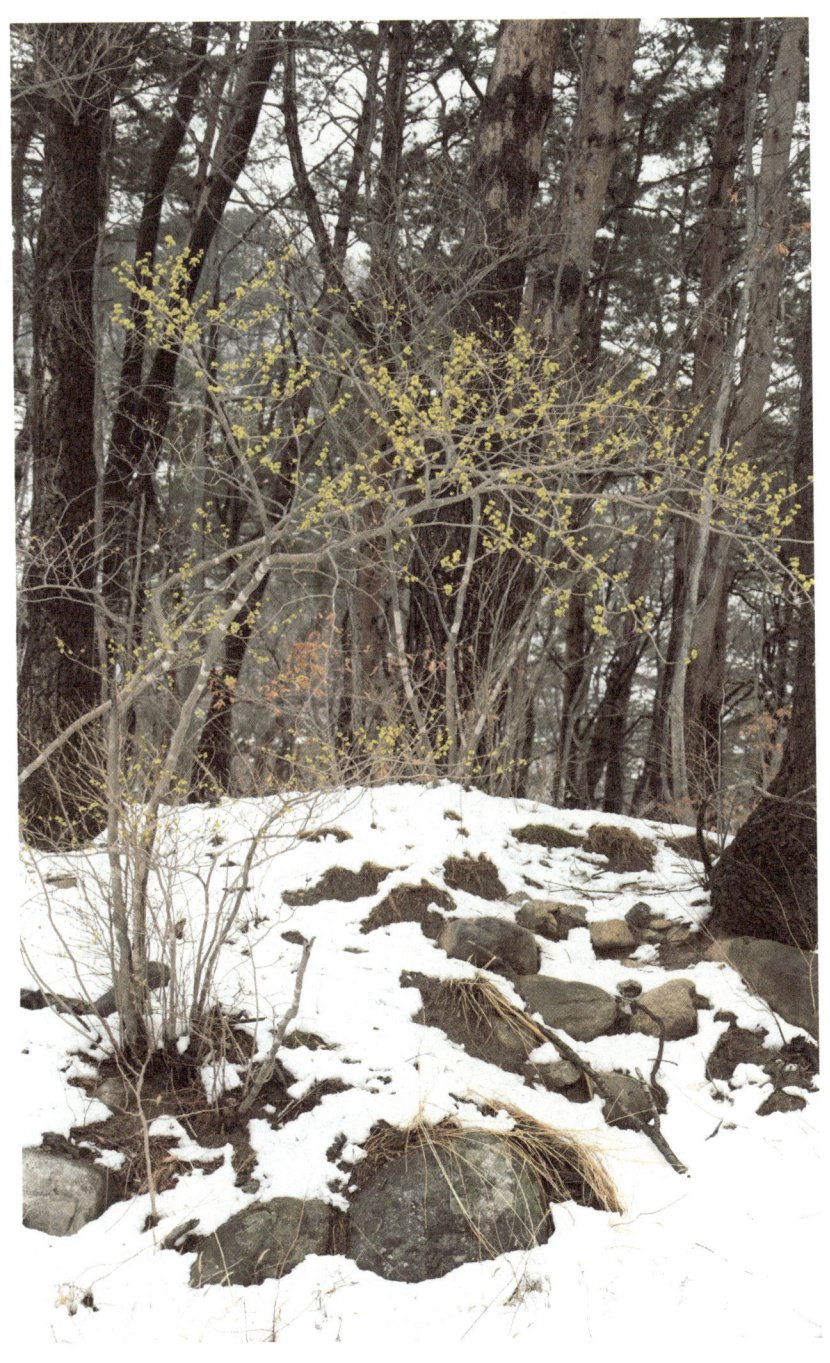

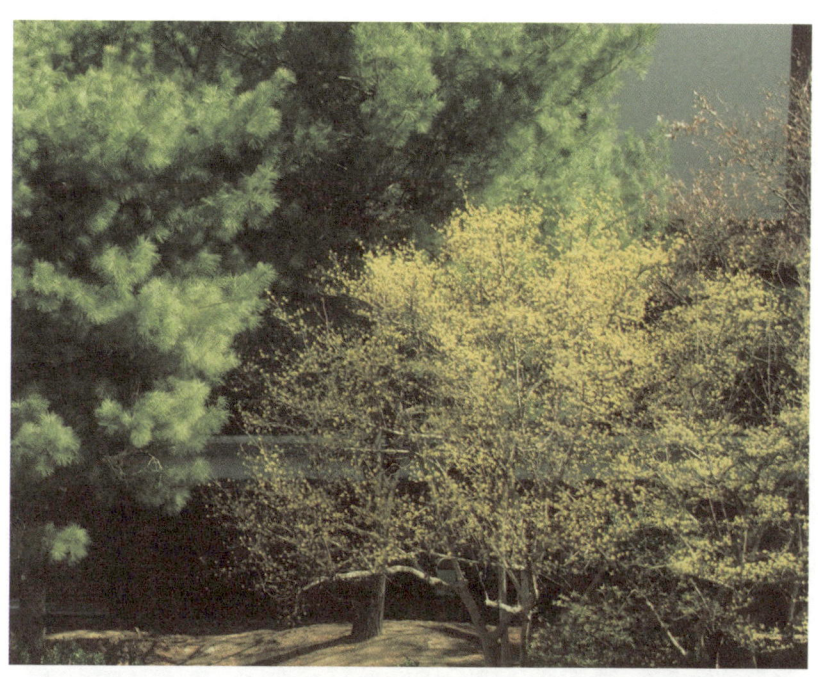

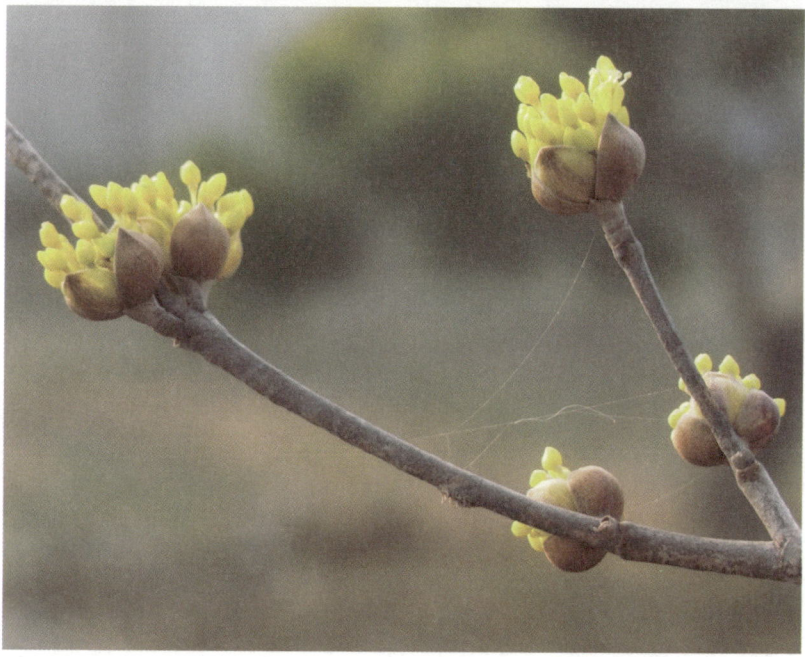

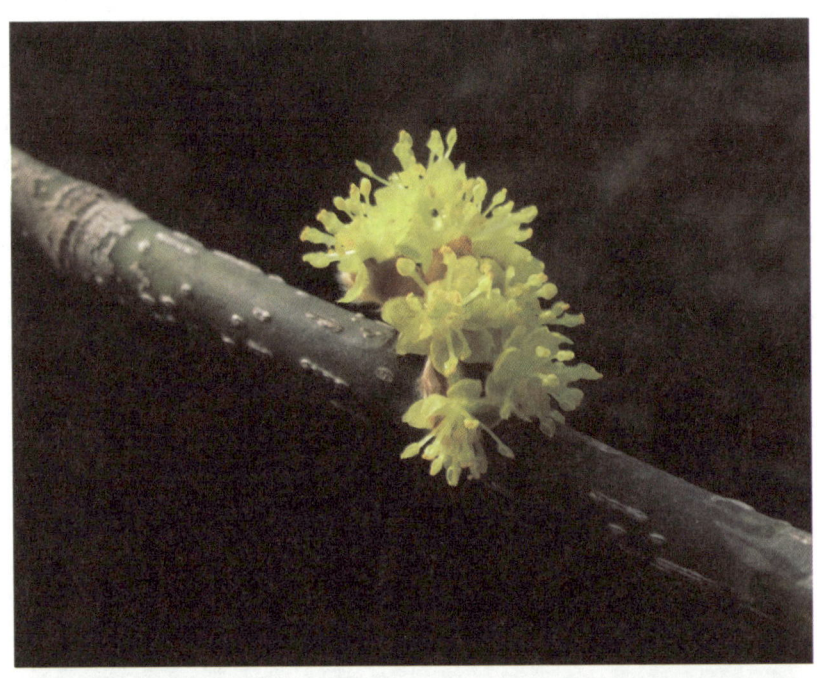
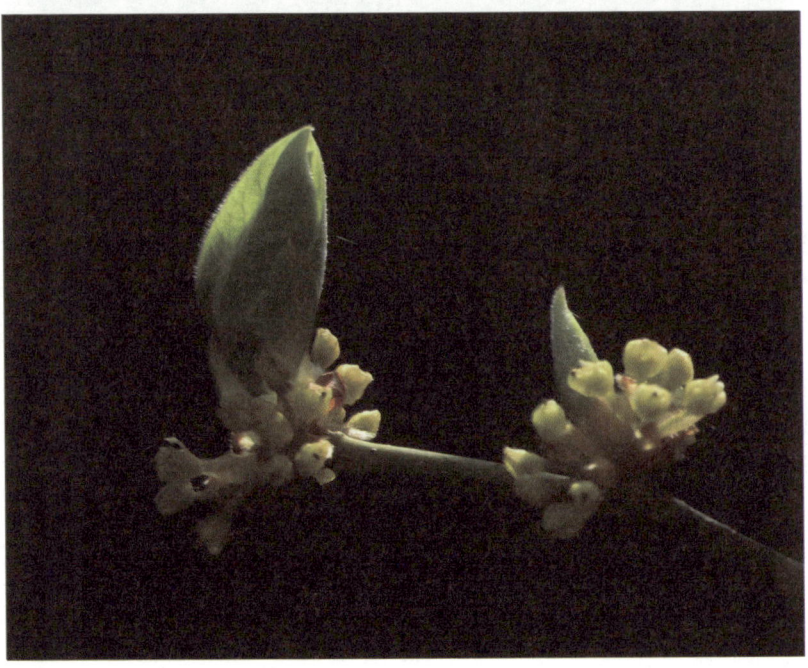

44

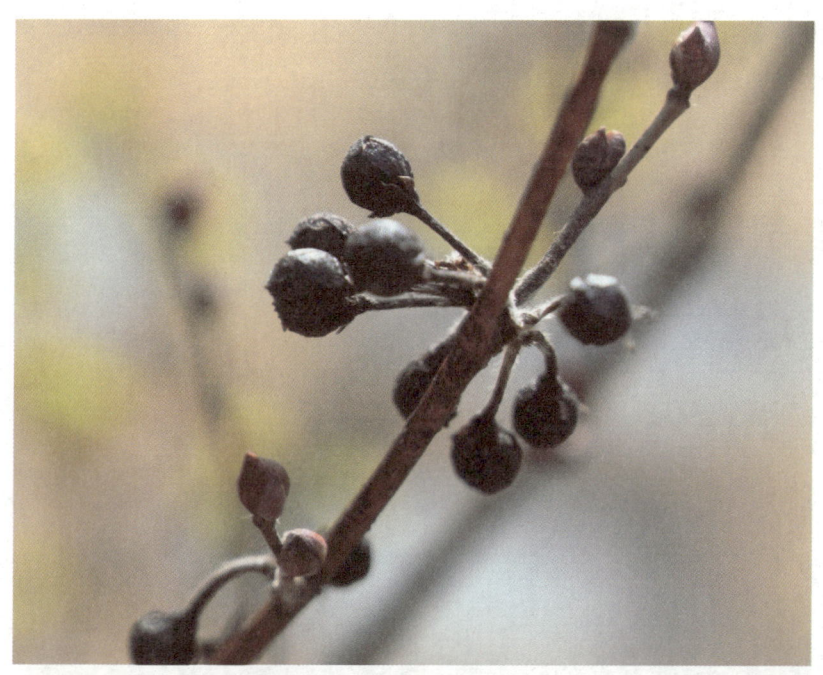

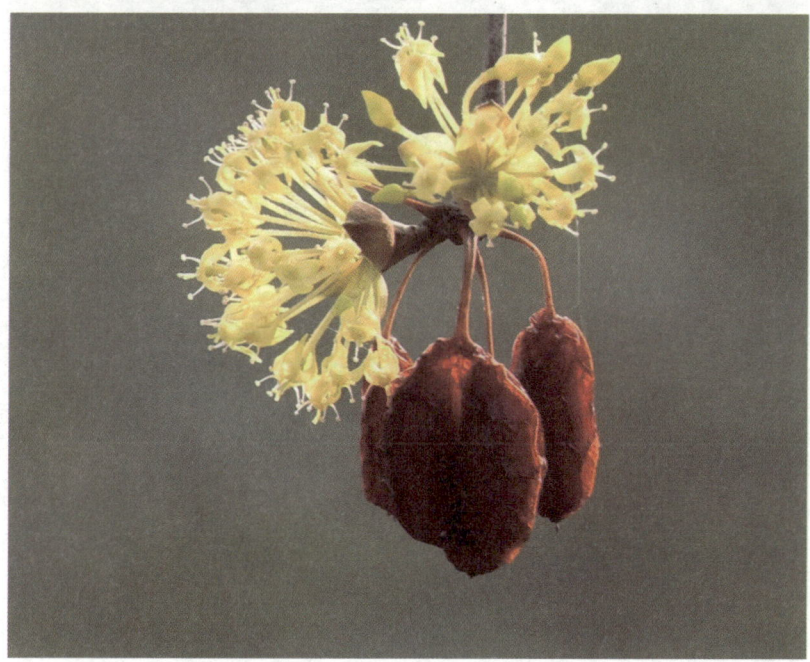

45

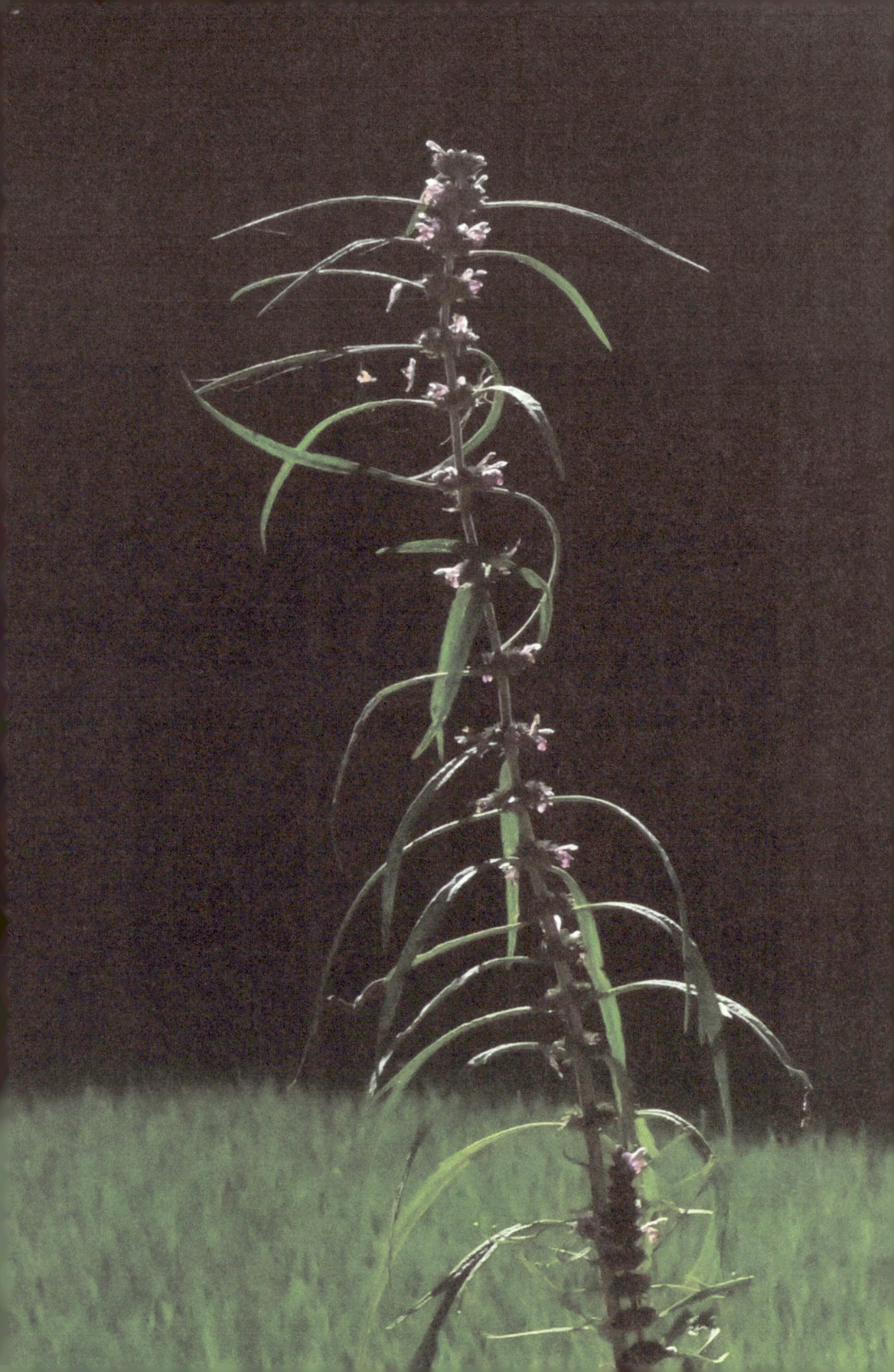

3. 익모초(益母草)

30도 이상 되는 무더운 여름날 하교하고 집에 오니 할머니는 마루에서 작은 절구에 무엇인가를 찧고 계시고 동생들은 모여 할머니가 절구질하시는 것을 지켜보고 있다.

"할머니, 뭐 하시는 거예요?"

여동생이 끼어든다.

"응, 삼촌 약 하려고."
"삼촌 아파서 조금 전에 들어왔어. 삼촌 방에 있어."

한참 밭에서 일할 시간이고 튼튼한 삼촌인데 어디가 아플까? 믿기지 않았다.

책가방을 마루에 던져 놓고 삼촌 방에 갔다.

"삼촌 어디 아파?"

삼촌은 모로 누워 모기 목소리로

"학교 갔다 왔니? 난 괜찮아."

너무 작은 목소리에 놀랐다.

우리집 밭일을 혼자 거의 다 했으며 나랑 놀 때 내 팔에 매달려 보라 하며 강한 힘을 내게 보여준 삼촌이다. '나도 크면 삼촌처럼 강한 사람이 돼야지!' 마음먹고 있던 내가 본 삼촌은 힘없는 나약한 존재였다.

"할머니, 삼촌 나을 수 있는 거죠?"

할머니는

"삼촌은 더위 먹어서 그래. 이거 먹으면 나슨다."

하신다.

안도의 한숨을 쉬고 여쭸다.

"근데 이건 뭐예요?"

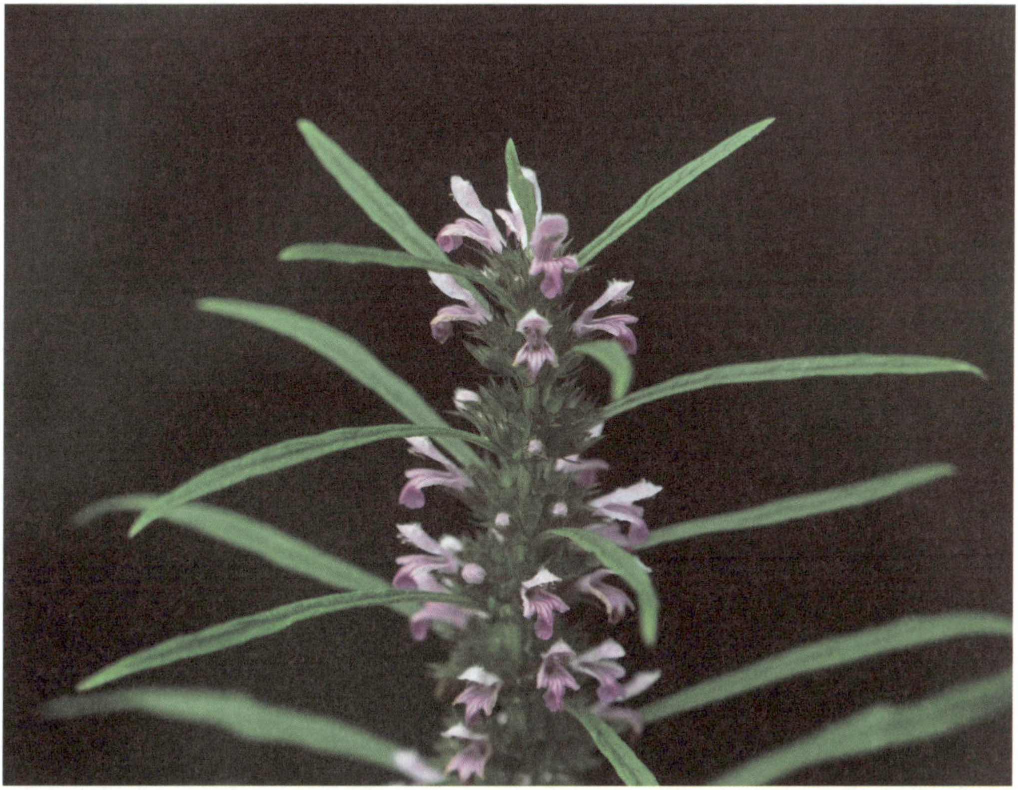

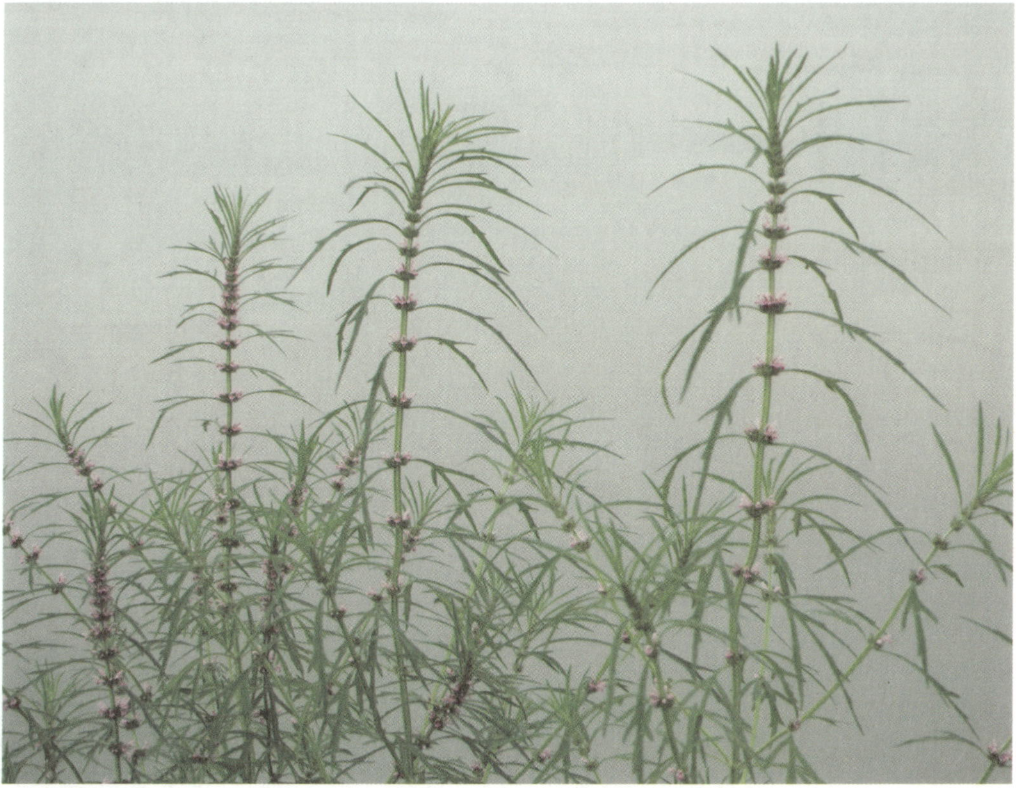

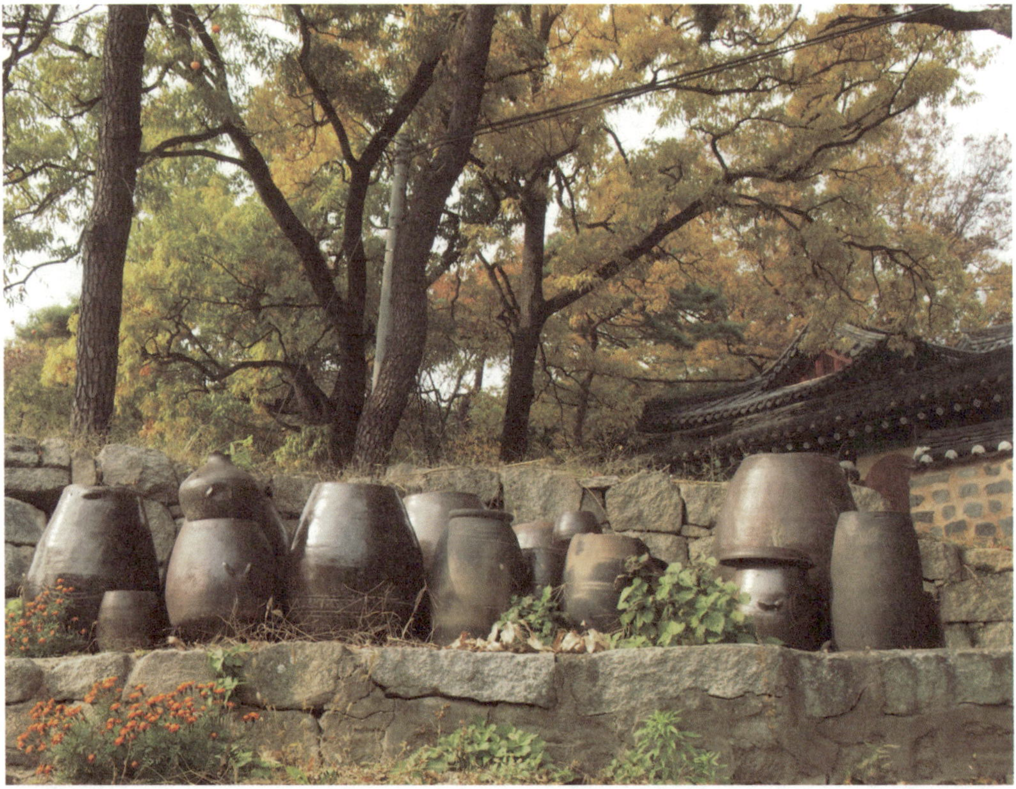

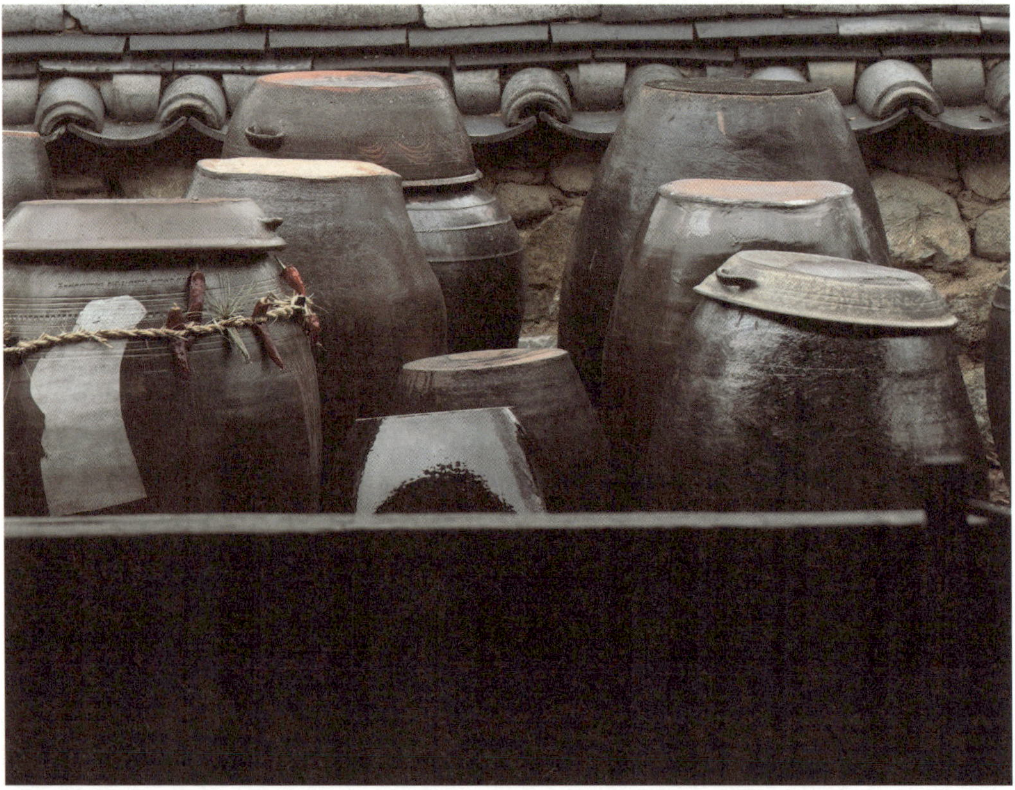

또 여동생이 끼어들었다.

"익모초야."

오빠는 모르고 저는 안다고 자랑하는 것 같았다.

우리 집 장독대에는 열 개 정도의 항아리가 있었는데 앞쪽에는 봉숭아, 장독 사이에는 박하(薄荷), 뒤편으로 익모초가 조금 심어져 있었다. 할머니는 손주 손에 봉숭아물을 들이려고 봉숭아를 길렀고, 미관상으로도 좋으니 제거하지 않으셨다. 박하(薄荷)는 장독에 벌레 끼는 것을 막기 위해 기르셨다. 잡초는 제거해도 박하는 내버려두셨다.

뒤편 익모초(益母草)도 베지 않고 기르신 이유를 이제야 알겠다. 익모초잎은 어릴 때 둥근형을 띠면서 자라다가 성숙하면서 갈라지는 형태를 띠어 어릴 때 잡초와 같이 뽑아 버리기 쉽다. 어린잎이랑 성숙한 잎이 전혀 다르다. 괭이밥, 바랭이, 큰별꽃아재비, 강아지풀, 땅빈대, 긴병꽃풀 등은 뽑아 버리고 봉숭아, 박하, 익모초만 길렀다. 할머니의 장독대 관리는 놀라웠다.

어머니는 죽을 쑤시고 할머니는 익모초에 물을 약간 붓고 짓찧은 익모초를 면포에 넣어 짜서 즙을 한 대접 만들었다.

어머니가

"죽이 다 됐는데 갖다 줄까요?"

할머니는

"지금은 못 먹고 조금 있다 줘라."

하시며 익모초 한 대접을 들고 삼촌 방으로 갔다.

삼촌은 간신히 앉았다. 쓰러질 것 같았다. 얼른 올라가 삼촌을 내게 기대게 했다.

"쭈욱 다 마셔라."
"네에!"

또 모기 목소리다.

"쓰지?"
"네, 엄청요."
"누워라."

할머니는 나가셨다.

"삼촌! 할머니가 낫는다고 했어."
"삼촌도 알지. 우리 할머니는 용한 의원이잖아!"

삼촌 방에서 나오는 데 눈물이 글썽였다. 마루에 오니 할머니는 작은 절구를 치우지 않고 면포로 덮어 옆으로 밀쳐놨다. 막냇동생은 그 면포를 치우고 공이를 가지고 놀다 할머니한테 혼났다. 해 질 무렵 할머니는

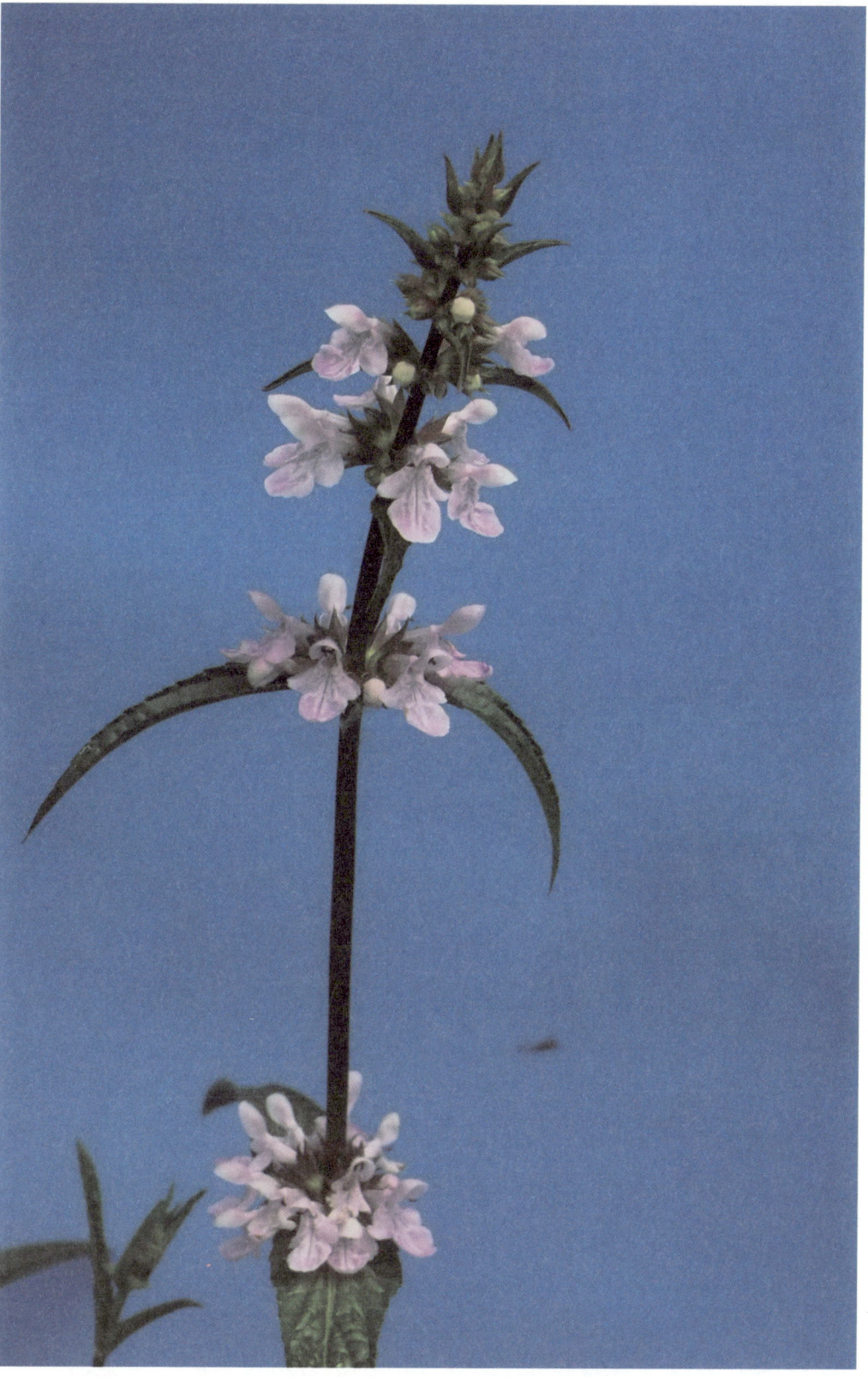

다시 절구질을 했다. 또 한 대접을 만들었다. 이번에는 좀 많았다.

"할머니, 이번 것이 더 많은데요?"
"응, 네 아범도 한 모금 먹고 싶어 해서 조금 더했다. 너도 한번 먹어 볼래?"

삼촌이 인상을 찌푸리며 엄청 쓰다고 했기에 고개를 저었다.

"할머니, 나 먹어 볼래."

여동생이 머리를 들이댔다. 할머니는 한 숟가락 여동생 입에 넣어줬다. 여동생은 퉤퉤하며 우물가로 달려갔다.

그날 밤 할머니는 익모초즙을 장독 위에 올려놓았다. 밤이슬을 맞추기 위해서다. 아침 먹기 전 삼촌은 이슬 맞춘 익모초즙을 먹었고 아버지도 조금 드셨다. 식사 시간에 삼촌이 들어오셨다.

"삼촌, 다 났어?"
"응, 밥 먹자."
"휴"

안도의 한숨과 함께 할머니에게 고마움이 느껴졌다. 속으로 '할머니 최고'하며 여쭸다.
"근데 아버지는 왜 드셨어요?"
"응, 밤이슬 맞은 익모초즙을 먹으면 밥맛이 좋단다. 너도 먹어 봐라."

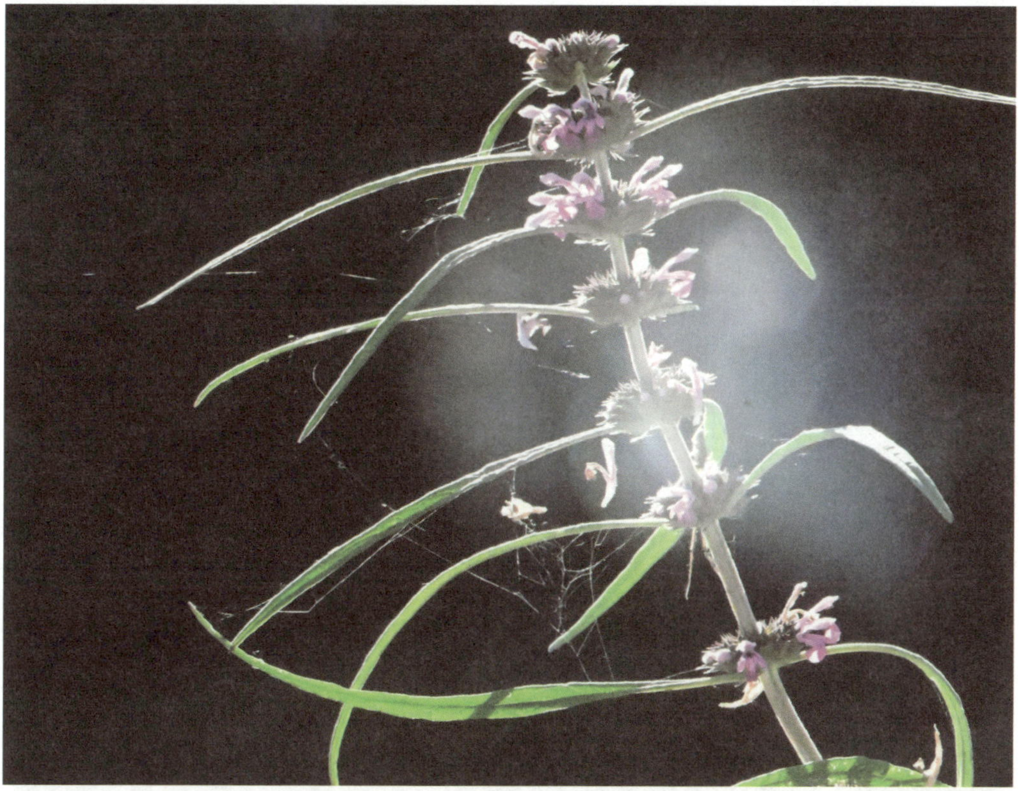

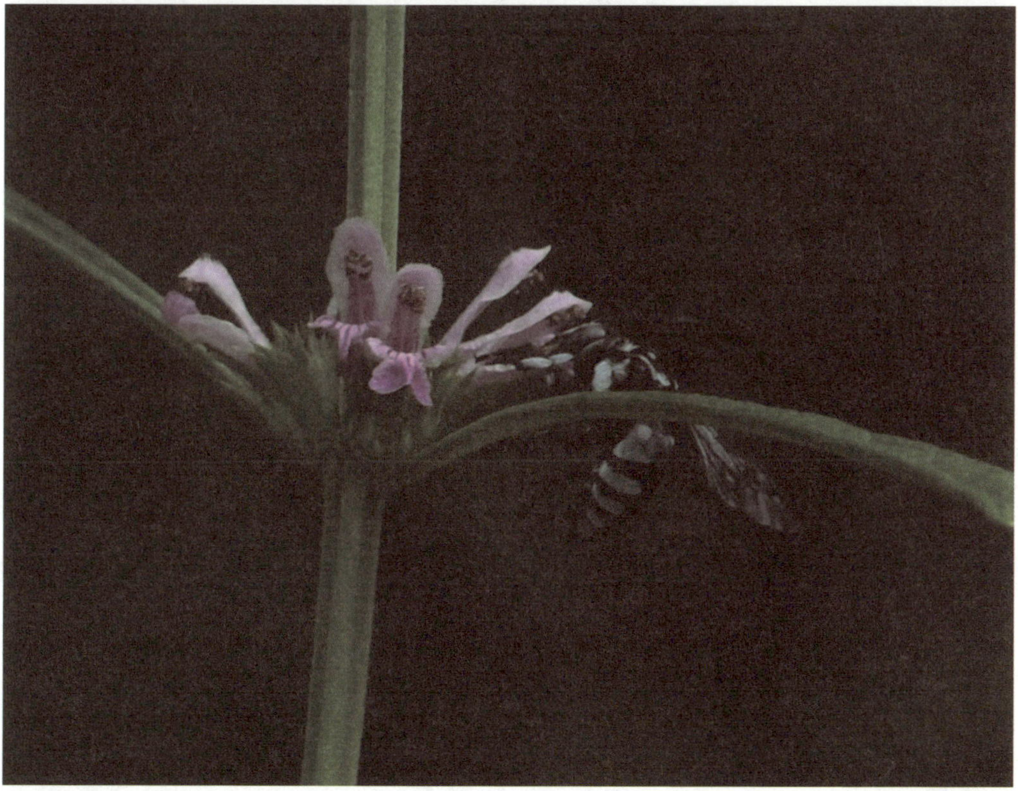

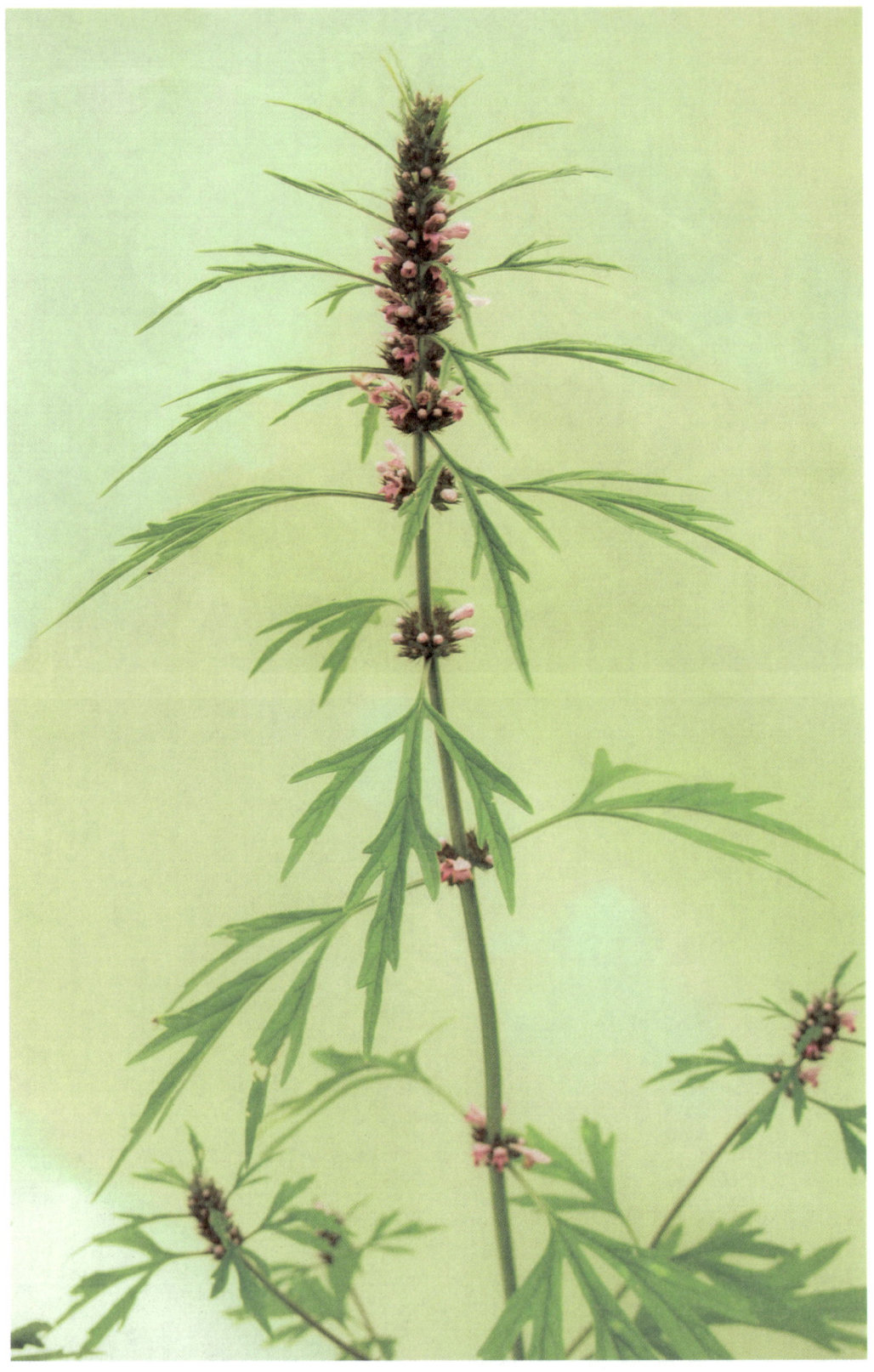

하신다.

여동생이

"오빠, 먹지 마."

온 집안 식구는 모두 웃었다.

할머니는 삼촌보고 오늘 밭일은 쉬라 하신다.

어머니도

"그러세요."

삼촌은

"괜찮아요. 많이 좋아졌어요."

어머니는

"오늘만큼은 쉬세요."

아버지도 쉬라 하신다. 상상했다. 삼촌이 쉬면 학교 안 가고 삼촌이랑 하루 종일 놀 수 있다.

"할머니! 저도 더위 먹었어요."
"어휴, 이 녀석"

아버지로부터 꿀밤이 내려왔다.

"얼른 밥 먹고 학교 가!"

오늘도 또 혼났다. 그런데 삼촌은 빙그레 웃었다. 어제의 삼촌과 오늘의 삼촌은 완전히 달랐다. 괜히 길가에 풀들을 손으로 치면서 사뿐사뿐 걸으며 콧노래까지 부르면서 즐겁게 학교에 갔다.

꿀풀과 익모초는 두해살이풀로서 높이 50~100cm로 들에서 자란다. 전체에 흰색 털이 있다. 잎은 마주나고 잎몸이 세 갈래로 깊게 갈라지며 갈래 조각은 다시 두세 갈래로 가늘게 갈라진다. 7~9월에 윗부분의 잎 겨드랑이마다 입술 모양의 연한 홍자색 꽃이 층층이 돌려 가며 달린다. 꽃받침조각은 끝이 가시같이 뾰족하다.

익모초의 전초(全草)를 약용한다. 성미(性味)는 신(辛), 고(苦), 미한(微寒)이고 귀경(歸經)은 간(肝), 심포경(心包經)이다. 효능(效能)은 활혈조경(活血調經), 이뇨소종(利尿消腫), 청열해독(淸熱解毒) 선자해서(鮮者解暑)이며 주치증(主治症)은 월경부조(月經不調), 경폐(經閉), 태루난산(胎漏難産), 포의불하(胞衣不下), 산후현훈(産後眩暈), 어혈복통(瘀血腹痛), 질타손상(跌打損傷), 소변불리(小便不利), 수종(水腫), 옹종창양(癰腫瘡瘍), 서체(暑滯) 등이다.

어미(母)를 이롭게 한다는 익모초(益母草)는 서체(暑滯)에 생마늘과 같이 짓찧어 밤에 이슬을 맞히고 아침에 먹는다. 또한 임신 중 진통이 왔을 때 불수산(佛手散) 처방에 3전(錢)~5전(錢)을 가(加)하면 자궁수축이 잘 이루어져 순산(順産)하는데 도움을 준다. 난임환자(難姙患者)는 익모

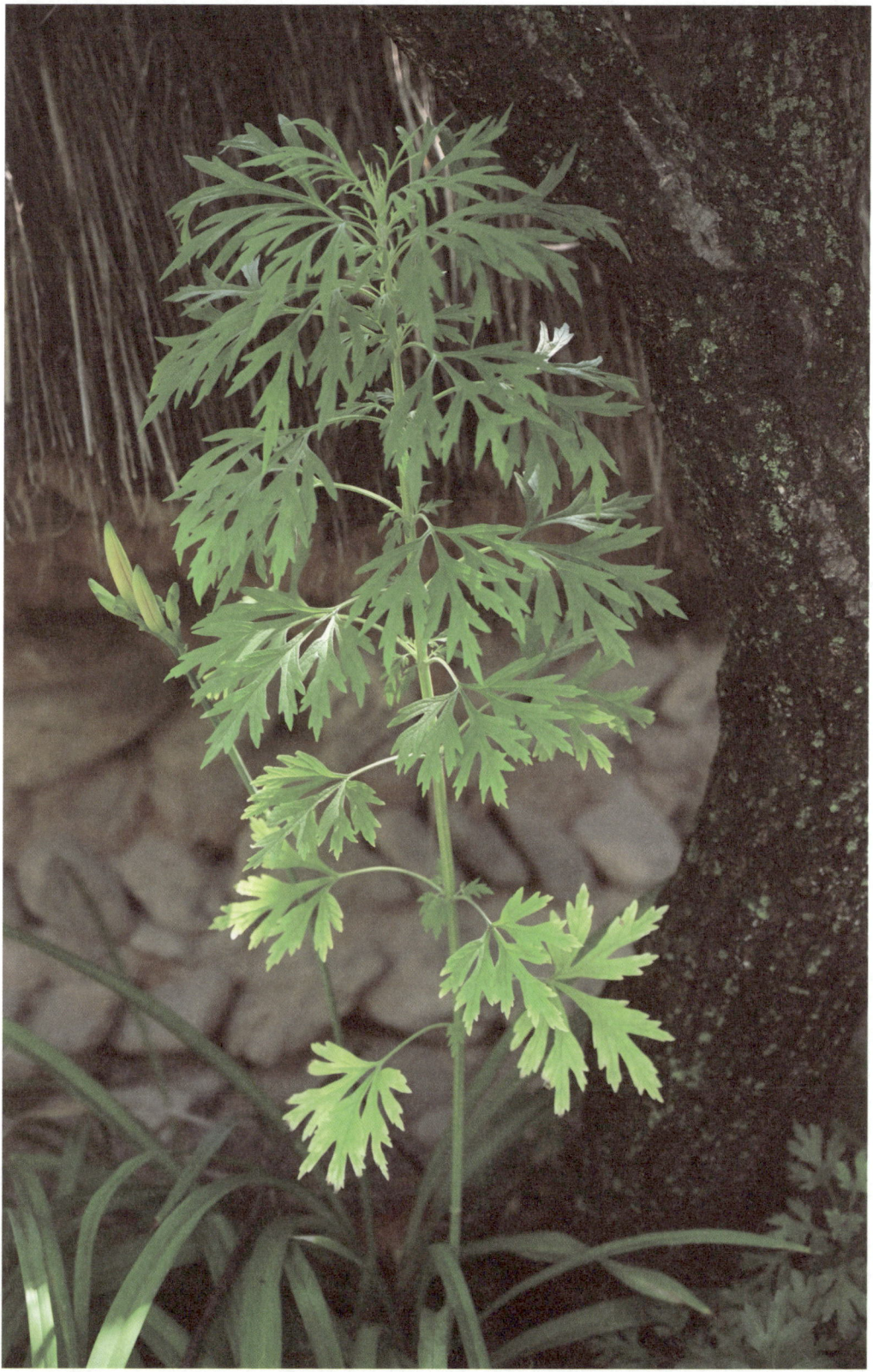

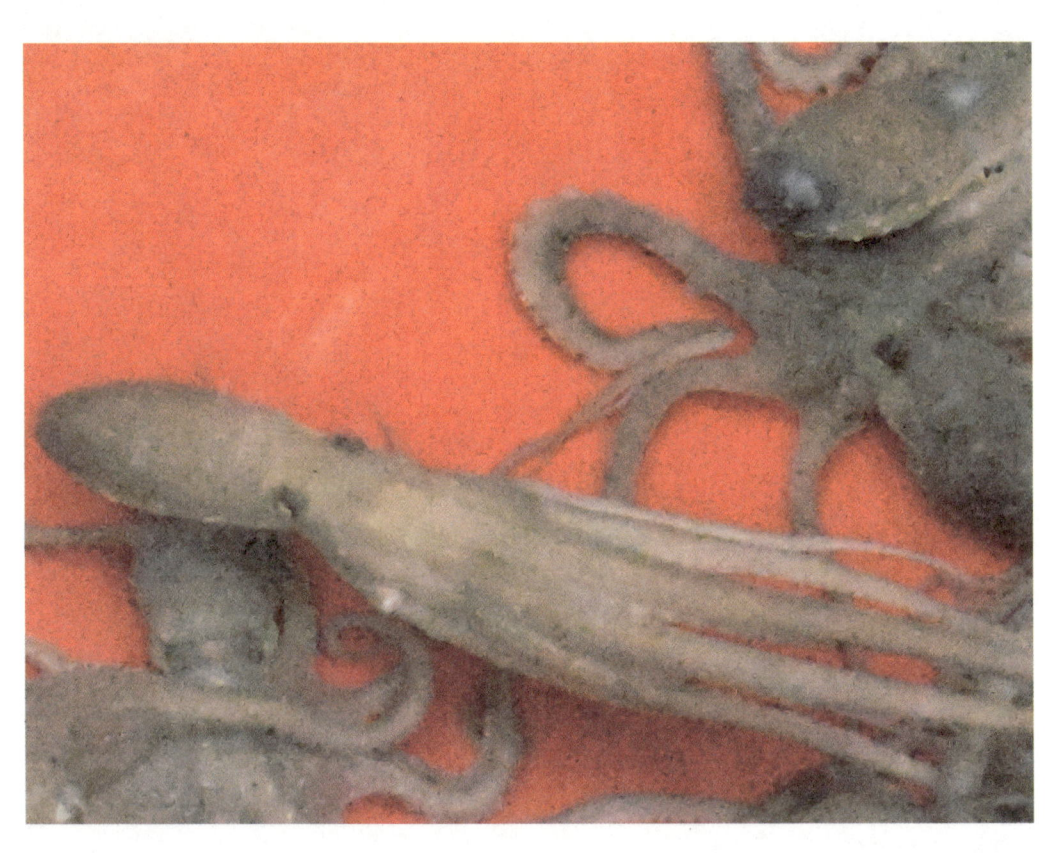

초를 조청 만들 듯 고아서 먹으면 수태(受胎)하는 경우가 많았다. 그리고 활혈거어(活血祛瘀) 시키면서 지혈(止血) 시키는 작용이 있어 태루하혈(胎漏下血)에도 쓴다.

익모초의 성숙한 과실(果實)을 '충울자(充蔚子)'라 하며 약용한다. 과실을 향기가 날 정도로 약간 초(炒)하여 쓰거나, 쪄서 햇볕에 말린 후 절구에 찧어 껍질을 벗기고 속씨를 내어 쓴다. 성미(性味)는 감(甘), 신(辛), 량(凉), 무독(無毒)이고 귀경(歸經)은 간(肝), 심포경(心包經)이다. 효능(效能)은 활혈조경(活血調經), 량간명목(凉肝明目)이며 주치증(主治症)은 월경부조(月經不調), 목적종통(目赤腫痛), 생예막(生翳膜) 등이다. 즉, 간열(肝熱)에 의한 두통(頭痛), 목적종통(目赤腫痛), 각막혼탁(角膜混濁) 등에 청상자(靑箱子), 결명자(決明子), 용담초(龍膽草) 등과 배합하여 사용한다. 또한 간신부족(肝腎不足)의 시력감퇴(視力減退)에 생지황(生地黃), 구기자(枸杞子), 석결명(石決明) 등과 배합하여 사용한다.

익모초의 줄기와 잎을 '충울경엽(茺蔚莖葉)'이라 하고 은진(癮疹)으로 가려운 것을 치료한다. 진하게 달인 물로 목욕하면 좋다. 그리고 정창(疔瘡)이나 유옹(乳癰)과 같은 독종(毒腫)을 치료한다. 줄기와 잎을 짓찧어 즙을 내서 마신 다음 찌꺼기를 붙이면 낫는다.

여름철에 더위 먹고 기운을 못 차릴 때 무안, 영광 지역 사람들은 낙지를 먹는다. 지금은 전국적으로 먹는 풍습이 되었다. 그 지역 사람들은 나무젓가락에 산낙지를 감아 그냥 입에 넣는다. 그리고 호롱이라고 나무젓가락에 둘둘 말아 구워 먹는다. 탕탕이도 있다. 태안반도에서는 박속을 긁어 낙지와 함께 탕을 해 먹는다. 먹을 때 꼭 하는 말이 있다. 여름에 밭일하다가 소가 쓰러지면 낙지를 먹였는데 일어났다고 하며 낙지의 효능이 대단하다고 말하며 먹는다. 낙지도 여름철 지친 몸에 도움이 많이 된다. 덩치 큰 소도 다양한 갯벌의 미네랄이 필요하다. 갯벌에서 자라는 세발낙지를 먹으러 가야겠다.

익모초의 다른 이름은 '충울(茺蔚)', '야천마(野天麻)'가 있고 우리말 '암눈비앗'이 있다. 이 약물은 신산고설(辛散苦泄)하고 미한(微寒)으로 청열(淸熱)하며, 심(心)·간(肝) 이경(二經)의 혈분(血分)에 들어가 활혈거어(活血祛瘀)에 작용하므로 부인과(婦人科)의 경(經)과 산(産)에 요약이 된다고 하여 익모(益母)라 명명(命名)했다. 주로 혈맥조체(血脈阻滯)의 월경부조(月經不調), 경행복통(經行腹痛) 및 산후혈체(産後血滯) 복통(腹痛), 악로부진(惡露不盡)에 사용한다. 또한 질타손상(跌打損傷)의 어혈종통(瘀血腫痛)에도 유효하며 이외에 이수퇴종(利水退腫), 소종해독(消腫解毒)에도 작용하며 부종(浮腫), 소변불리(小便不利), 옹종창독(癰腫瘡毒)에도 보조제로 사용한다.

그 외 익모초는 다양한 질병에 이용됐다. 익모초는 농촌에서 부인과 월경(月經)에 관한 질병과 산전(産前)·산후(産後)에 다용한 약초다. 우리 민족의 삶과 같이 해온 고마운 본초다. 고맙다. 익모초!

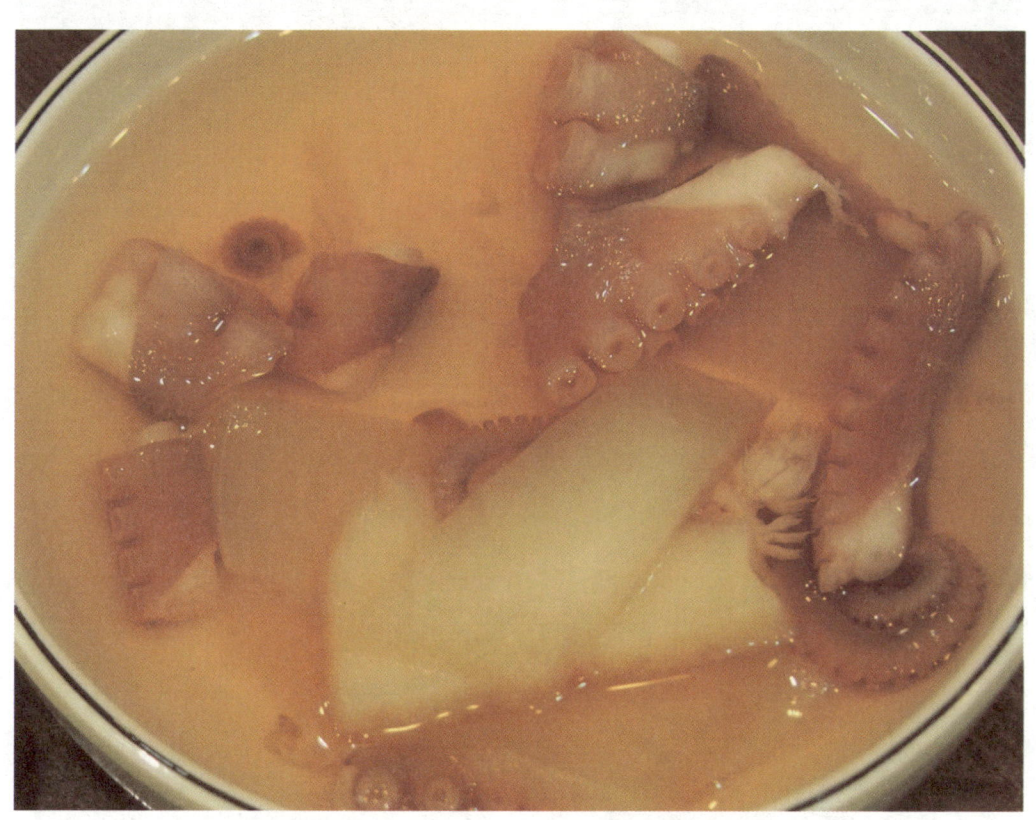

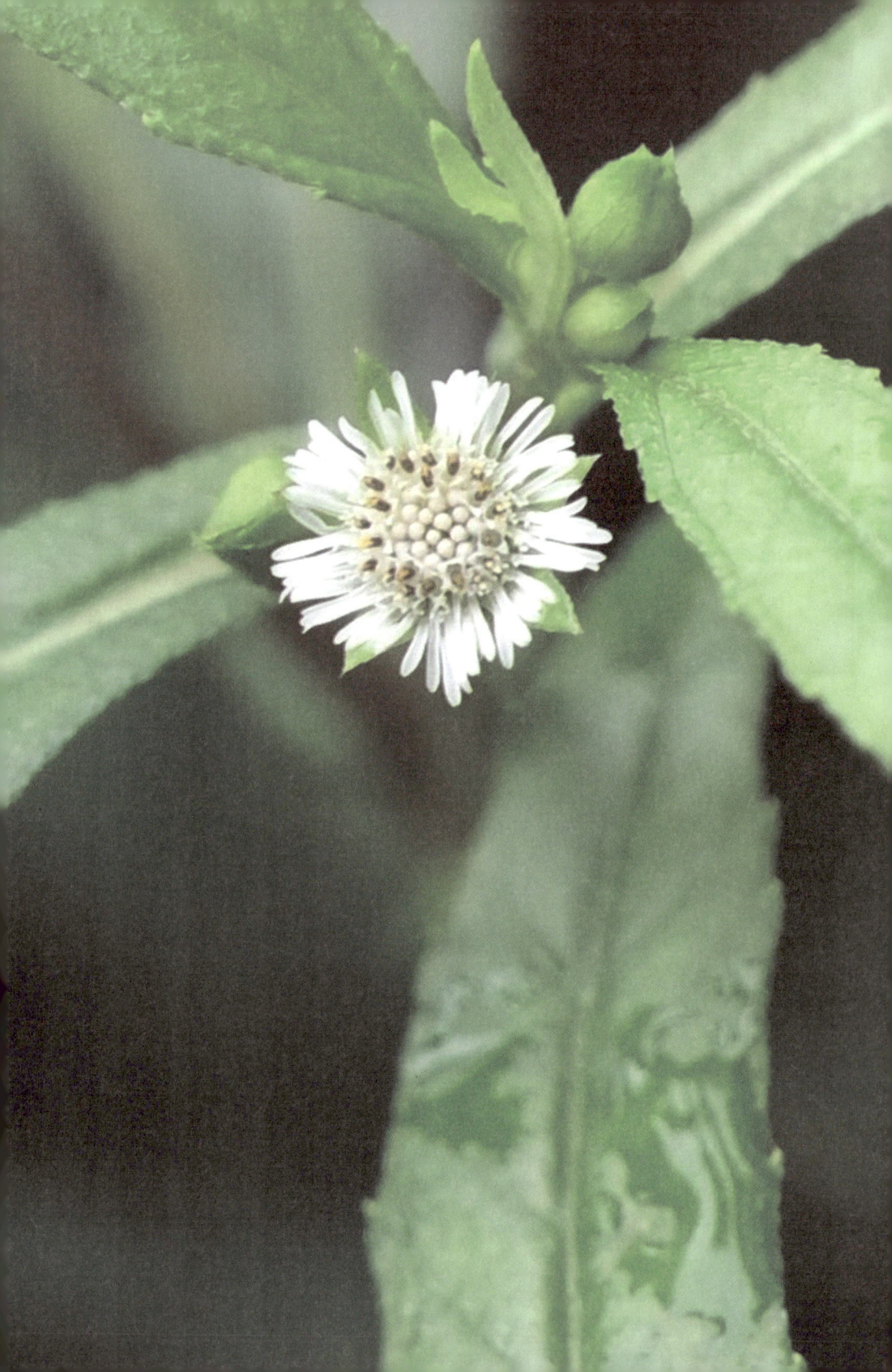

4. 용간봉수(龍肝鳳髓)

인체는 크게 보면 근육(인대 포함)과 뼈로 이루어져 있다. 근육이 없는 강시는 콩콩 뛰어다닌다. 뼈에는 이상이 없는데 허리가 아프면 인대의 문제이다. 인대와 뼈가 조화롭게 작용해야 우리는 잘 걸을 수 있다. 한의학적으로 인대는 간경(肝經)에 속하고 뼈는 신경(腎經)에 속한다. 용의 간(肝), 봉황의 골수(骨髓)는 인체를 영위하는데 아주 긴요한 부분이다. 용의 간(肝)은 간경(肝經)에 대응하고 봉황의 골수(骨髓)는 신경(腎經)에 대응한다. 흔히 간신히 산다고 한다. 간장(肝臟)과 신장(腎臟)의 기능이 저하되면 힘들게 간신히 살게 되는 것이다. 이때 용의 간(肝), 봉황의 골수(骨髓)가 되는 산해진미(山海珍味)를 먹어야 한다. 산해진미(山海珍味)는 땅과 물에서 나는 재료로 화려하고 장중하게 차린 음식을 말한다.

산해진미가 아니더라도 주식인 밥과 반찬을 잘 먹어야 한다. 간장(肝臟)에 피를 많이 저장하려면 밥과 천일염을 잘 먹어야 하고 반찬으로는

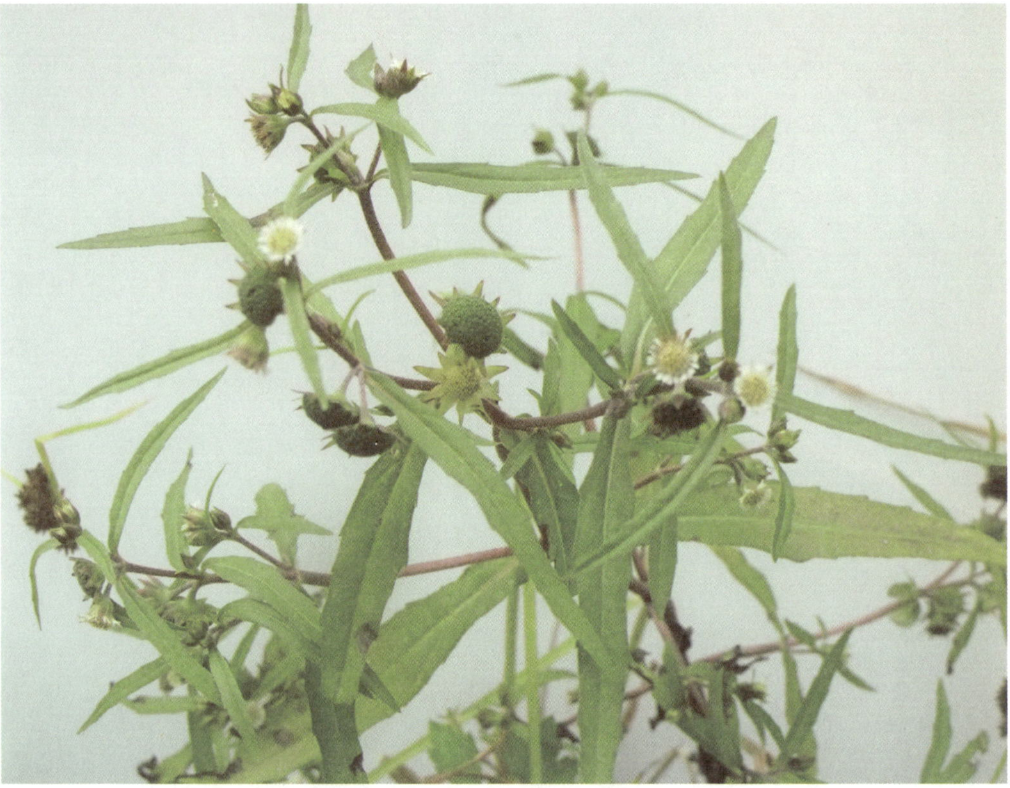

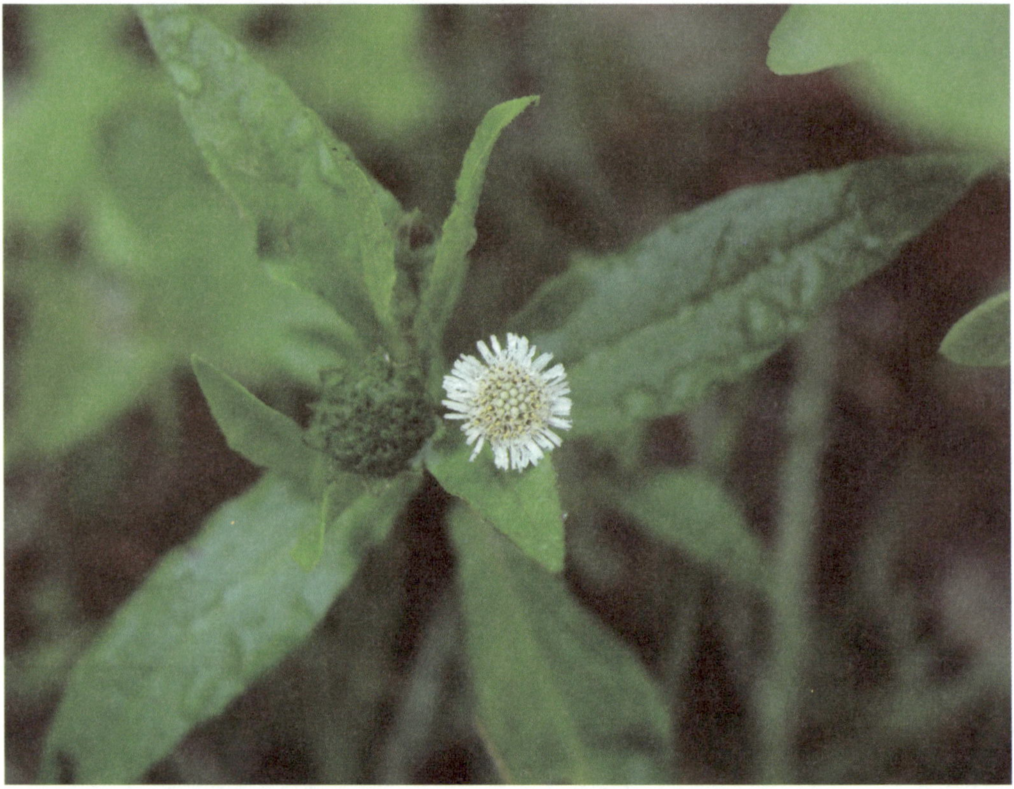

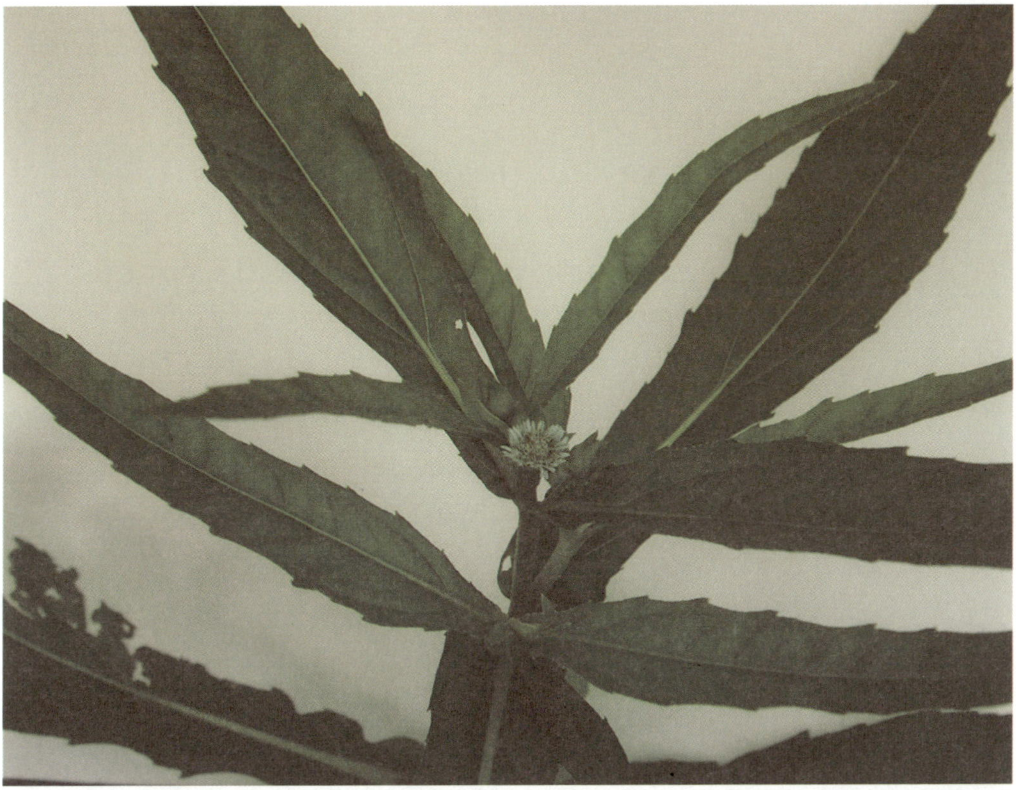

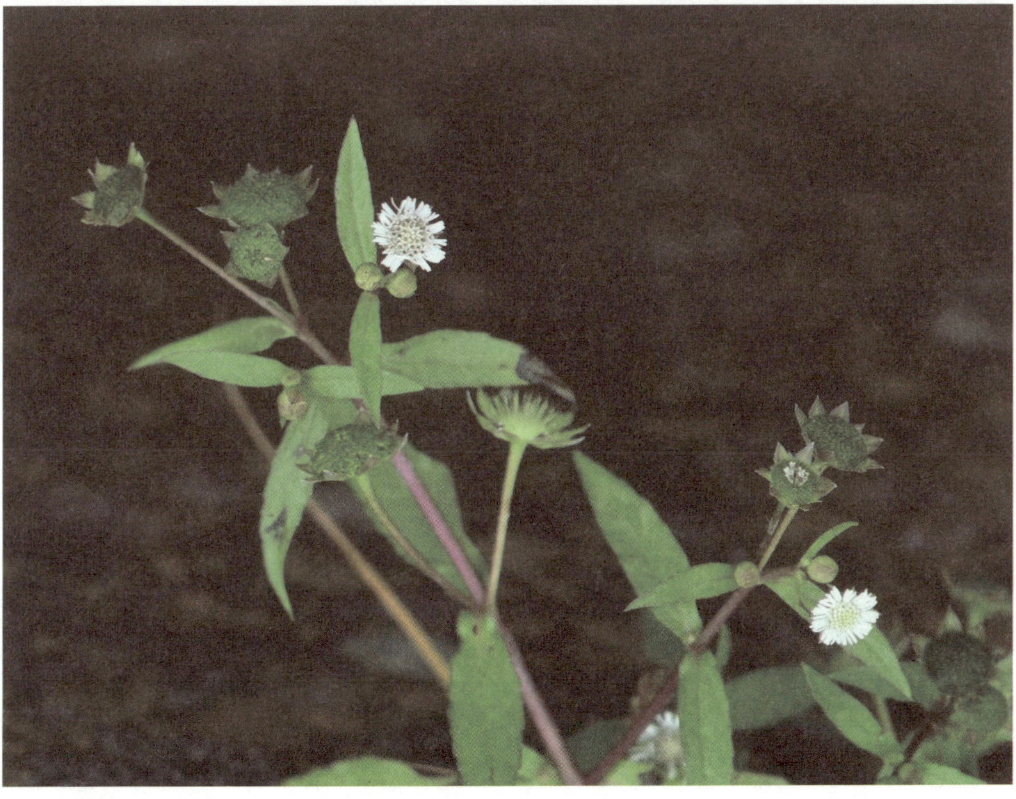

깻잎과 무말랭이를 꼭 먹어야 한다. 특히 무말랭이는 뼈를 튼튼히 하는 데 최고다. 무를 네모 모양으로 잘라 햇볕에 말려 차를 끓여 먹으면 뼈가 튼튼해져 깁스하는 확률이 적어진다. 깻잎은 철분 형성에 많은 도움을 준다. 용간(龍肝)은 깻잎이고, 봉수(鳳髓)는 무말랭이인 셈이다.

우리나라 중·고등학교 교문 앞에서 등교하는 학생을 보면 깁스한 학생을 여러 명 본다. 평지를 걷다가 넘어져도 뼈에 금이 간다고 한다. 우리 자랄 때와는 천지차이다. 전쟁놀이한다고 뒷동산 묘지를 이리 뛰고 저리 뛰며 굴러도 아무 문제없었다. 요즘 아이들에게는 문제가 많다. 인스턴트, 정제염, 인공 화합물 등으로 제조된 식품을 먹고, 학원에 주로 있어 상대적으로 햇빛을 적게 받으니 뼈가 약해질 수밖에 없다. 평지를 가다가 넘어져도 뼈에 금이 간다. 무말랭이 차(茶)를 마시자!

오장육부(五臟六腑) 중 간장(肝臟)과 신장(腎臟)에 주로 작용해 보(補) 해 주는 본초(本草)는 많다. 특히 식물 중 한련초(旱蓮草)가 있다. 간신음허(肝腎陰虛)로 인한 두훈(頭暈), 목현(目眩)을 주로 치료하지만 수발조백(鬚髮早白)에 효과가 있다. 한련초(旱蓮草)에 대해 알아보자.

한련초는 높이 20~60cm로 논둑이나 습지에서 자란다. 잎은 어긋나고 피침형이며 가장자리에 잔 톱니가 있다. 8~9월에 가지 끝에 한 개씩 달리는 흰색 꽃송이는 지름 1cm 정도이다. 꽃송이 가장자리의 가느다란 혀꽃은 끝이 밋밋하거나 두 갈래로 얕게 갈라진다. 총포는 둥근 종 모양이다.

국화과 '한련초(旱蓮草)'는 1년생 초본으로 지상부 전초(全草)를 약용한다. 성미(性味)는 감(甘), 산(酸), 량(凉)이고 귀경(歸經)은 간(肝), 신경

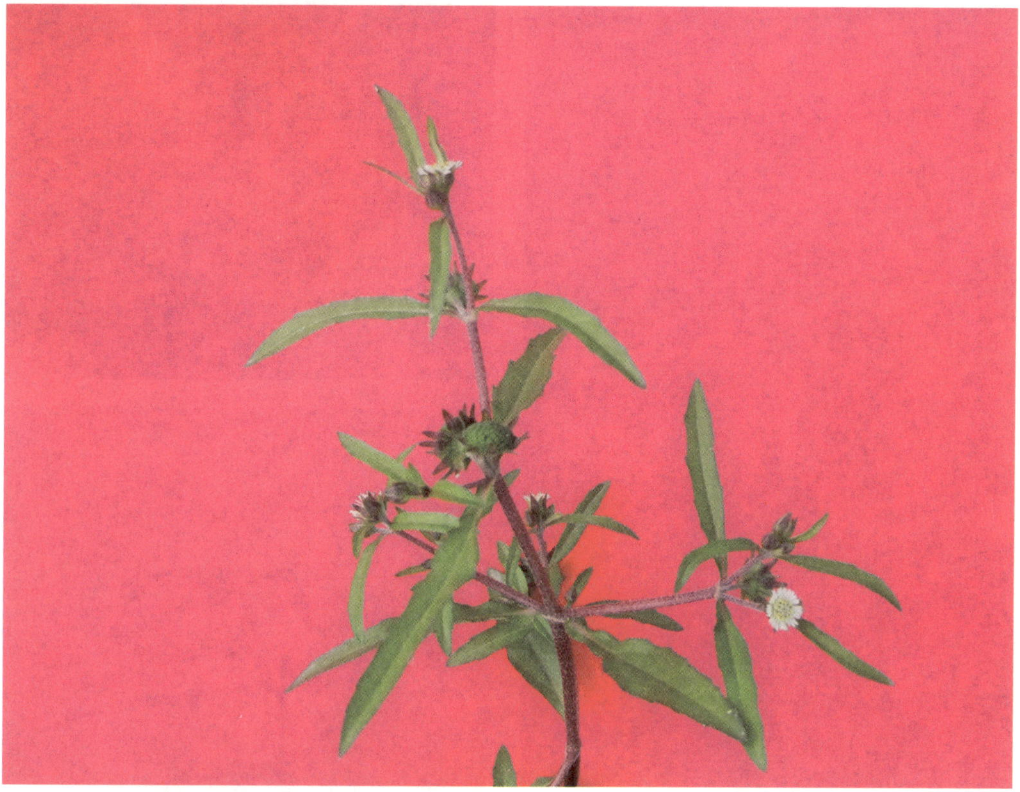

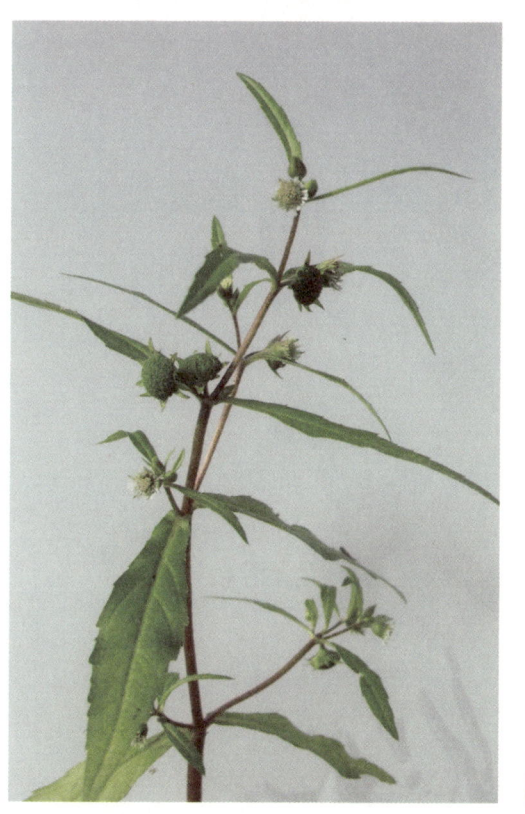
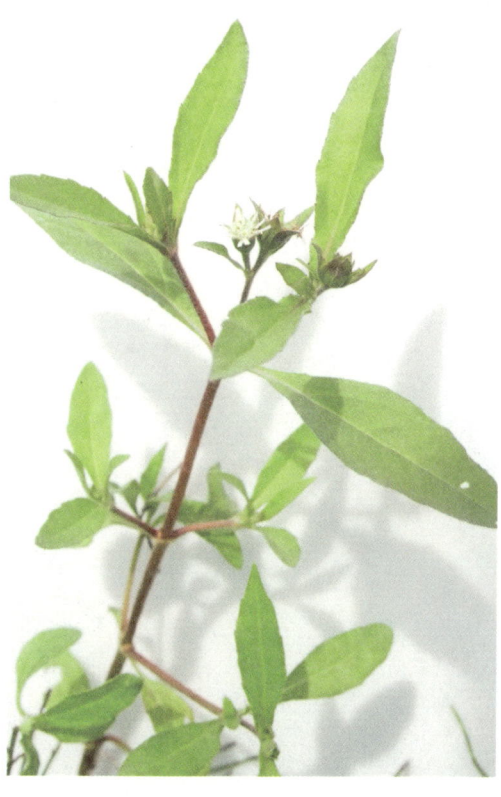

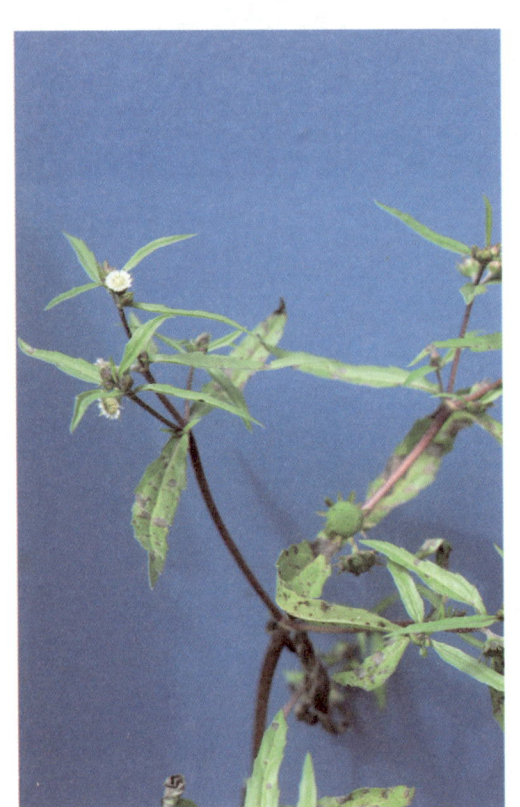
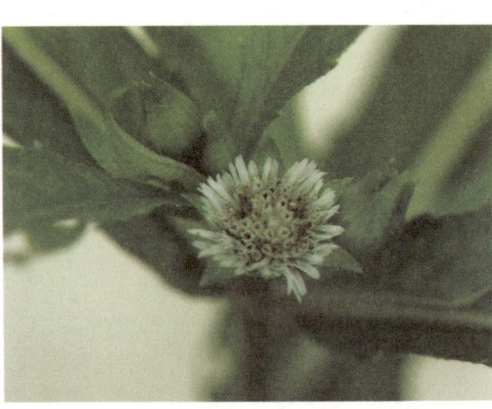
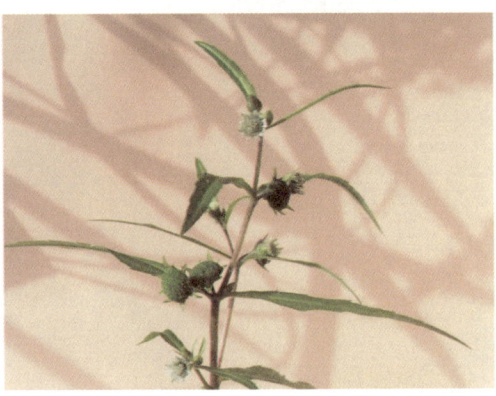

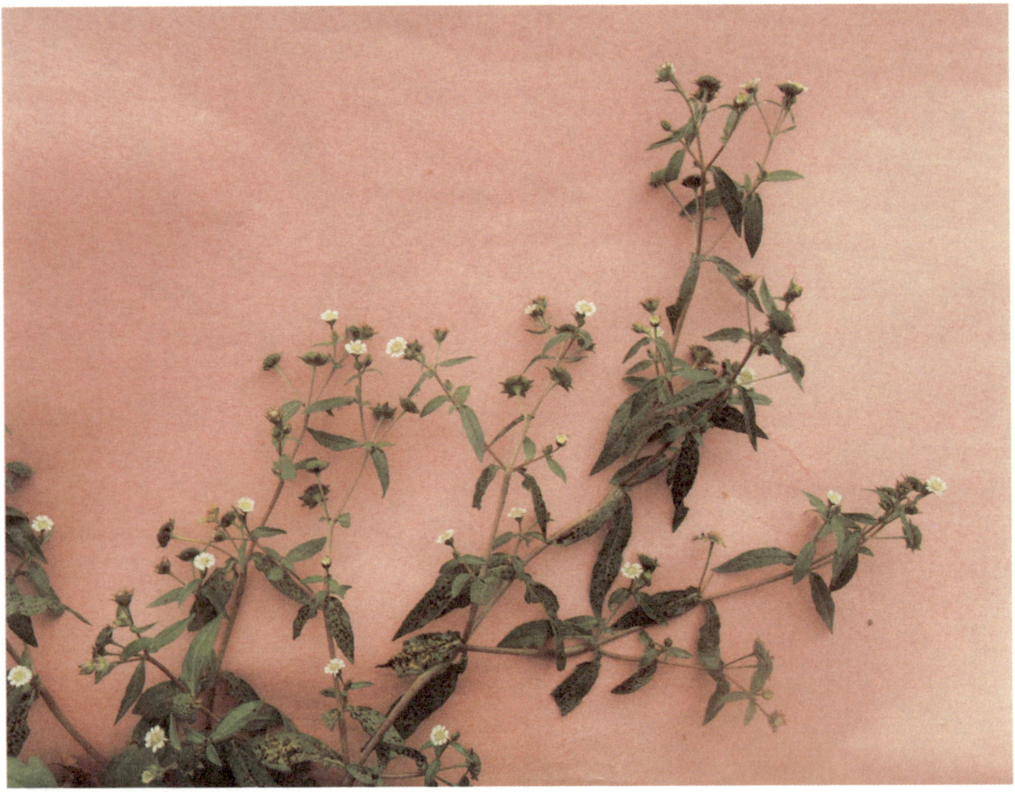

(腎經)이다. 효능(效能)은 양음익신(養陰益腎), 량혈지혈(凉血止血)이며 주치증(主治症)은 두훈(頭暈), 목현(目眩), 두발조백(頭髮早白), 객혈(喀血), 토혈(吐血), 뇨혈(尿血), 변혈(便血), 붕루(崩漏), 외상출혈(外傷出血) 등이다.

용간봉수(龍肝鳳髓)로 한련초(旱蓮草)를 추천한다.

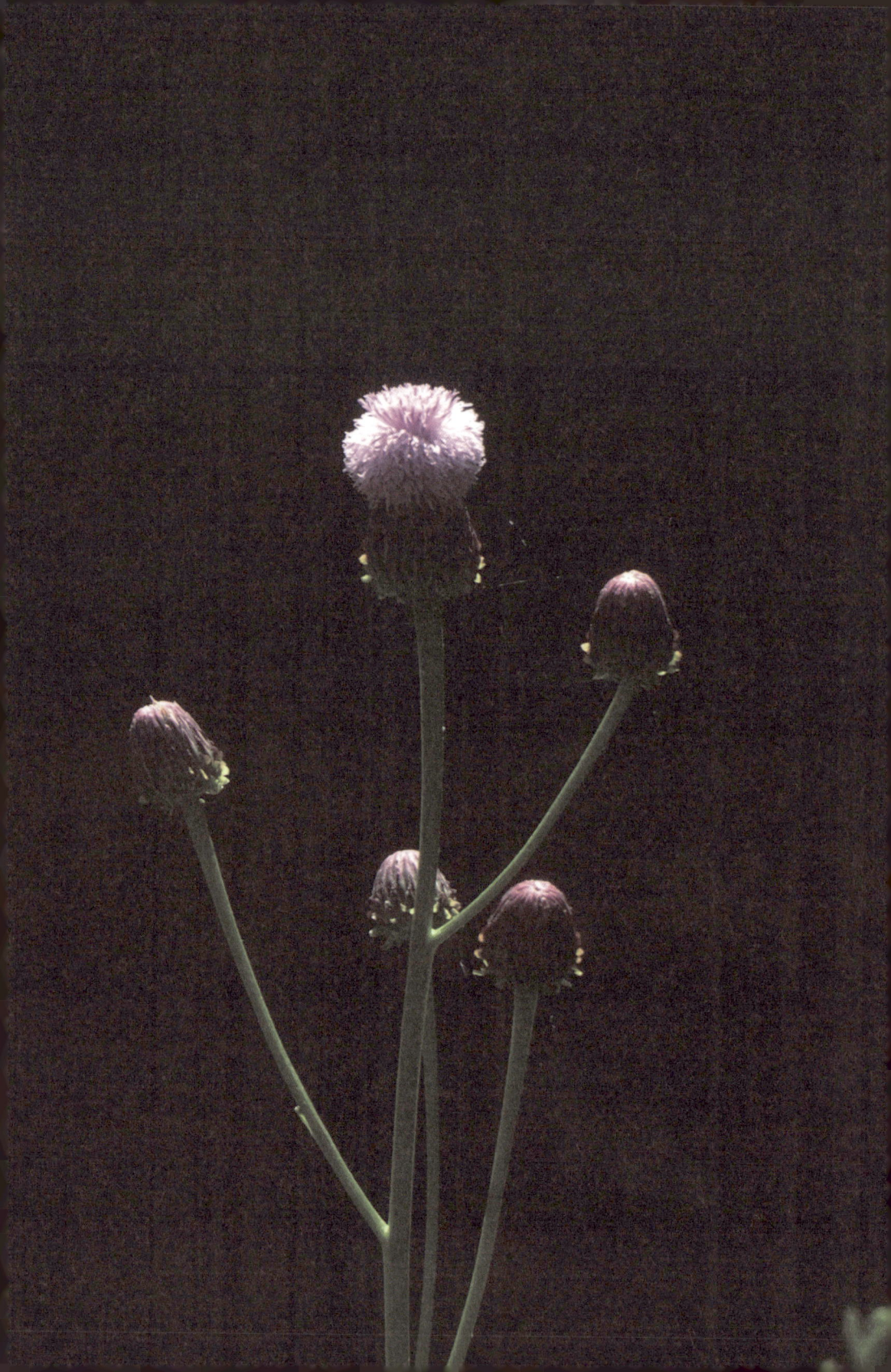

5. 나슨다

전북지방 아주머니들이 봄철에 나물 캐러 가서 흔히 농담처럼 하는 말이 있다. '지칭개 먹고 지치고, 미나리 먹고 미치고, 나생이 먹고 나슨다.'라고 하며 나물을 뜯는다. 이 말의 주요 의미는 '나생이 먹고 낫는다.'는 말이다. '나생이'는 냉이를 뜻하고 '나스다'는 '병이 치유되다, 낫다'라는 의미가 있다. 주변에 흔히 있는 지칭개와 냉이에 관해 알아보자. 미나리는 졸저 『인곡본초』 제3권 '미나리꽝'을 참조 바란다.

지칭개는 국화과 두해살이풀로 높이 60~80cm로 들에서 자란다. 잎은 어긋나고 깃꼴겹잎이며 뒷면은 흰색 솜털로 덮여 있다. 5~7월에 줄기와 가지 끝에 홍자색 꽃송이가 달린다. 밑 부분의 총포는 단지 모양이며 총포조각은 닭볏 같은 돌기가 있다. 흰색 꽃이 피는 것을 '흰지칭개'라 한다.

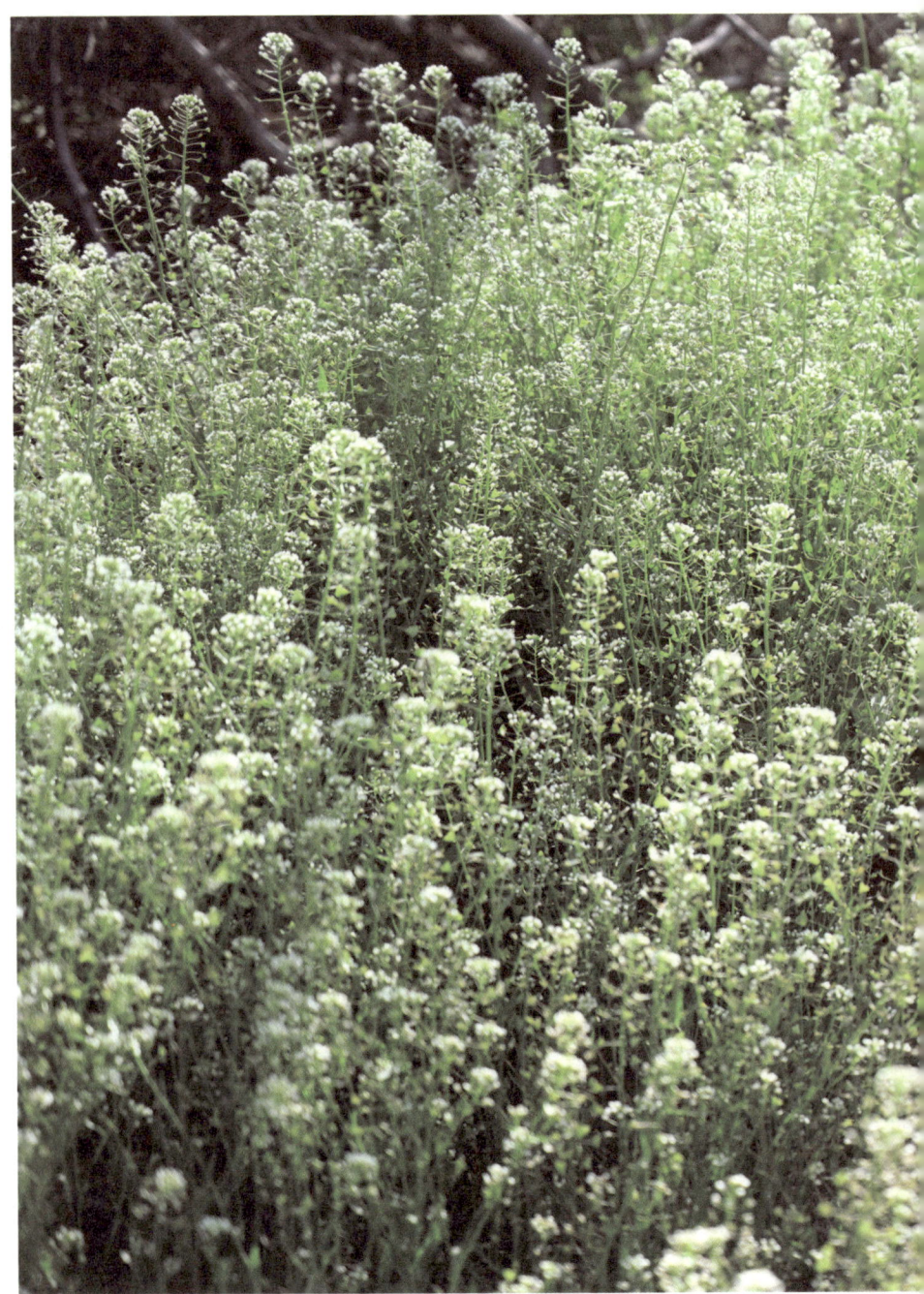

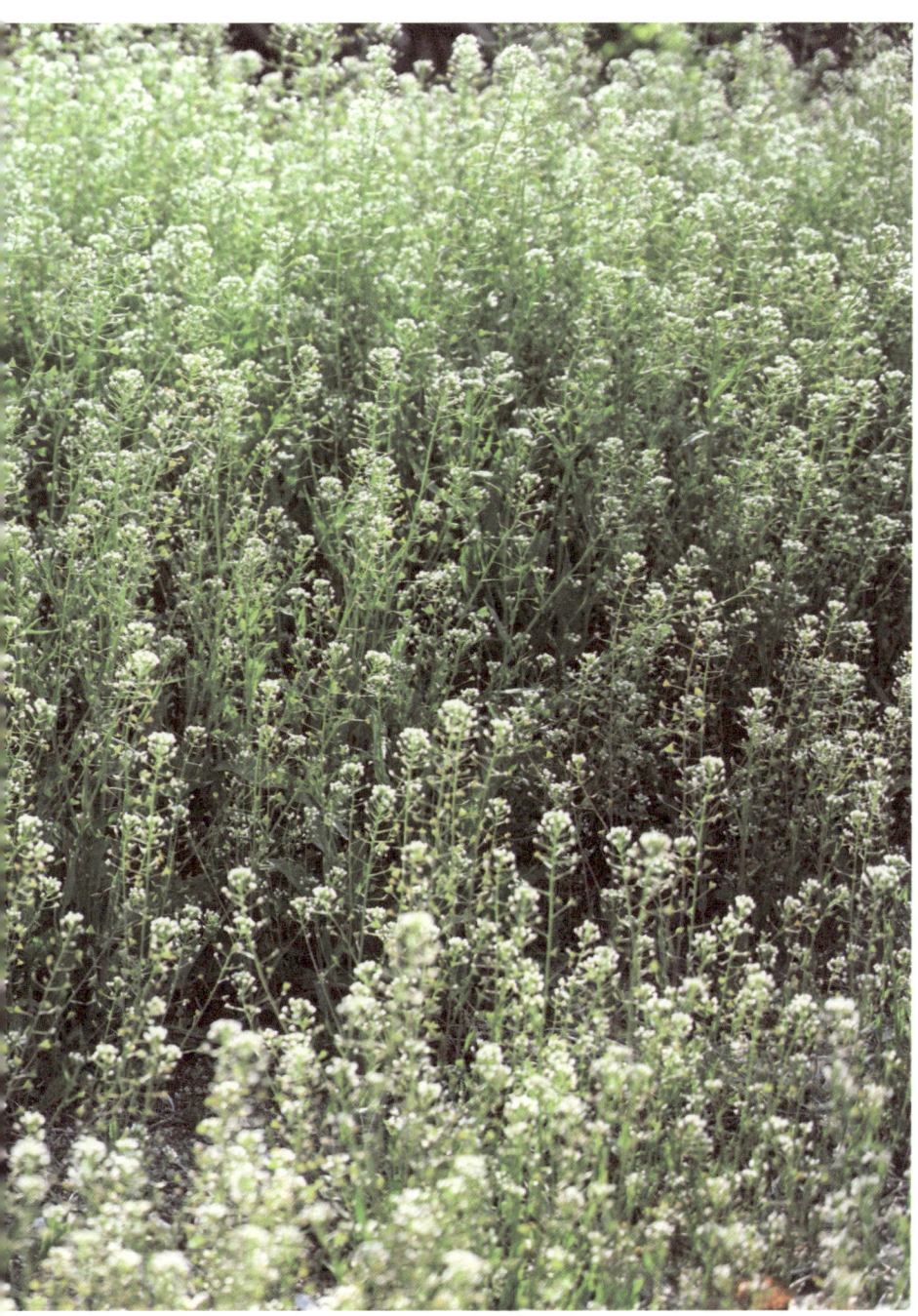

지칭개의 지상부를 '이호채(泥胡菜)'라 하며 약용한다. 성미(性味)는 고(苦), 량(凉)이며 효능(效能)은 청열해독(清熱解毒), 소종거어(消腫祛瘀)이며 주치증(主治症)은 악창(惡瘡), 유방염(乳房炎), 외상출혈(外傷出血), 치루(痔漏) 등이다.

겨자과 냉이를 '제채(薺菜)' 혹은 '나이'라고 불렀다. 그 종류는 많다. 콩다닥냉이, 다닥냉이, 좀다닥냉이, 냄새냉이, 둥근말냉이, 말냉이, 싸리냉이, 황새냉이, 좁쌀냉이, 꽃황새냉이, 는쟁이냉이, 미나리냉이, 큰황새냉이, 고추냉이, 나도냉이, 유럽나도냉이, 개갓냉이, 구슬갓냉이, 뿔냉이, 냉이, 장대냉이, 물냉이 등이 있다. 꽃 색은 흰색, 노란색, 자주색 등으로 핀다.

냉이는 겨자과 두해살이풀로 높이 10~50cm로 들과 밭에서 자란다. 뿌리잎은 깃꼴겹잎이고 방석처럼 둘러난다. 줄기잎은 어긋나고 피침형이며 위로 올라갈수록 작아진다. 4~5월에 줄기 끝의 송이차례에 십자모양의 자잘한 흰색 꽃이 모여 핀다. 납작한 열매는 역삼각형 모양이다.

냉이의 전초(全草)를 '제채(薺菜)'라 하며 식용·약용한다. 성미(性味)는 감(甘), 담(淡), 량(凉)이고 귀경(歸經)은 간(肝), 비(脾), 방광경(膀胱經)이다. 효능(效能)은 량간지혈(凉肝止血), 평간명목(平肝明目), 청열이습(清熱利濕)이며 주치증(主治症)은 토혈(吐血), 육혈(衄血), 객혈(喀血), 뇨혈(尿血), 붕루(崩漏), 목적동통(目赤疼痛), 안저출혈(眼底出血), 고혈압병(高血壓病), 적백이질(赤白痢疾), 신염수종(腎炎水腫) 등이다.

냉이의 종자(種子)를 '제채자(薺菜子)'라 한다. 성미(性味)는 감(甘), 평(平), 무독(無毒)이며 효능(效能)은 거풍명목(祛風明目)이고 주치증(主治

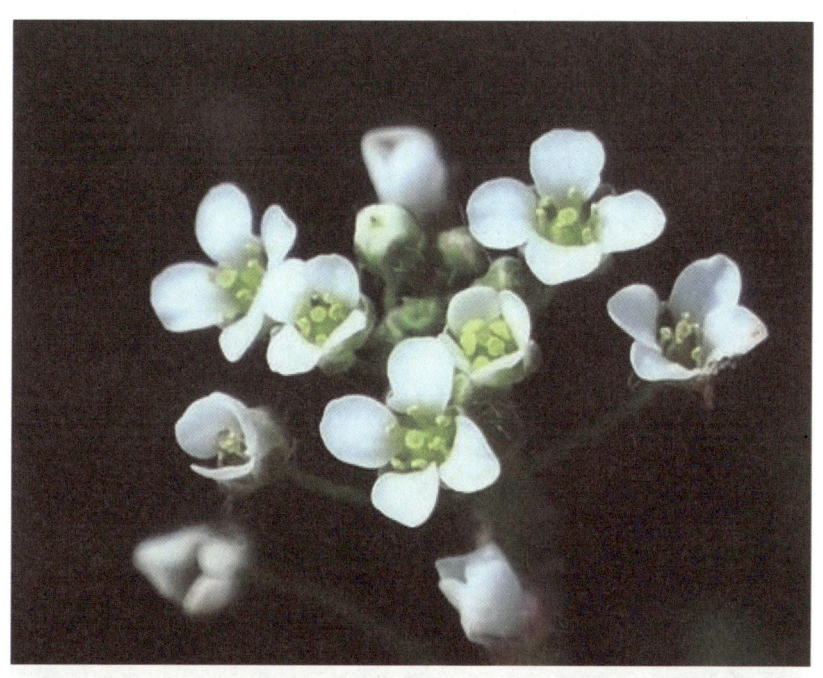

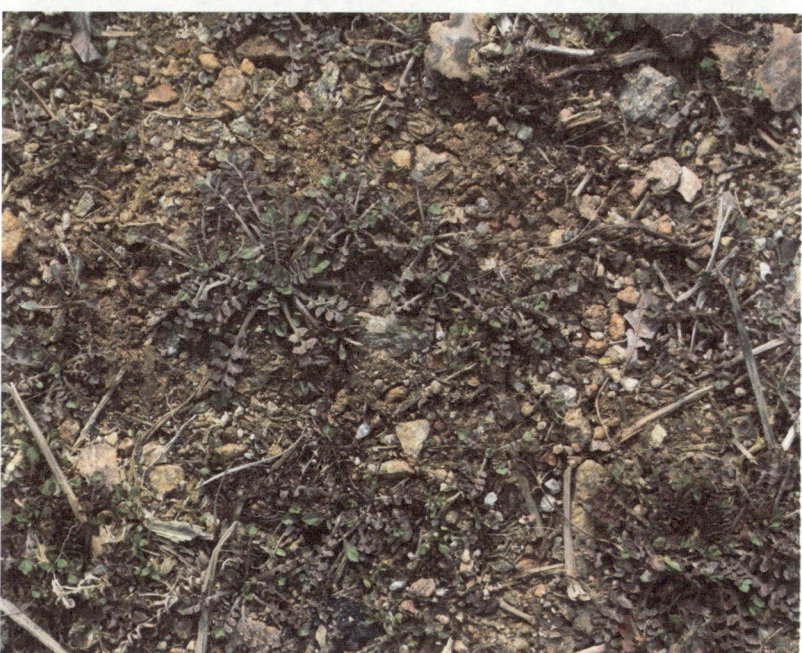

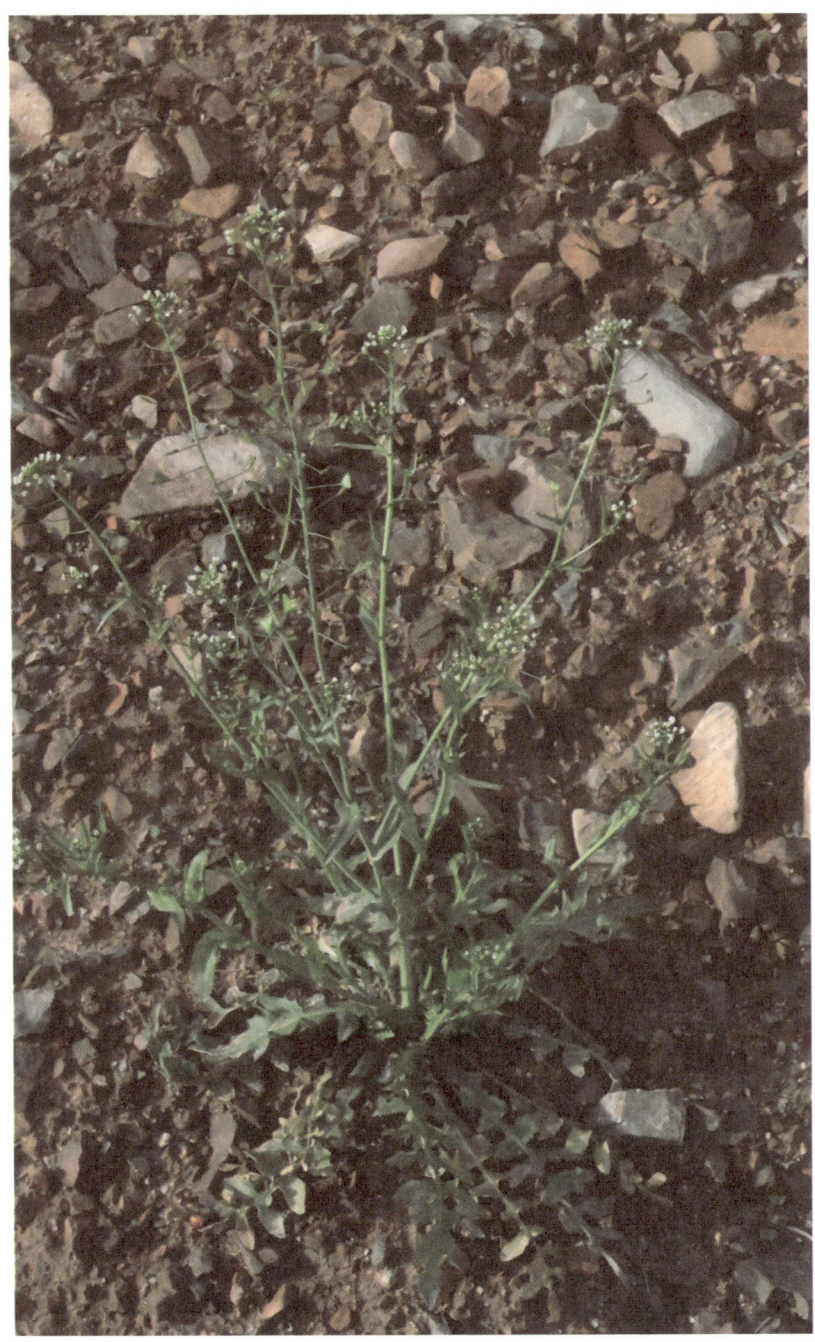

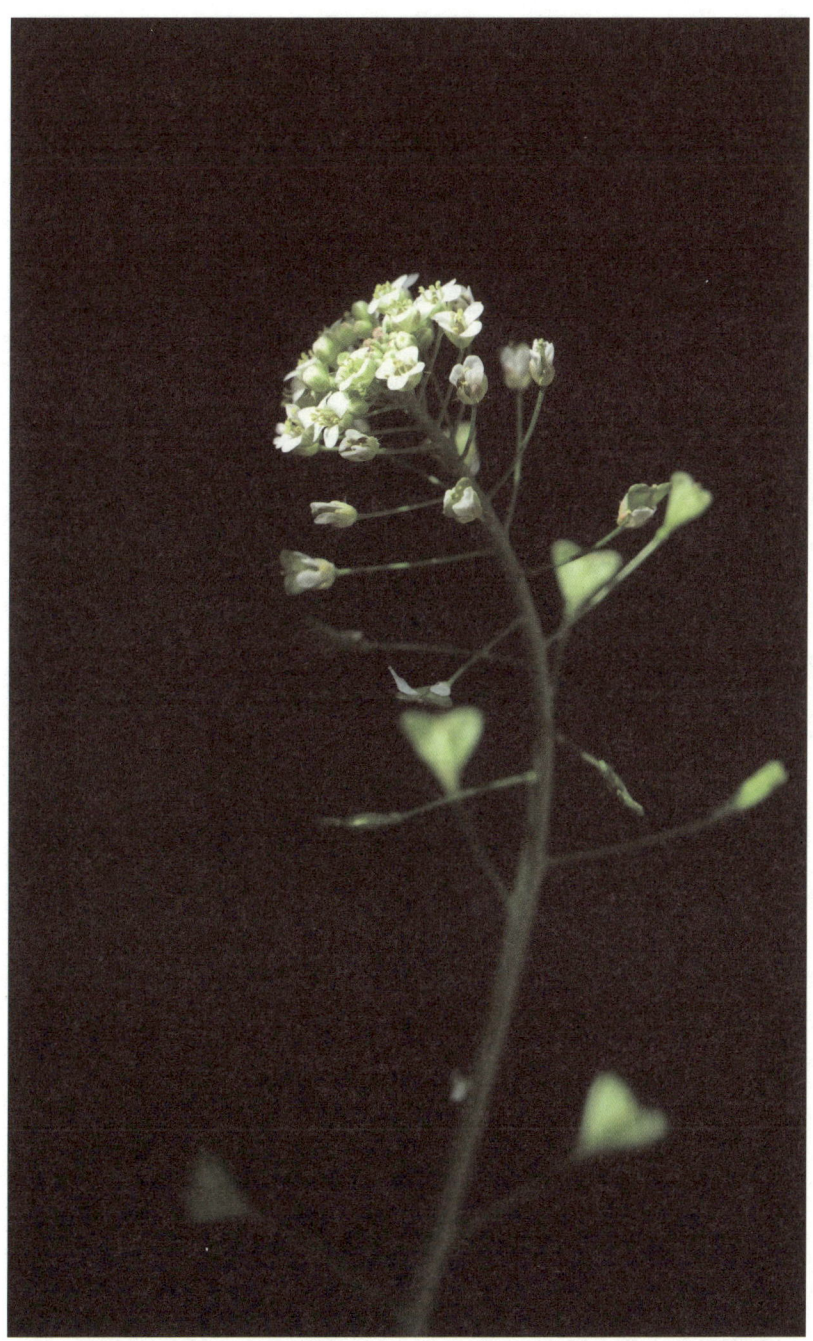

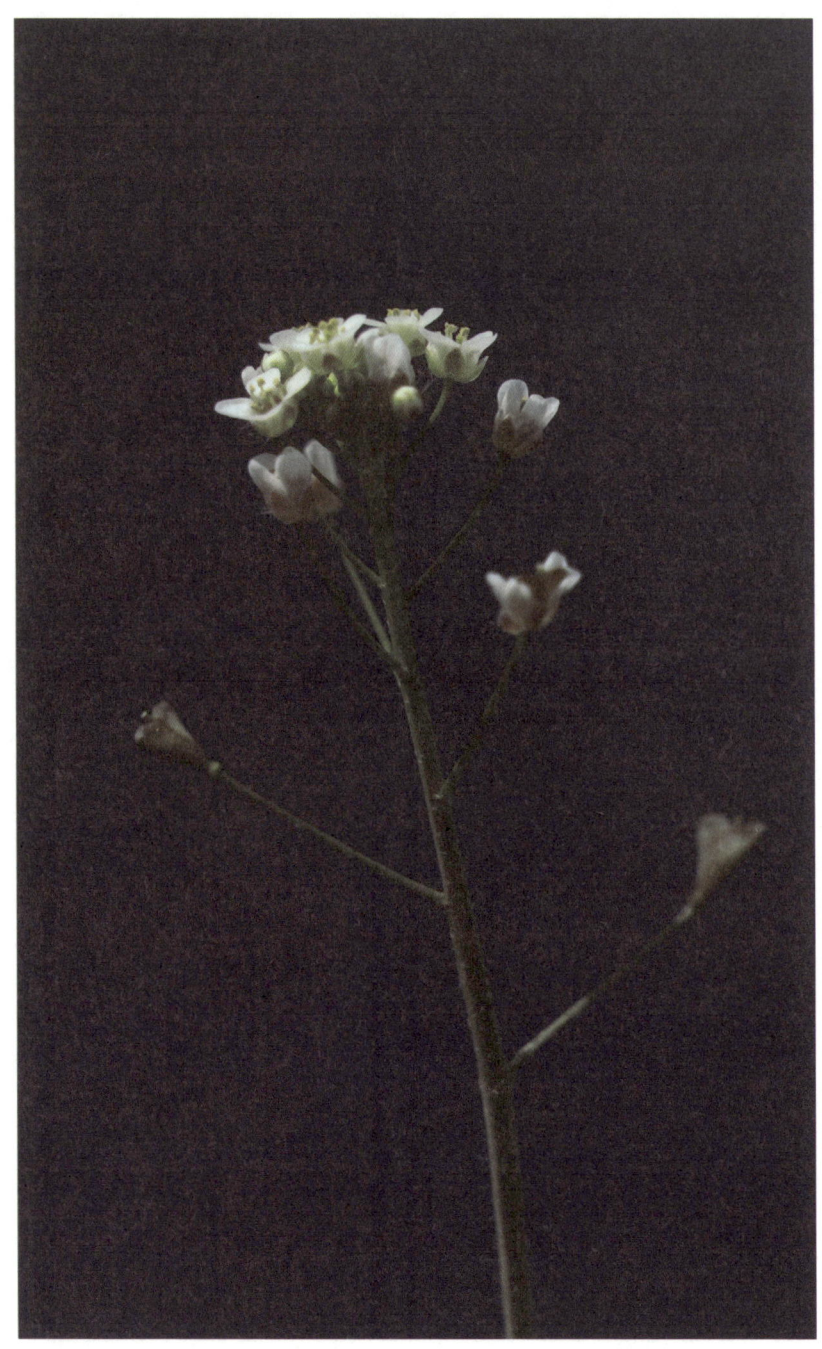

症)은 목통(目痛), 청맹예장(靑盲瞖障) 등이다. 그리고 냉이의 화서(花序)를 '제채화(薺菜花)'라 하고 약용한다. 성미(性味)는 감(甘), 량(凉)이며 효능(效能)은 량혈지혈(凉血止血), 청열이습(淸熱利濕)이고 주치증(主治症)은 붕루(崩漏), 뇨혈(尿血), 토혈(吐血), 객혈(喀血), 육혈(衄血), 소아유적(小兒乳積), 이질(痢疾), 적백대하(赤白帶下) 등이다.

2월 말 눈 속에서 냉이를 캐어 콩고물에 무쳐 국을 끓여 먹으면 맛이 기가 막히다. 겨우내 인체는 내열(內熱)을 간직하고 있다. 그 내열이 봄철에 속에서 발산하면 눈병과 각종 출혈 증상이 쉽게 생긴다. 이것을 막아주는 약초가 냉이이다. '땅에서 생명이 나온다.', '나생이', '나슨다'. '나스다', '낫는다' 다 치유(治癒)된다는 의미가 느껴진다. 선조들은 이른 봄에 꼭 냉이 된장국을 끓여 먹었다. 슬기롭다.

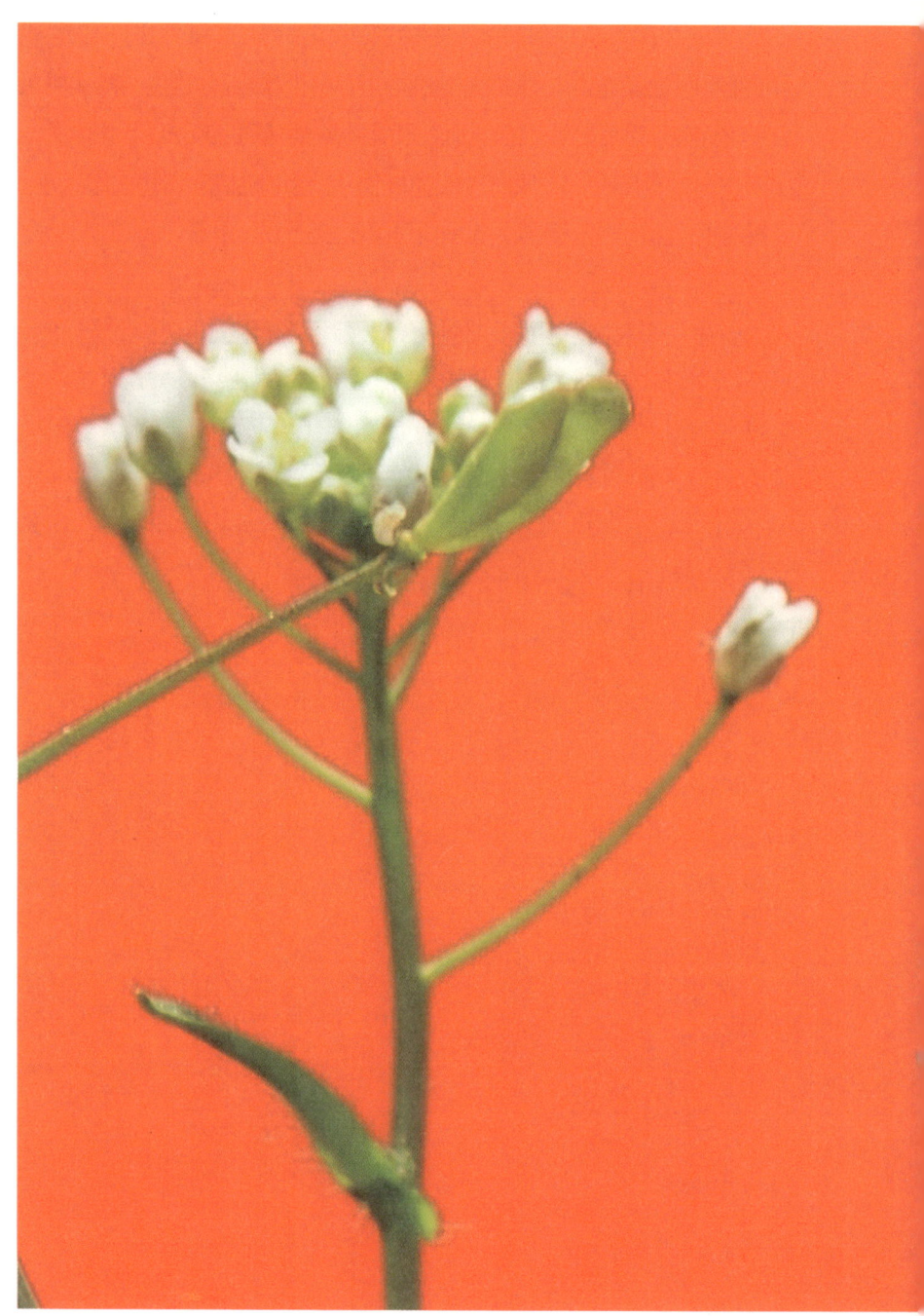

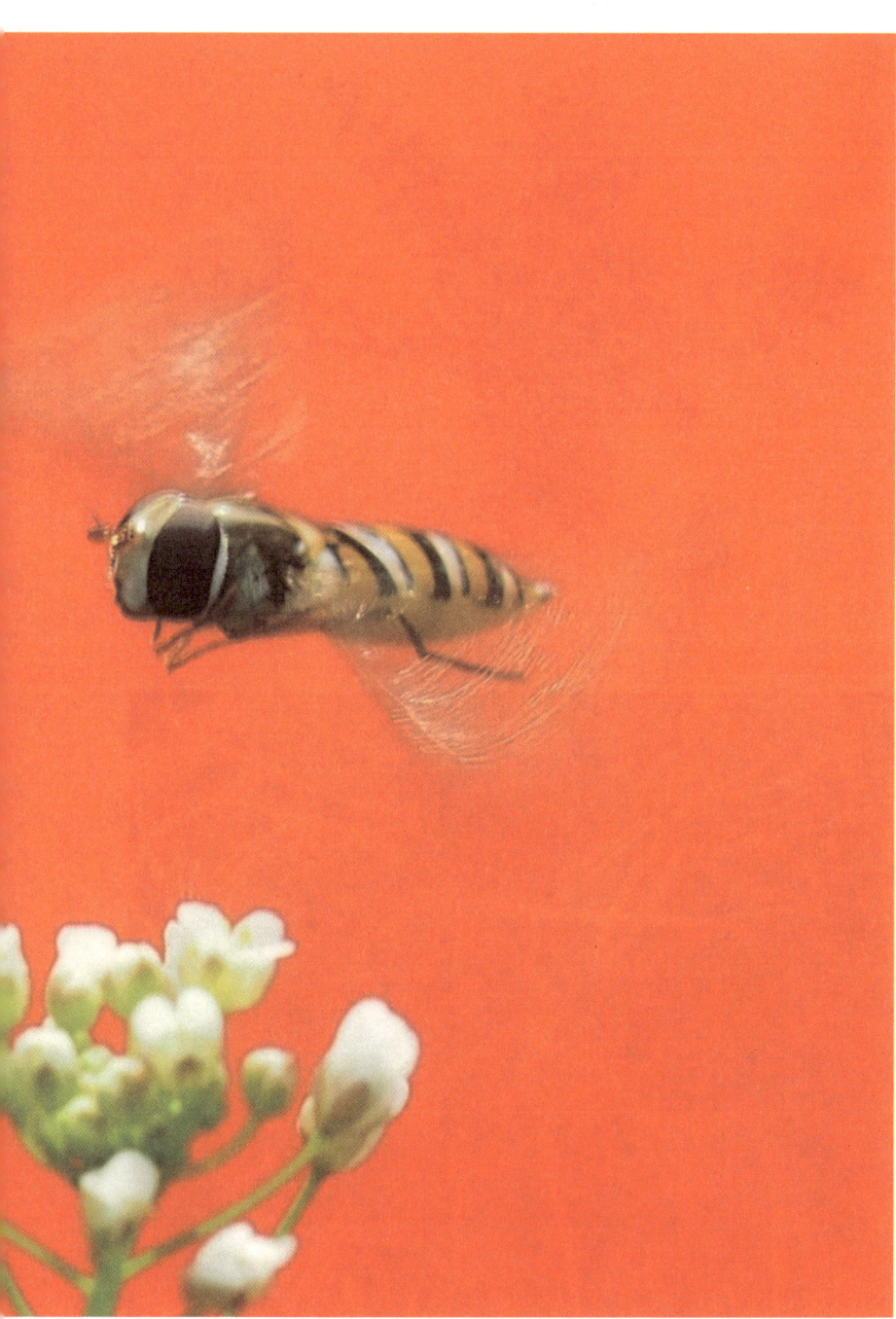

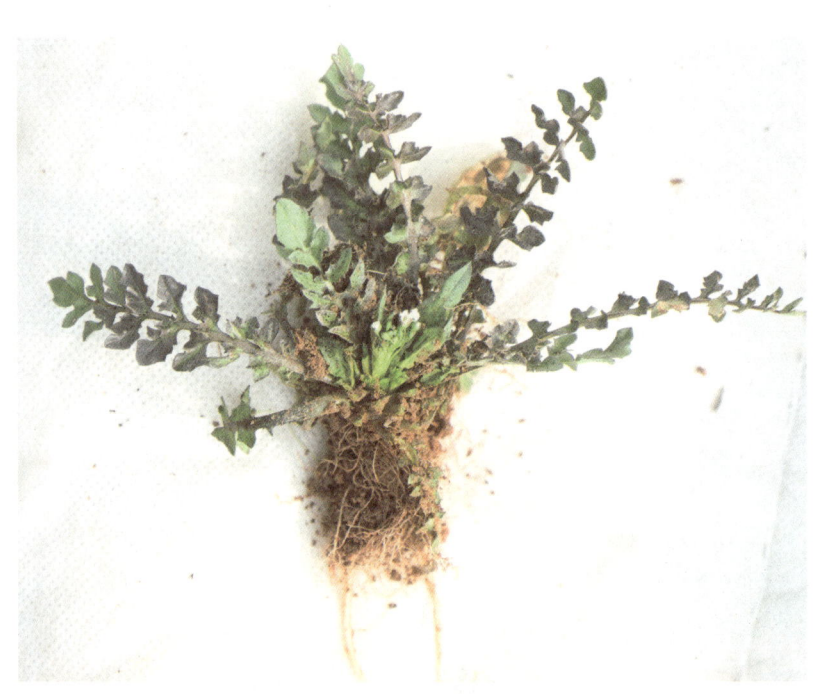
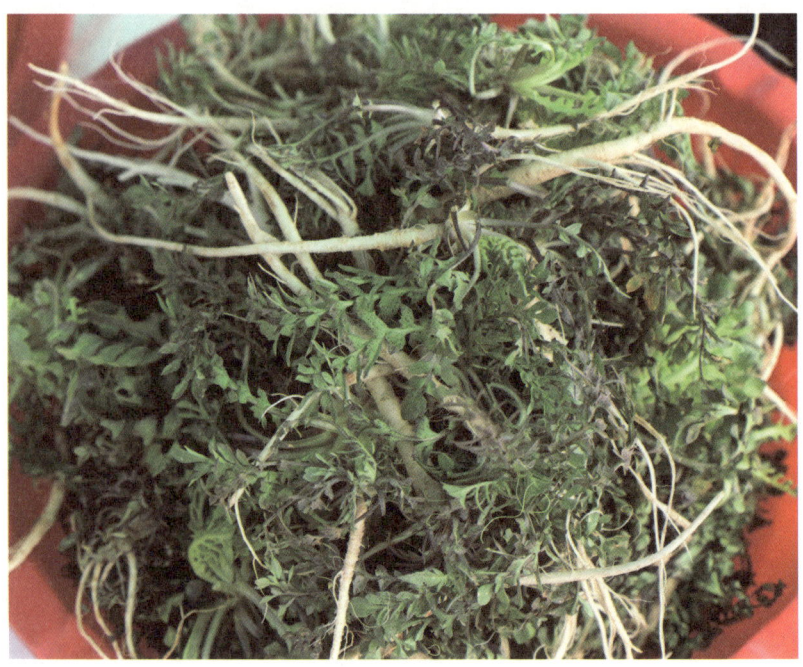

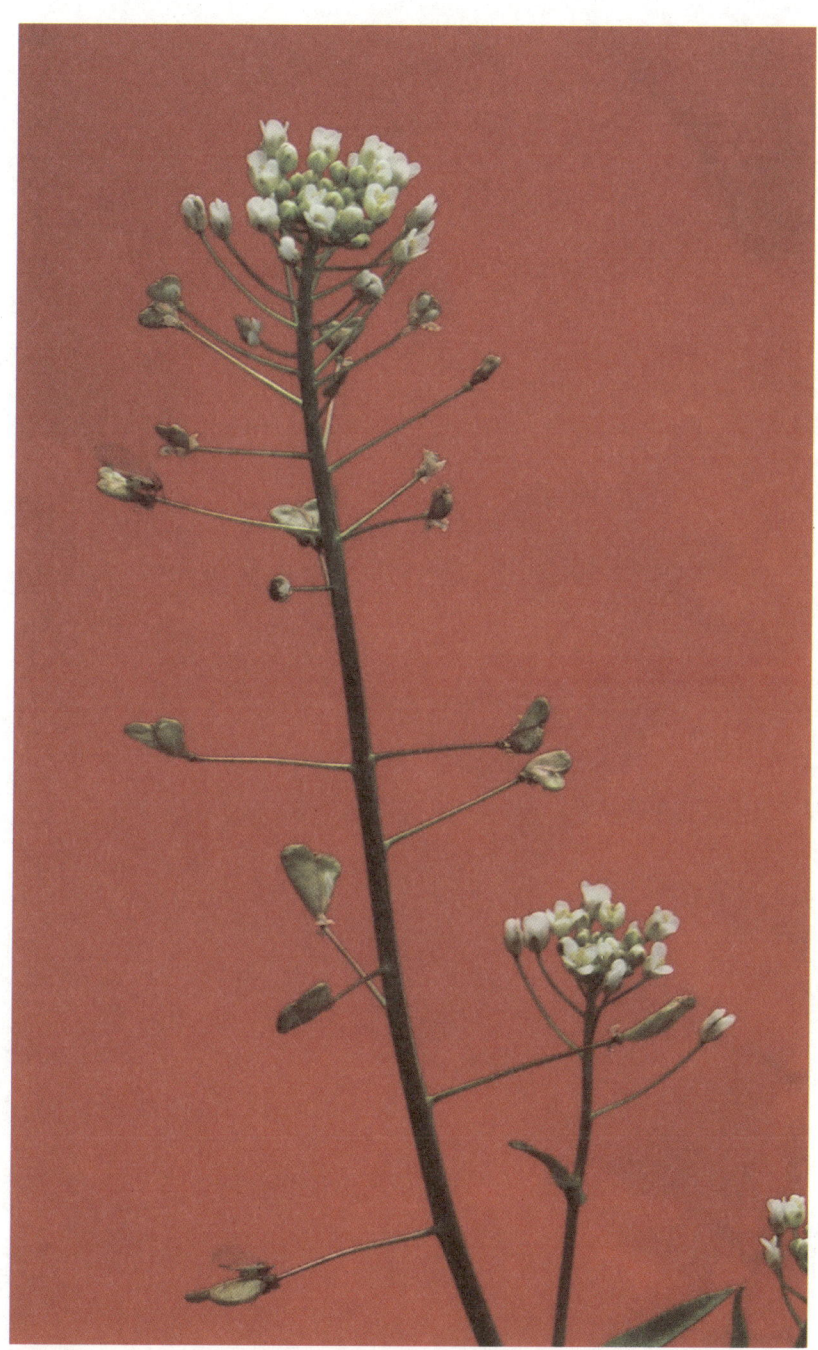

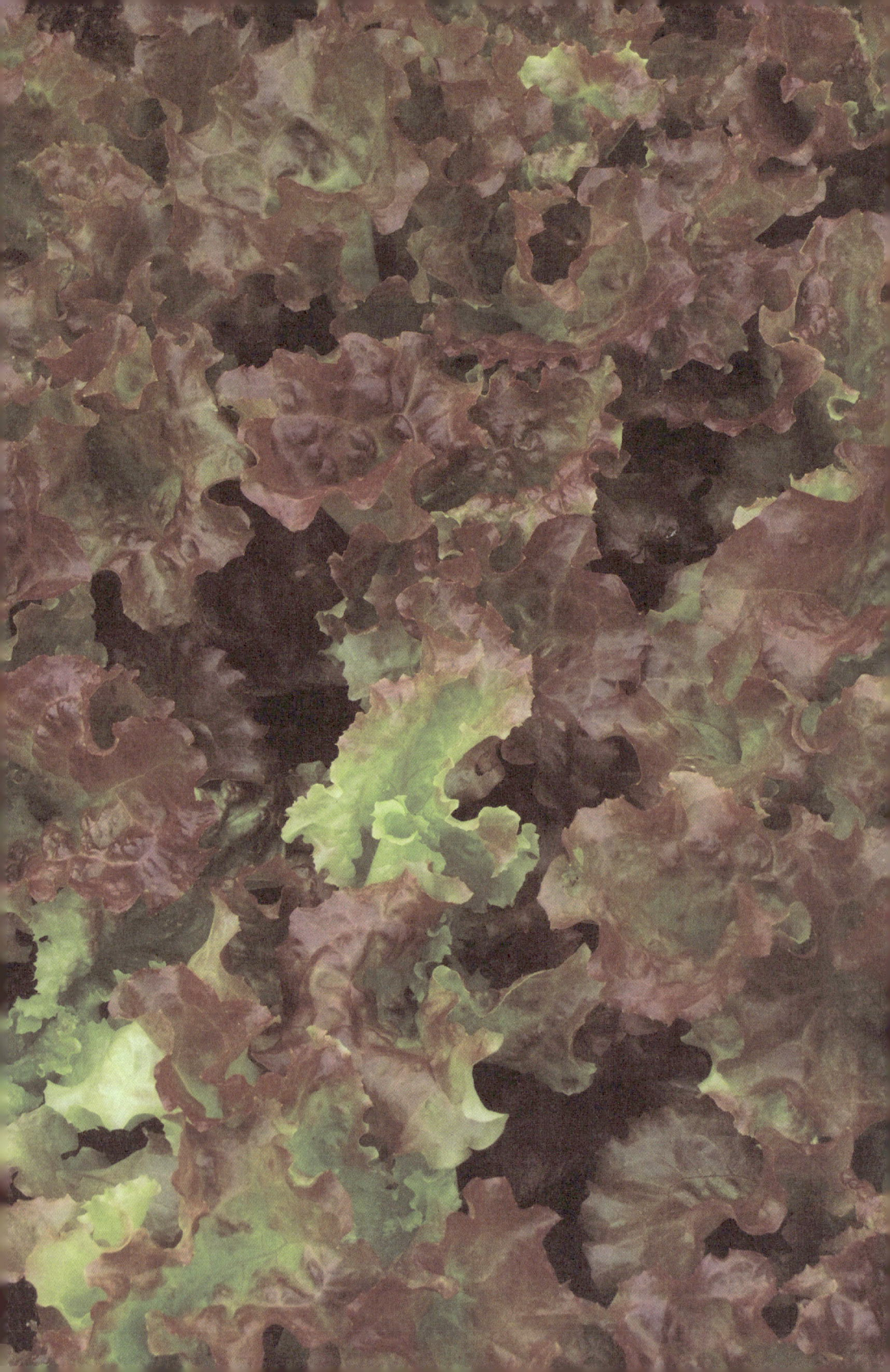

6. 상추와 깻잎

오늘 점심 밥상은 풍성했다. 내용을 살펴보니 그리 풍성한 것은 아니었다. 평소 굵은 멸치가 들어간 된장찌개, 짠지에 보리 반 멥쌀 반으로 지은 밥이 전부인데 오늘은 상추와 깻잎, 고추장, 된장이 올라와 풍성해 보인 것이다.

할머니는 매운 고추에 고추장을 찍어 맛있게 드시고, 어머니는 상추에 된장을 얹어 맛있게 드신다. 아버지는 상추에 깻잎을 얹고 그 위에 왕고들빼기 잎까지 얹어 크게 쌈을 싸 드신다. 나는 상추와 깻잎에 된장을 얹어 먹었다. 근데 보리쌀을 많이 넣고 한 밥이라 밥알이 입안에서 왔다 갔다 하여 잘 씹히지 않았다. 대충 씹고 삼켰다. 보리쌀 반 멥쌀 반이 아니라 보리쌀이 3분지 2는 되는 것 같았다. 그래도 맛있게 많이 먹었다.

아버지는

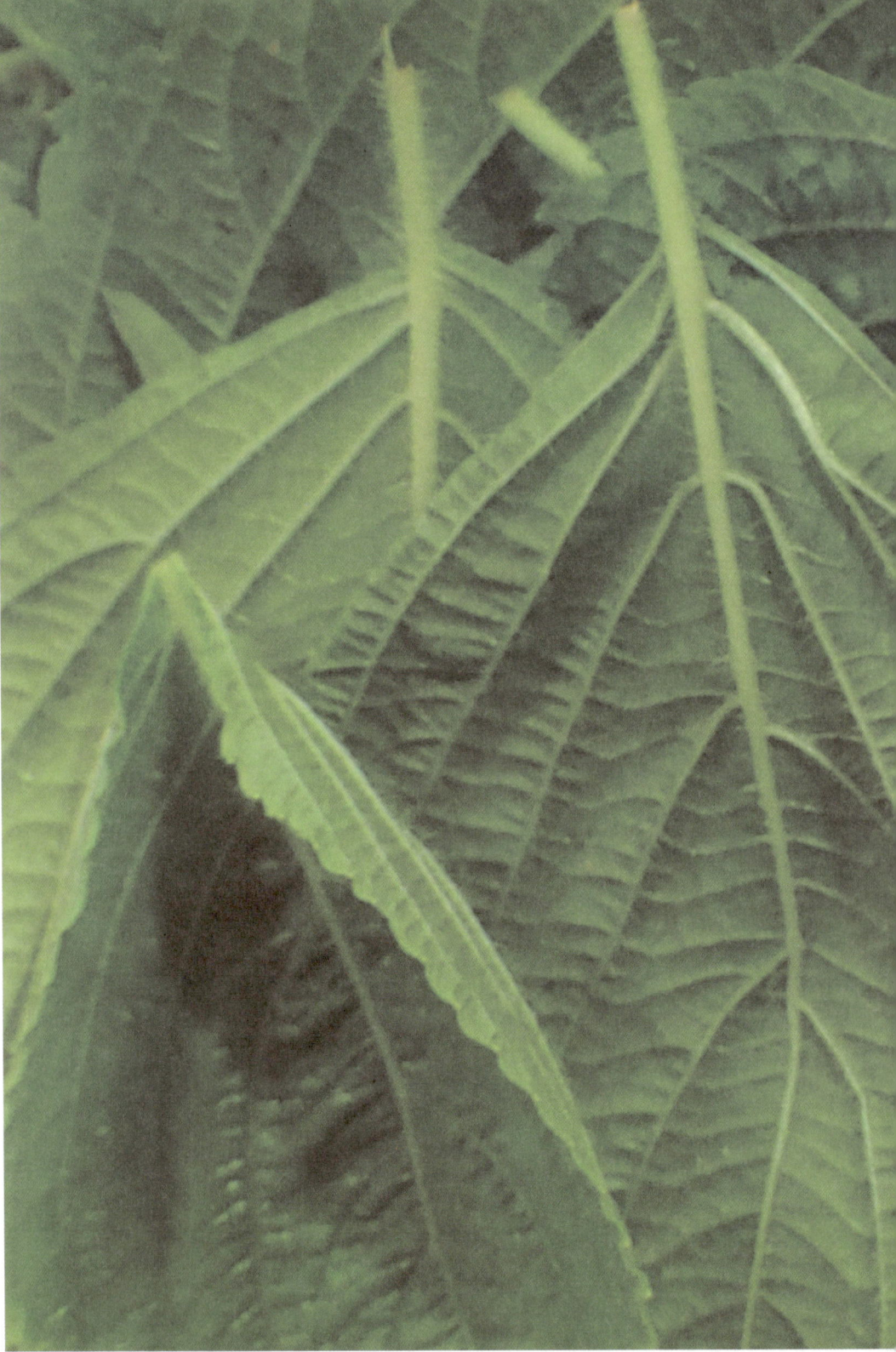

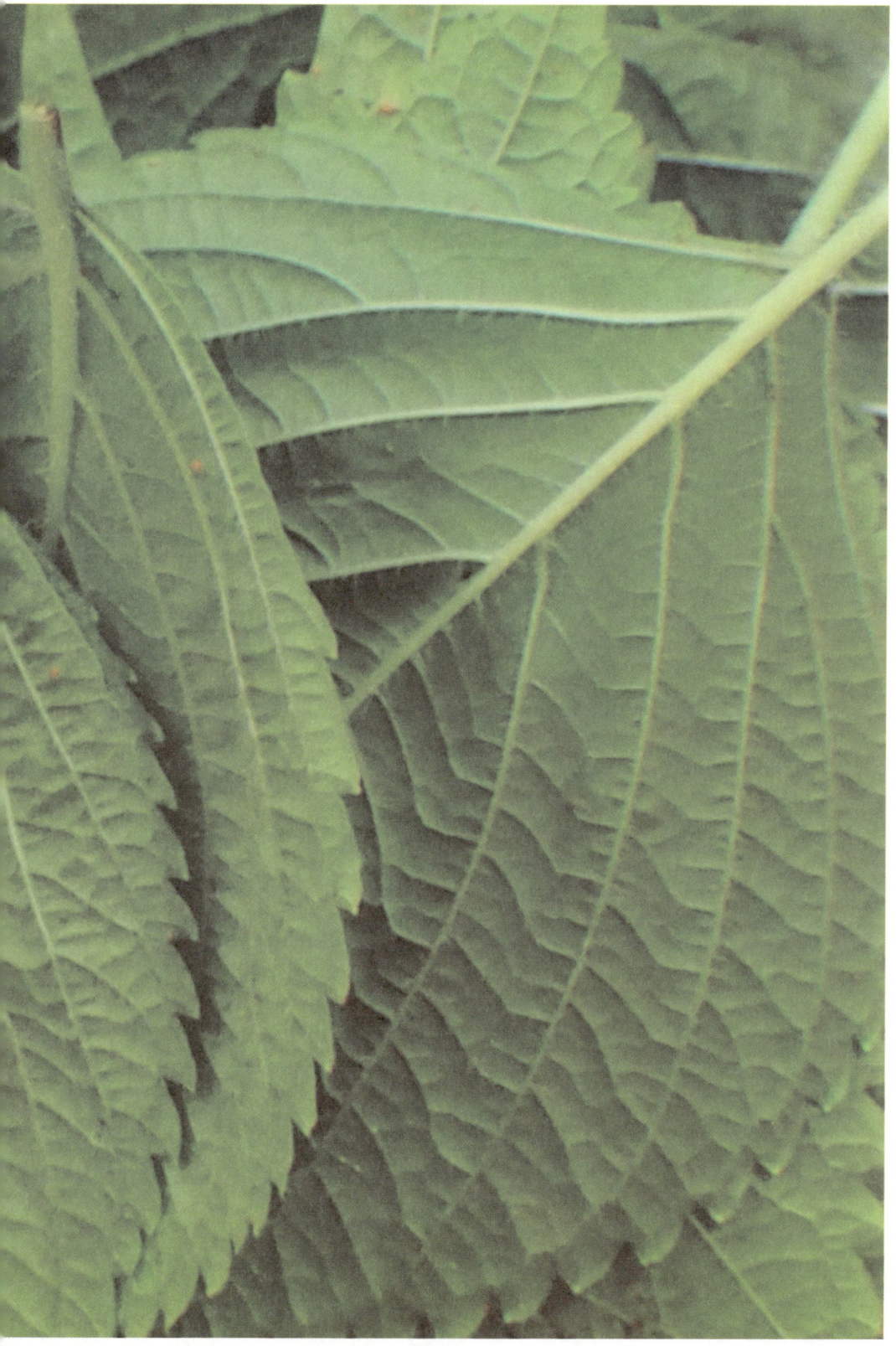

"상추 많이 먹으면 졸리다. 적당히 먹어라."

하신다. '정말 졸릴까?'

"아버지! 왜 상추를 많이 먹으면 졸려요?"

"나도 잘 모르는데 아마 상추의 하얀 진액이 졸리게 하는 것 같다."

깻잎은 하얀 진액이 안 나오는데 상추에는 하얀 진액이 나온다. 다르다. 상추에는 락투카리움(lactucarium)이라는 성분이 있어 '천연수면제' 역할을 한다. 깻잎은 향이 좋고 상추는 그렇지 못하다. 그러나 둘 다 쌈 싸 먹기 좋고 맛있다.

국화과 '상추'는 높이 40~100cm로 자라는 두해살이풀이다. 유럽 원산으로 밭에서 재배하며 밭 근처에서 자연적으로 자라기도 한다. 잎은 어긋나고 타원형이며 우글쭈글하고 밑 부분이 줄기를 감싼다. 6~7월에 가지의 송이차례에 모여 달리는 노란색 꽃송이는 지름 1cm 정도이다. 총포는 원통형이고 총포조각은 기와처럼 겹쳐진다.

상추의 줄기와 잎을 '와거(萵苣)', 혹은 '부루쌈'이라 하고 식용·약용한다. 성미(性味)는 고(苦), 감(甘), 량(凉)이고 귀경(歸經)은 위(胃), 소장경(小腸經)이다. 효능(效能)은 이뇨(利尿), 통유(通乳), 청열해독(淸熱解毒), 지갈(止渴)이며 주치증(主治症)은 소변불리(小便不利), 뇨혈(尿血), 유즙불통(乳汁不通), 충사교상(蟲蛇咬傷), 갈증(渴症) 등이다.

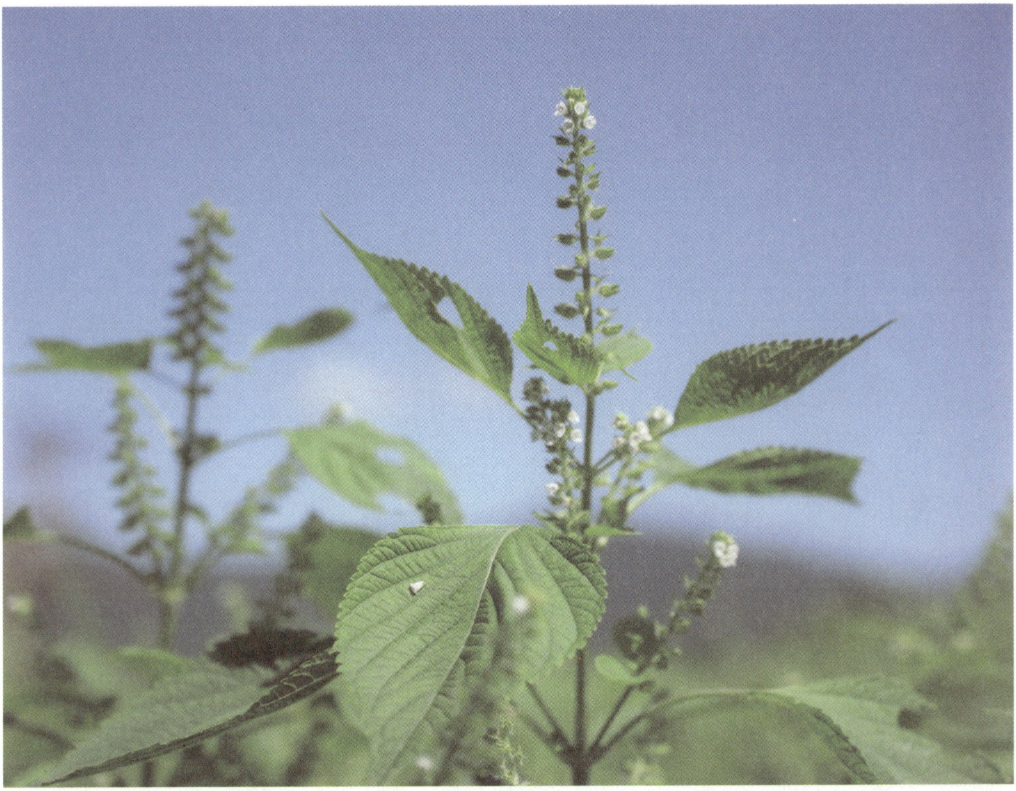

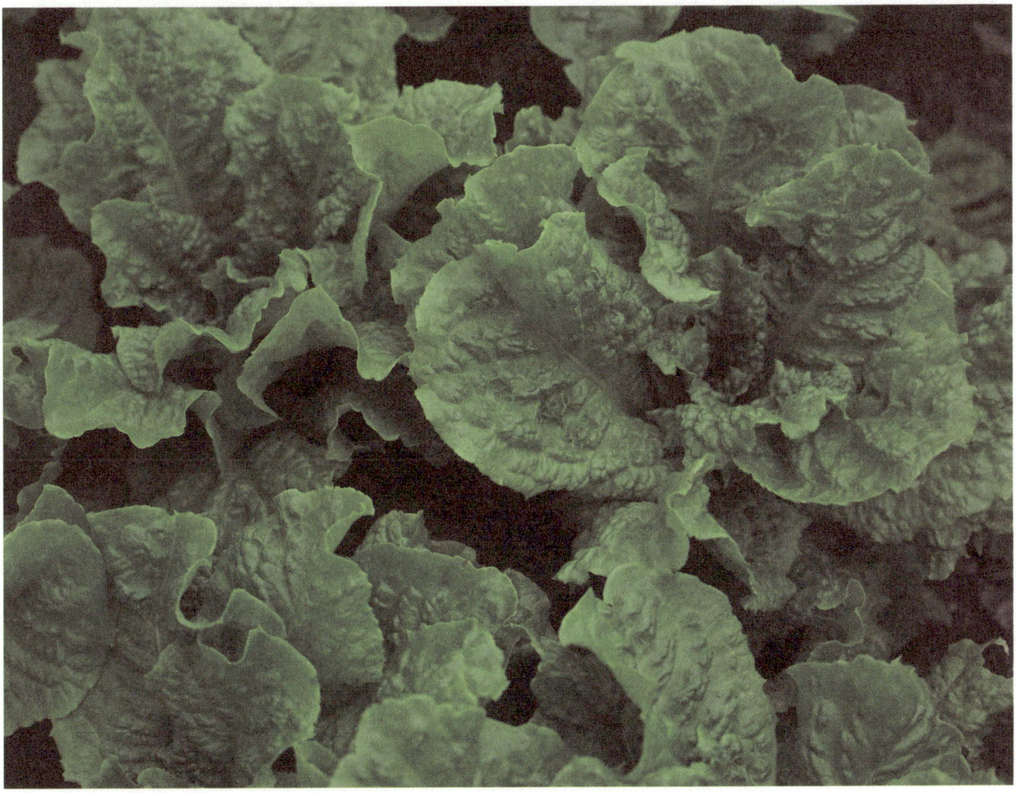

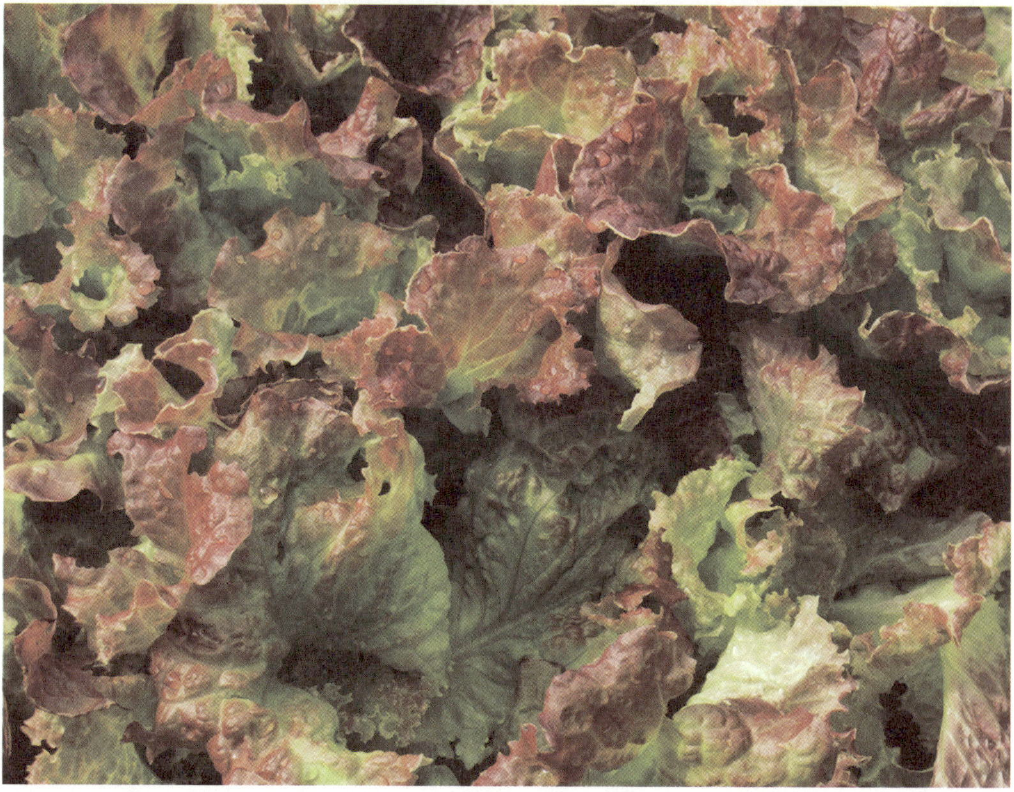

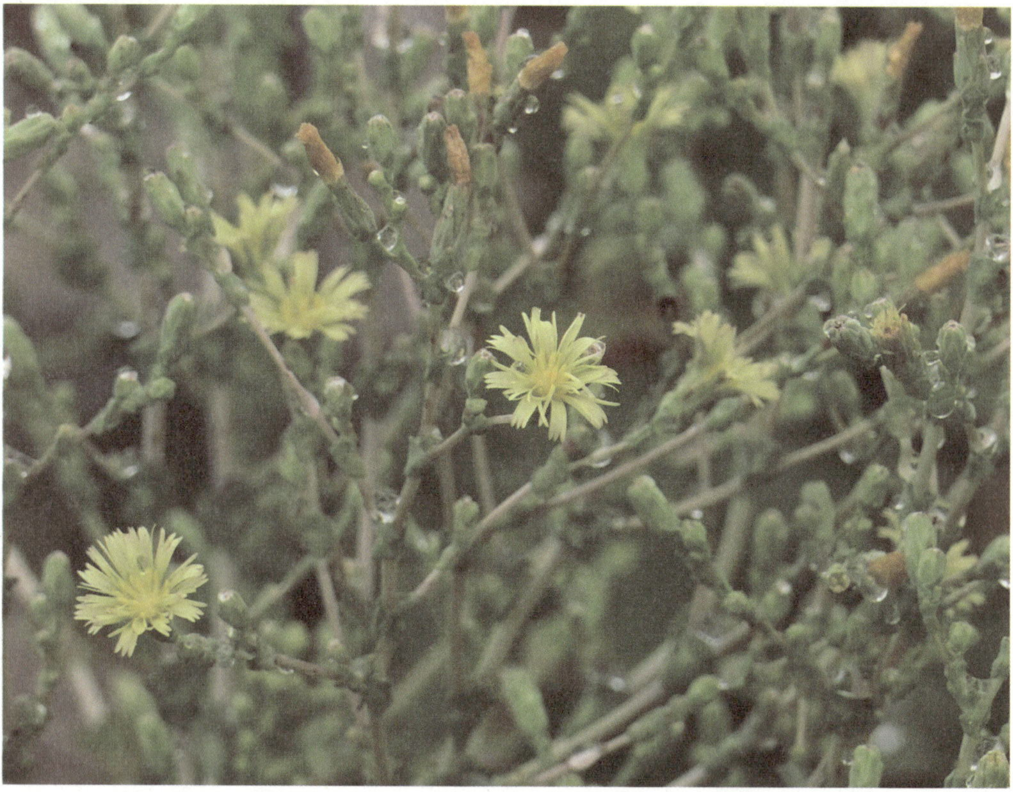

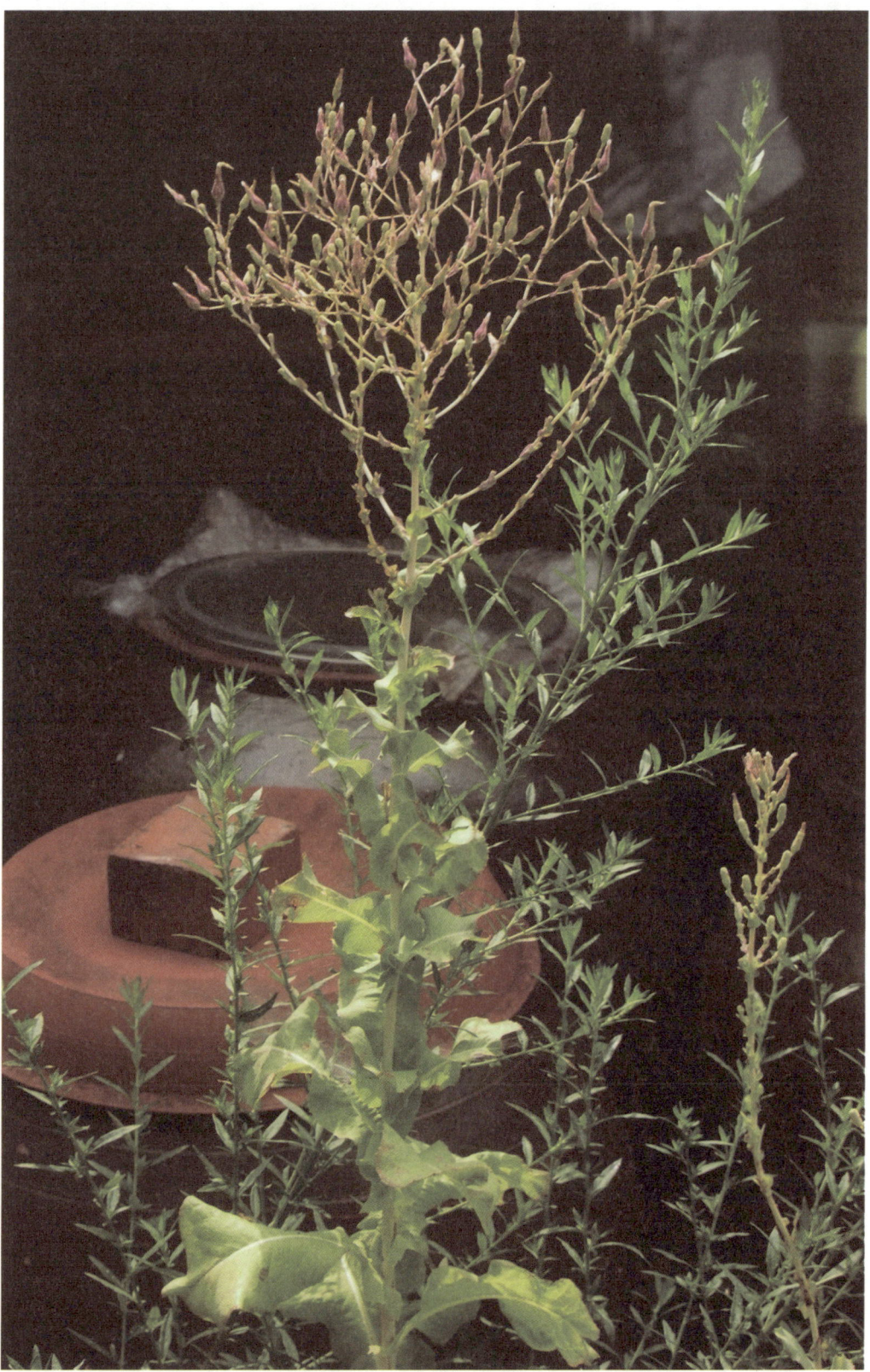

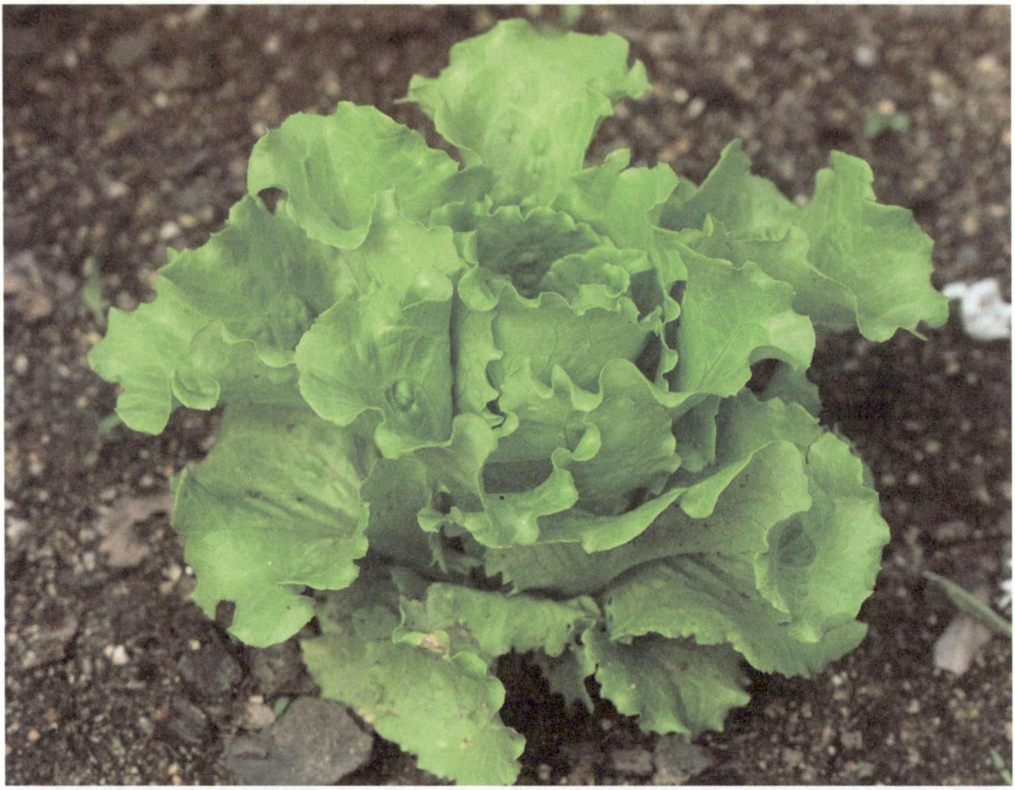

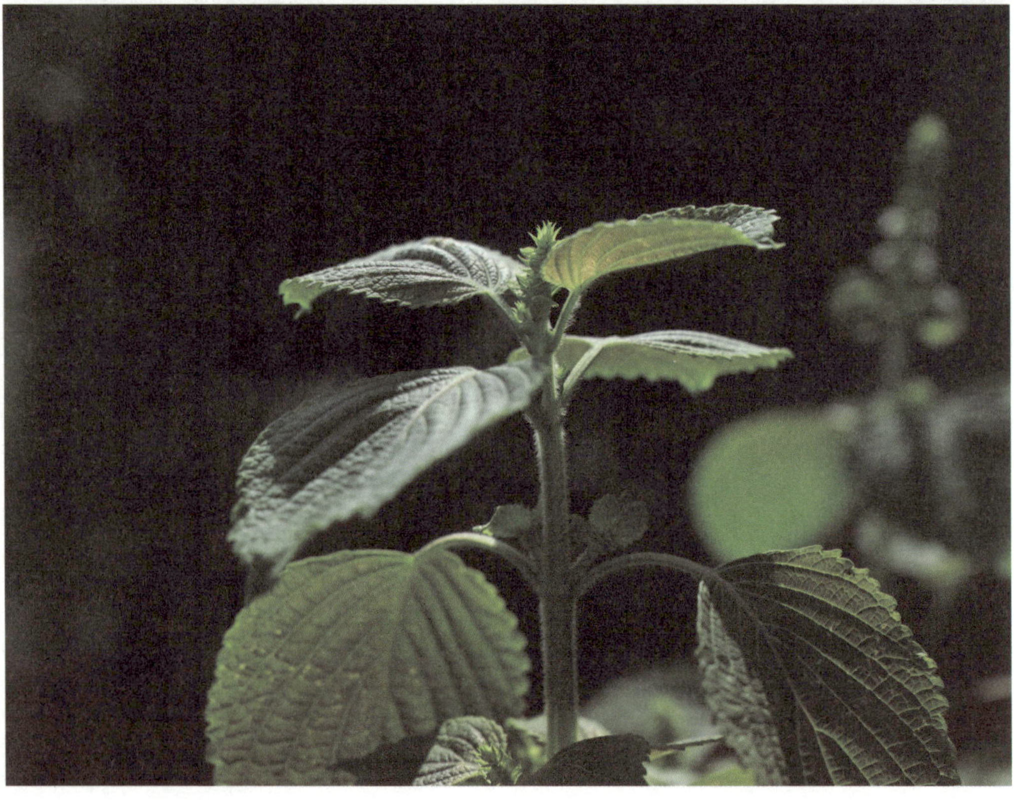

또한 상추의 과실(果實)을 '와거자(萵苣子)' 혹은 '부루씨'라 하며 약용한다. 성미(性味)는 미고(微苦), 신(辛), 온(溫)이다. 효능(效能)은 통유(通乳), 이뇨(利尿), 활혈행어(活血行瘀)이며 주치증(主治症)은 유즙불통(乳汁不通), 소변불리(小便不利), 질타손상(跌打損傷), 어종동통(瘀腫疼痛), 음낭종통(陰囊腫痛) 등이다.

상추는 소변불리(小便不利), 뇨혈(尿血), 유즙불통(乳汁不通) 등을 치료하고, 이오장(利五臟), 경맥소통(經脈疏通)의 효능이 있으며 또한 근골(筋骨)을 보(補)한다. 죽을 쑤거나 달여서 복용한다. 외용(外用)으로는 짓찧어 으깨서 바른다.

상추의 종류는 다양하다. 적상추, 가시상추, 적로메인 상추, 적아삭이 상추, 적오크 상추, 적치마 상추, 청로메인 상추, 청아삭이 상추, 청치마 상추, 청상추 등등 많은 품종이 있다.

들깨에 관한 전반적인 내용은 졸저『인곡본초』제1권 '욕봤어'의 '깨가 쏟아진다.' 챕터를 참고 바란다. 꿀풀과 한해살이풀인 들깨의 종자와 잎을 '임자(荏子)'라 한다. 성미(性味)는 감(甘), 고(苦), 온(溫)이고 효능(效能)은 하기(下氣), 온중(溫中), 보수(補水)이기에 하기(下氣)작용으로 폐 기능을 활성화시켜 해수(咳嗽)에 쓴다. 그리고 수분을 보충하는 작용이 있어 갈증(渴症)에도 효험이 있다. 즉 해수(咳嗽), 담천(痰喘), 기체변비(氣滯便祕)를 치료한다.

옛날 시골에서 여름이면 상추나 깻잎을 된장과 같이 즐겨 쌈 싸 먹었고, 현대에는 상추나 깻잎을 고기와 쌈장과 함께 먹는 것을 즐긴다. 상추와 깻잎은 소화가 잘되는 효능을 가지고 있다. 옛날보다 현대 사람들은 고기와 조미료가 들어가 있는 쌈장을 이용하여 쌈 싸 먹는다. 옛날보다 장(腸)이 불편할 것이다. 그래도 상추와 깻잎을 즐겨 먹어야 한다. 참고로 폐 기능이 저하되게 태어난 사람은 상추와 쌀밥이 유리하고, 폐 기능이 항진되게 태어난 사람은 깻잎에 꽁보리밥이 유익하다.

　장만호 시인은 상추는 '포근함'이 있고 깻잎은 '여운'이 있다고 한다. 정말 그런 것 같다. 장만호 시인의 '상추와 깻잎'이란 시를 감상해 보자.

상추와 깻잎
입 크게 벌려 한 입에
넣기엔
너무 큰 마음이랄까

상추 한 장
햇살 아래 넓게
펼쳐진 품
쓴맛도, 짠맛도
고기 한 점과 함께
감싸
조용히 입 속으로
들어간다

깻잎 한 장
향으로 말을 걸고
잎맥으로 부드럽게
감싼다

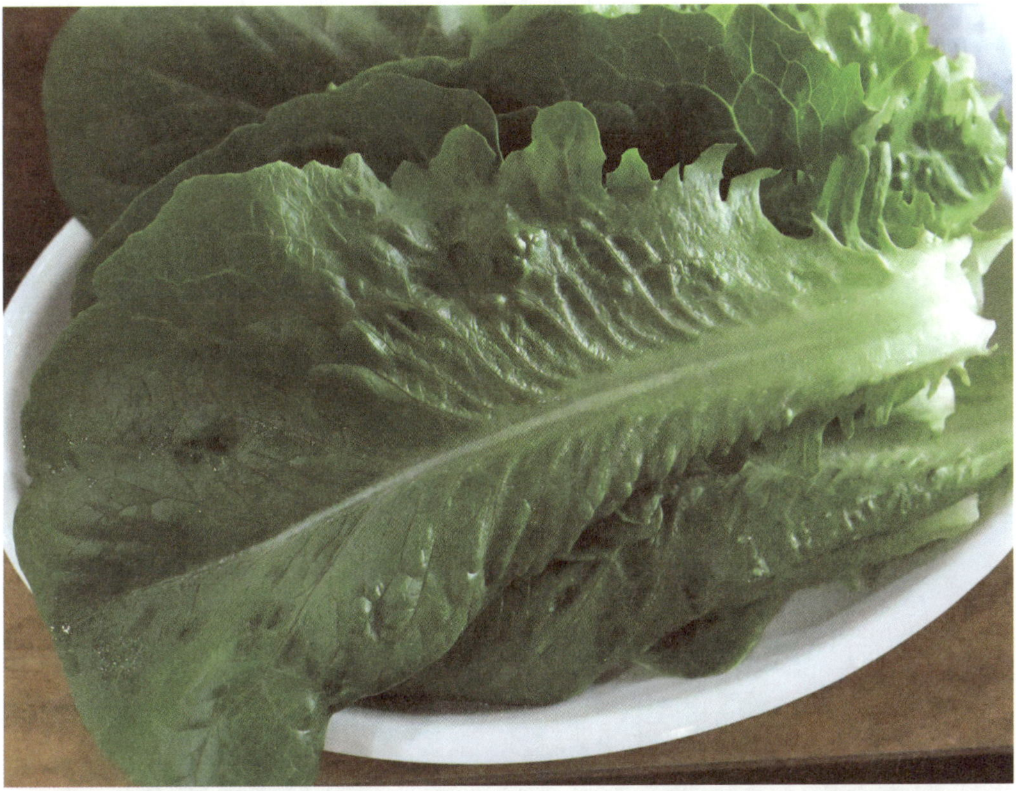

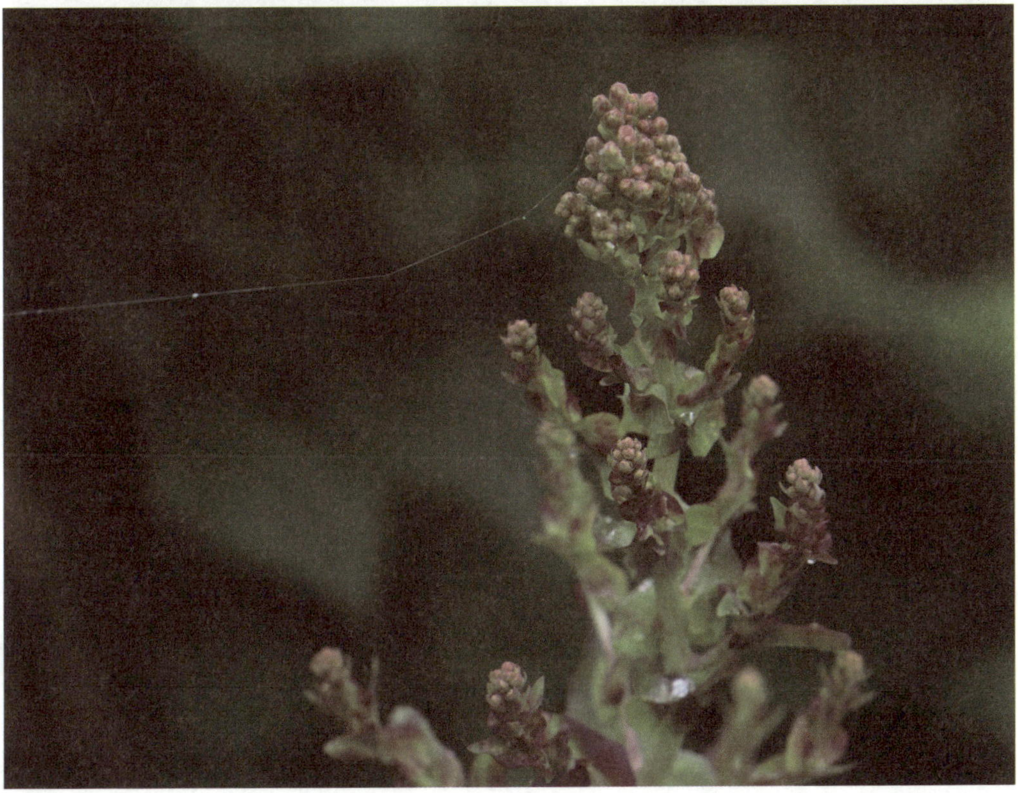

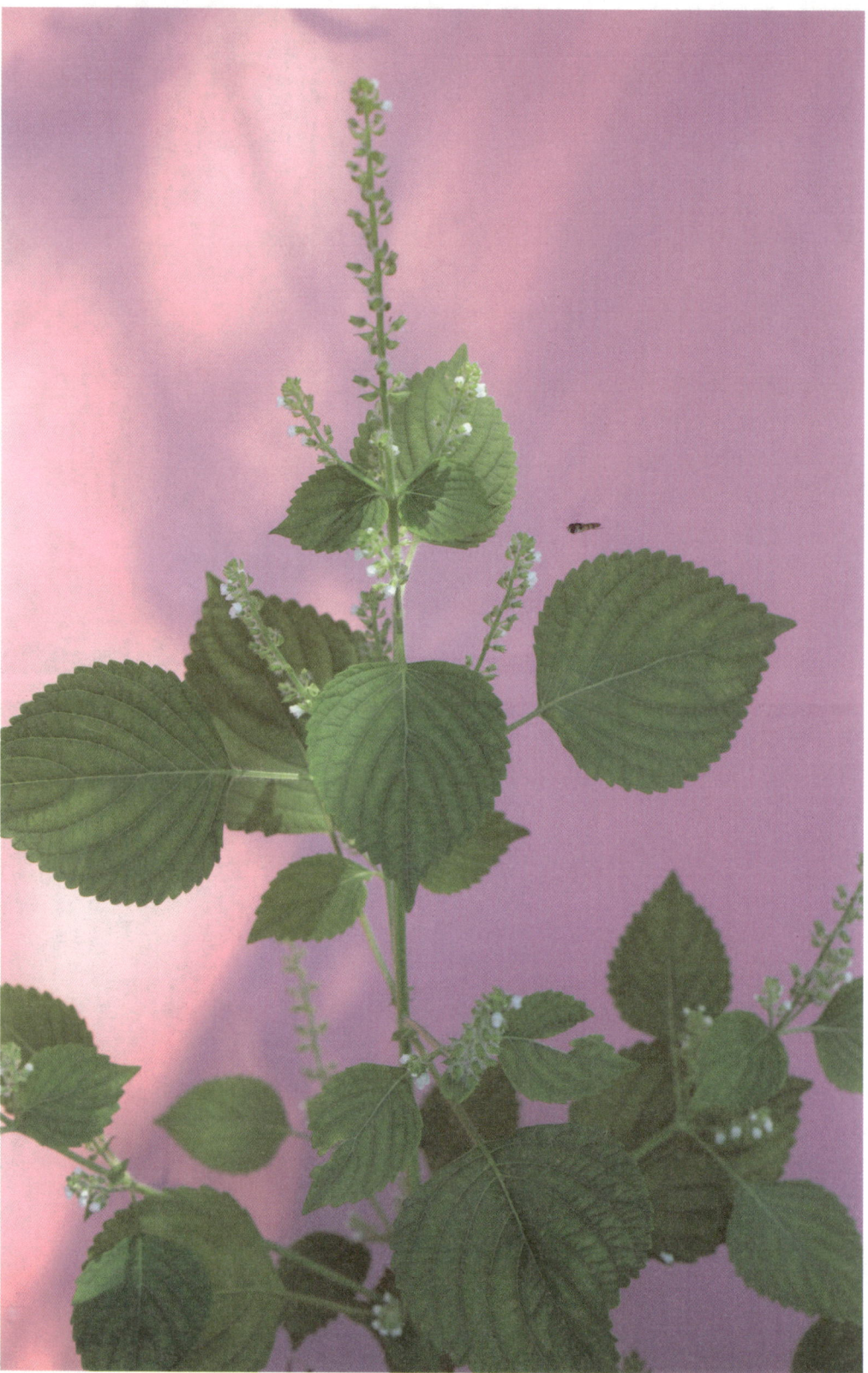

사람으로 치자면
조금 더 깊고, 오래
남는 친구 같은

둘은 늘 함께 있다
소리 없이 곁을
지키며
입안에서 한 번,
마음속에서 한 번
사람을 따뜻하게
데운다

상추는 포근함이고
깻잎은 여운이다

우리네 인생도
눈물 한 점, 웃음 두 점
결국 그렇게
곱게 싸서 삼키는 것

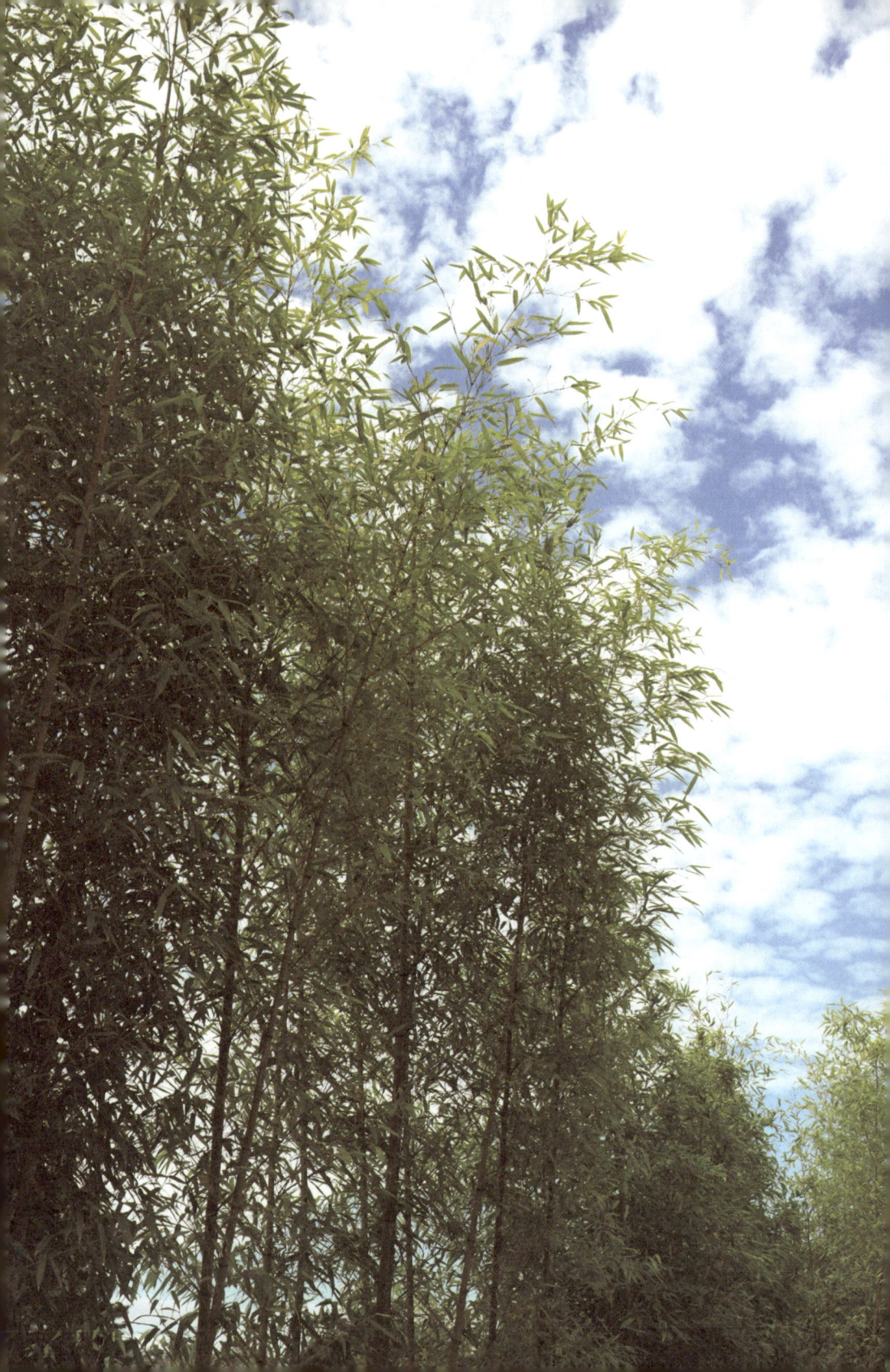

7. 대나무

우리나라 남쪽 통영시 한산면에는 죽도(竹島)가 있다. 우리나라 부속 도서로 죽도라는 이름을 가진 섬은 많다. 그중 한산도 바로 옆에 있는 조그마한 섬인 죽도가 있는데 그 죽도를 볼 때마다 임진왜란 때를 상상하게 된다. 상죽도(上竹島)와 하죽도(下竹島)가 있는데 상죽도에는 사람이 살지 않는다. 상죽도에 물이 들어오면 두 개의 섬으로 보인다. 이 상죽도에 섬조릿대가 무성하다. 한산도는 임진왜란 때 이순신 장군이 주둔한 군사요충지다.

섬이지만 넓은 논을 지니고 있어 식량 조달이 안정되었을 것이다. 그 옆에 죽도가 있어 화살을 만들기 용이했을 것이다. 한산도 주민은 여기서 나는 대나무를 '신우대'라고 한다. 경기도 지방에서는 '식대'라고 하는데, 정확히 말하면 '섬조릿대'이다. 이 신우대는 높이 1~2m로 자라는 섬조릿대를 말한다. 임진왜란 때 이 조릿대로 화살을 만들었을 것이다. 나무 같으면서 풀인 대나무에 대해 알아보자. 대나무는 다년생(多年生)

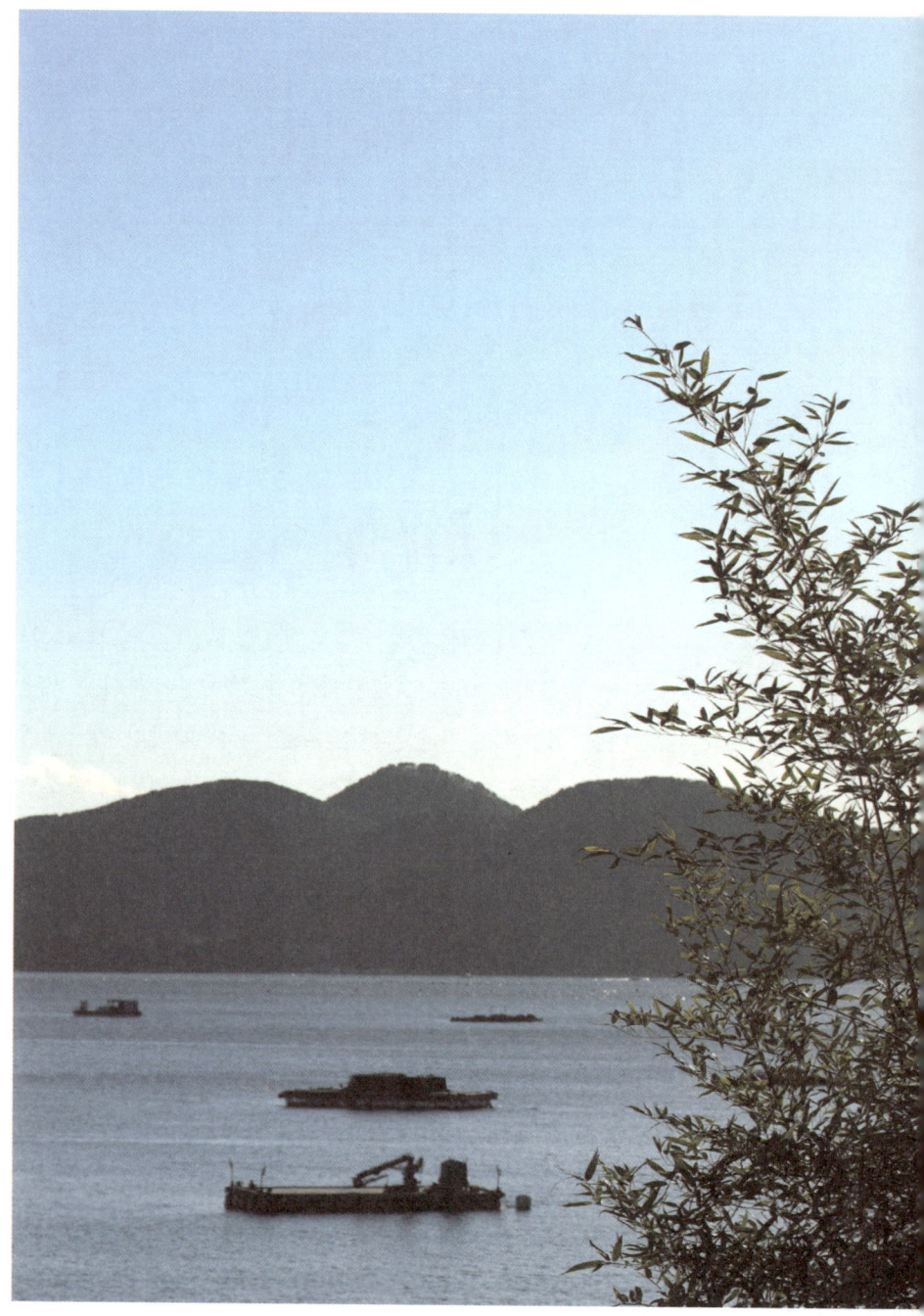

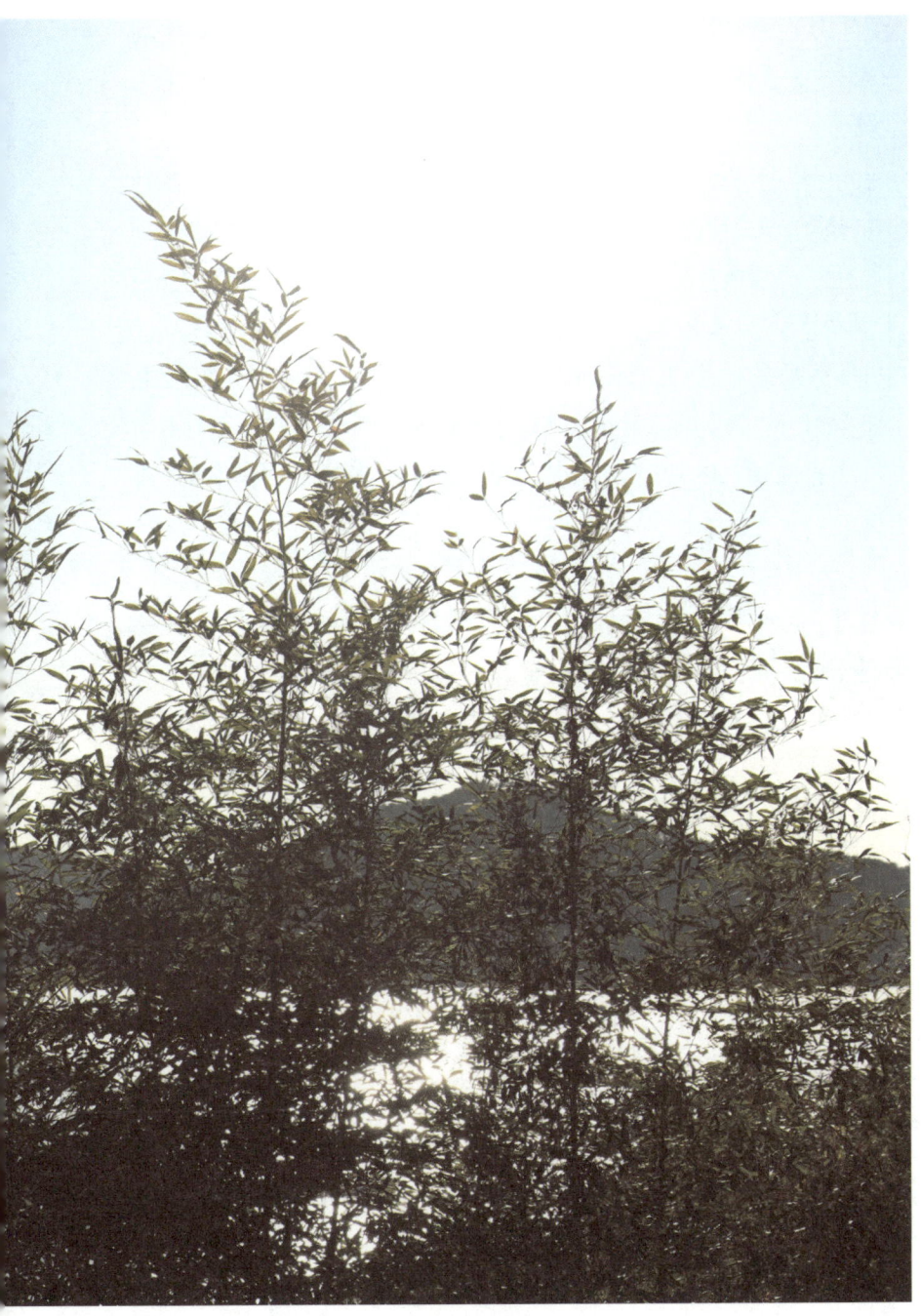

상록(常綠) 초본(草本)이다. 목본(木本)이 아니다. 전 세계에 분포하는 대나무류는 1,000여 종이며, 계절풍이 부는 아시아 지방에서 많이 자란다.

우리나라에 자생하는 대나무 종류는 다음과 같다. 벼과 왕대속(屬)에 왕대(참죽), 죽순대, 오죽, 분죽(솜대), 관음죽이 있고, 해장죽속(屬)에 해장죽, 문수조릿대가 있으며, 조릿대속(屬)에 신이대(고려조릿대), 섬조릿대, 제주조릿대, 조릿대, 갓대, 이대, 자주이대 등이 있다. 이 중 약용하는 대나무는 죽순대, 솜대, 오죽, 왕대, 섬조릿대, 제주조릿대, 조릿대, 갓대, 섬대 등이다. 이 중 대표적인 왕대와 조릿대에 대해 알아보자. 왕대류는 줄기가 곧고 굵으며 높이 자라고, 조릿대류는 키가 작으며 숲속에서 자란다.

벼과(科) 왕대속(屬) 왕대는 '참대', '계죽(桂竹)'이라고도 부르며 중국 원산으로 키 20m로 자란다. 줄기는 녹색에서 황록색이며 가지는 2~3개씩 나온다. 잎몸은 피침형으로 가지 끝에 2~5개씩 달리고 길이 10~20cm, 너비 12~20mm이며 털이 없고 잔 톱니가 있으며, 견모는 5~10개이다. 개화기는 6~7월이고 60~100년 만에 한 번 핀다. 땅의 지력(地力)이 다할 때쯤 꽃을 피워 번식한다. 결실기는 가을이다. 건축용, 죽세공용, 조림 식수용으로 쓰고 죽순은 약용·식용한다.

왕대의 근(根) 및 근경(根莖)을 '반죽근(斑竹根)'이라 하며 약용한다. 성미(性味)는 담(淡), 미고(微苦), 한(寒)이다. 효능(效能)은 거풍제습(祛風除濕), 지해평천(止咳平喘)이며 주치증(主治症)은 풍습비통(風濕痺痛), 해수기천(咳嗽氣喘), 혈붕(血崩) 등이다.

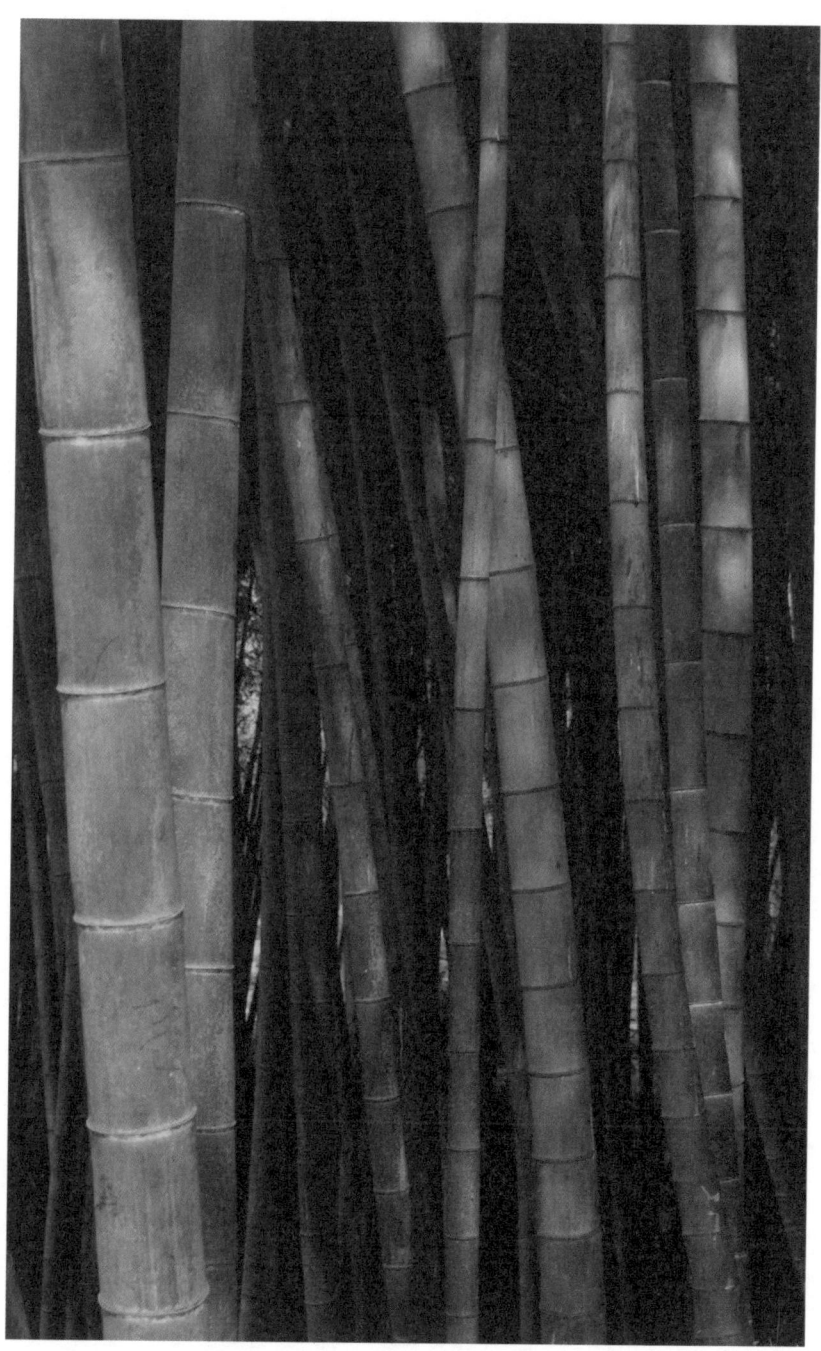

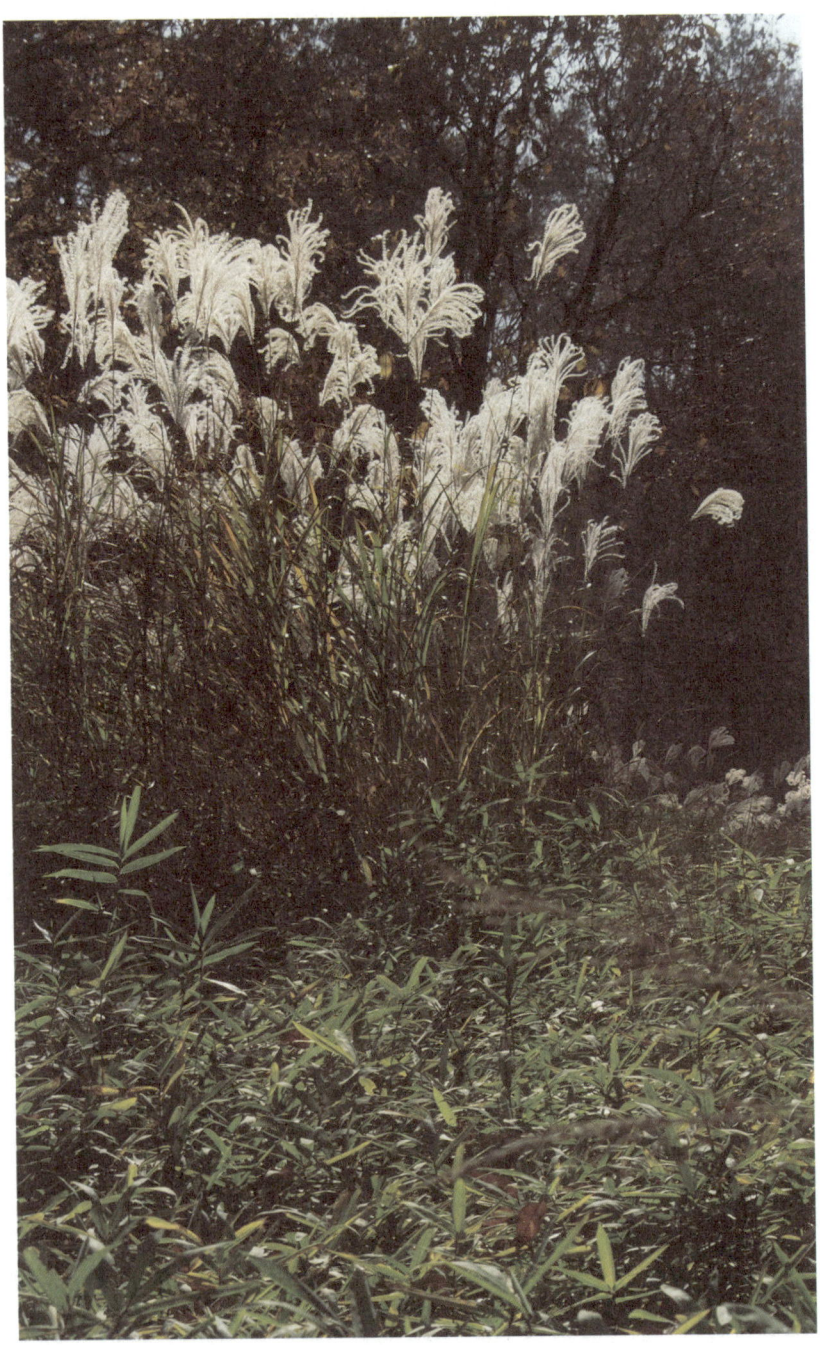

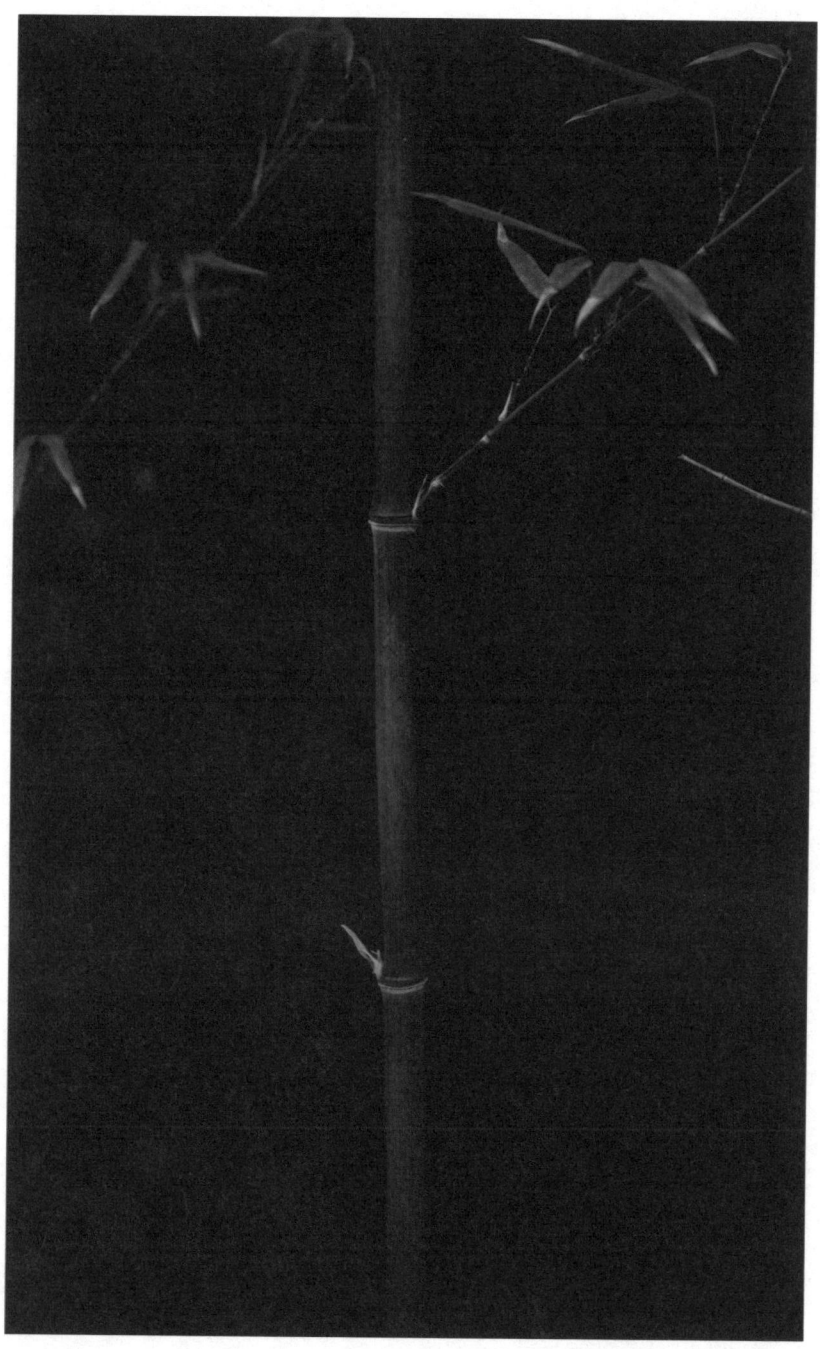

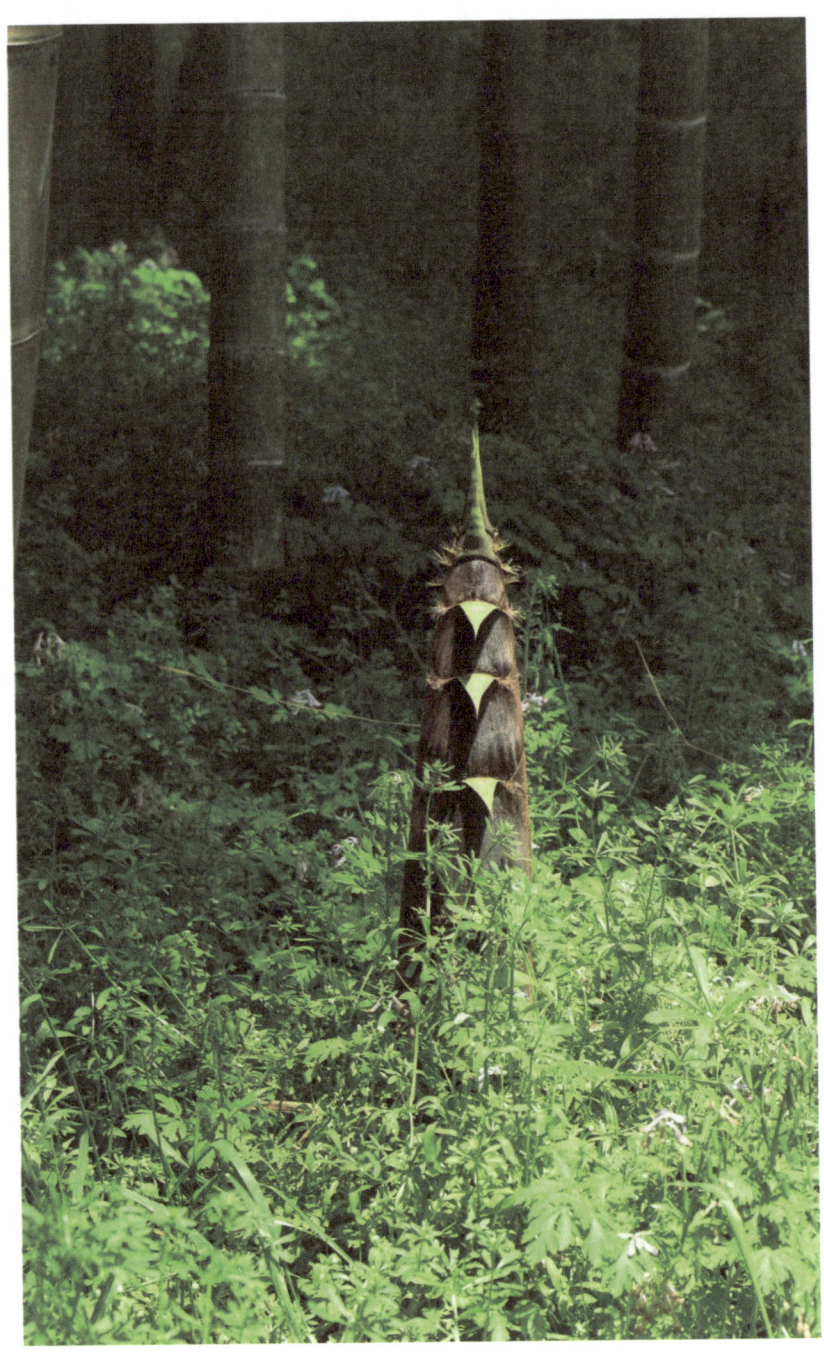

벼과(科) 조릿대속(屬) '조릿대'는 산 중턱 이하의 숲속 개방지에서 자란다. 키는 1~2m이며 줄기와 엽초 등에 털이 없다. 잎은 긴 타원상 피침형이고 길이 10~30cm이며 너비 15~20mm이다. 표면은 진한 녹색이고 가장자리에 가시 같은 톱니가 있다. 개화기는 5~7월이고 결실기는 5~8월이다. 조리, 대바구니 등의 죽세공용 재료로 쓰고 잎은 약용한다. 잎에는 일본납작진딧물이 기생한다. 이 진딧물에 바둑돌부전나비가 알을 낳아 부화하고 애벌레는 일본납작진딧물을 먹고 자란다.

분죽(솜대), 제주조릿대, 조릿대, 섬조릿대, 이대, 신이대 등의 잎을 '죽엽(竹葉)'이라 하고 약용한다. 또한 위 대나무의 진액(津液)을 '죽력(竹瀝)'이라 하며, 껍질을 벗긴 후의 섬유질을 '죽여(竹茹)'라 한다. 어린 순을 '죽순(竹筍)'이라 하며 식용한다. 죽순 채취 시기는 왕대류는 5월 중순~6월 중순이고, 솜대류는 4월 하순~5월 하순이다.

죽엽의 성미(性味)는 감(甘), 담(淡), 한(寒)이고 죽력(竹瀝)은 감(甘), 고(苦), 한(寒)이며 죽여(竹茹)는 감(甘), 미한(微寒)이다. 죽엽의 효능(效能)은 청열제번(淸熱除煩), 생진(生津), 이뇨(利尿)이며 죽력(竹瀝)은 청열활담(淸熱豁痰)이고 죽여(竹茹)는 청열화담(淸熱化痰), 제번지통(除煩止痛)이다. 죽엽(竹葉)의 주치증(主治症)은 심번(心煩), 갈증(渴症), 소변불리(小便不利), 소변적삽(小便赤澁)이며 죽력(竹瀝)은 중풍으로 가래가 기도를 막고 정신이 혼몽할 때 이용한다. 그리고 소아경풍(小兒驚風), 혈당·혈압을 낮춘다. 죽여(竹茹)는 가래가 황색이고 끈끈한 것을 치료하고 구토, 딸꾹질, 급성이질, 안면 신경염, 야제(夜啼), 구강염, 임신구토에도 쓴다.

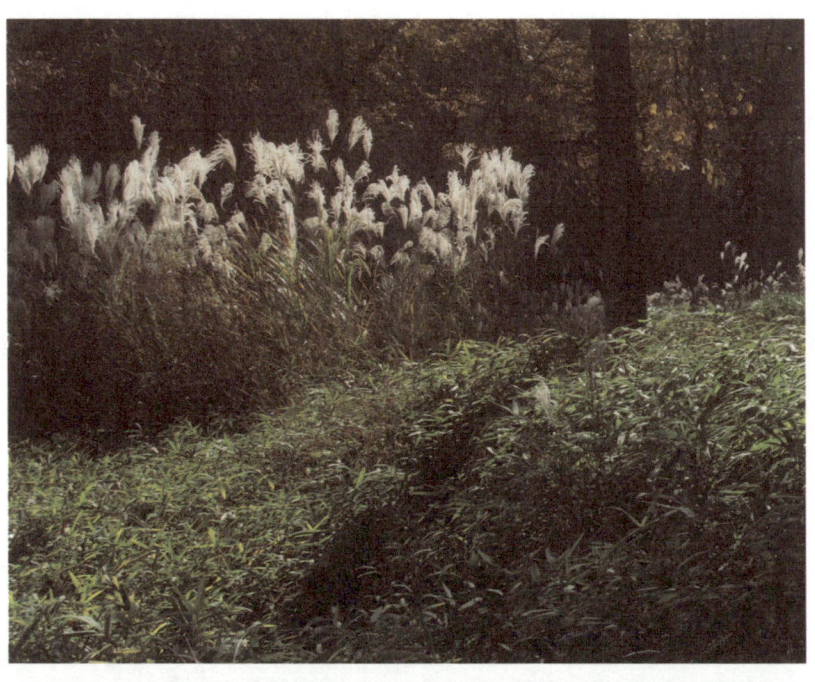
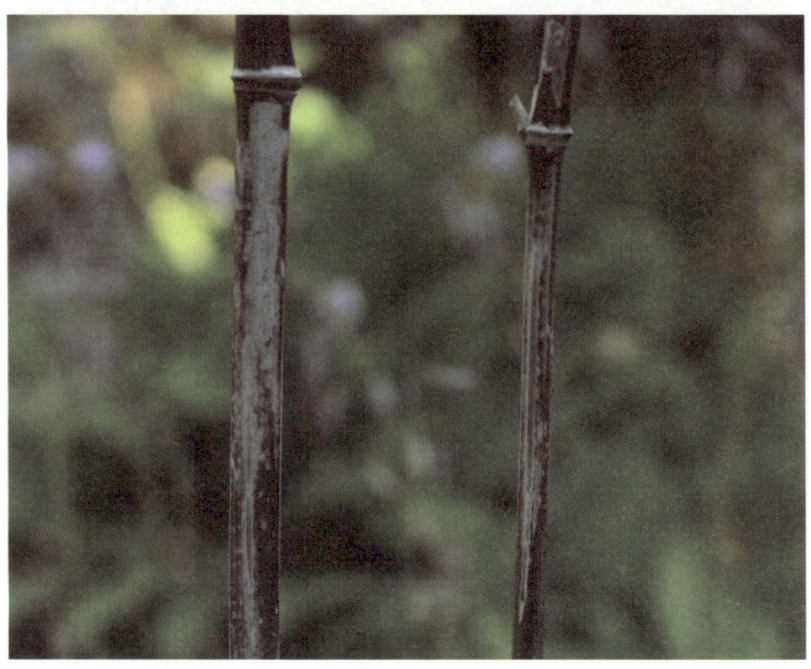

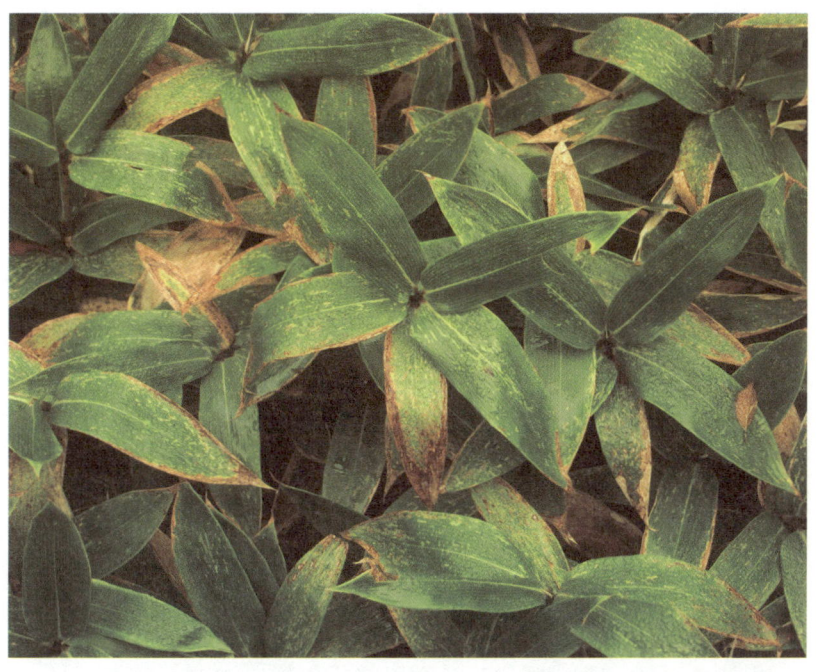

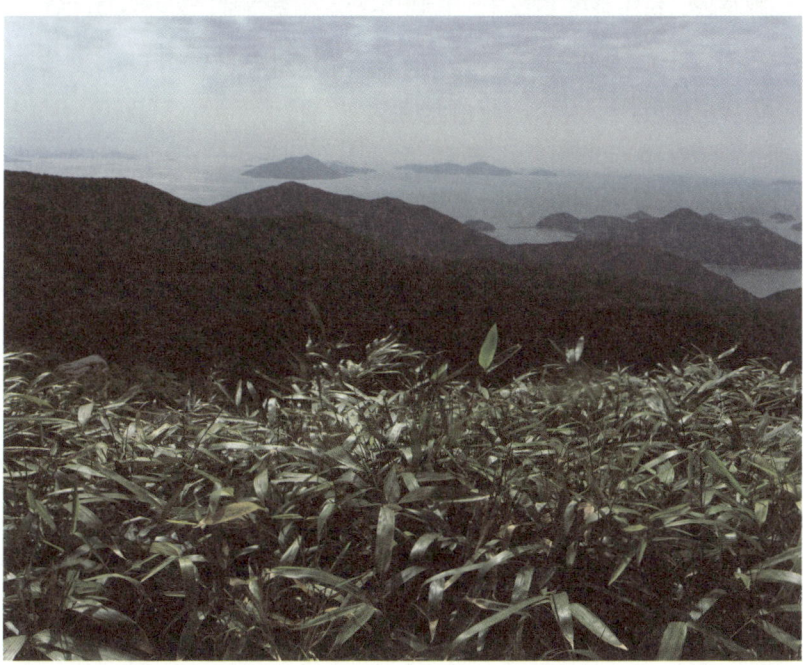

정리하면 죽엽(竹葉)은 신(辛), 감(甘), 한(寒)의 성미(性味)로 청심제번(淸心除煩)하는 동시에 상초(上焦)의 풍열사(風熱邪)를 산(散)하므로 온열병(溫熱病) 초기의 흉민번열(胸悶煩熱)이나 열병(熱病) 후기의 번열구갈(煩熱口渴)에 적용한다. 죽력(竹瀝)은 감(甘), 한(寒), 활윤(滑潤)의 성미로 작용은 죽여(竹茹)와 비슷하지만 열담(熱痰)을 청화(淸化)하는 작용은 죽여(竹茹)보다 우수하다. 심(心)·폐(肺)·위경(胃經)에 들어가 화(火)를 청(淸)하고 척담제번(滌痰除煩), 정경투락(定驚透絡)하므로 '담가(痰家)의 성약(聖藥)'이라 한다. 폐열담옹(肺熱痰壅), 중풍담미(中風痰迷), 담열경간(痰熱驚癎) 및 담유경락(痰留經絡)의 지체마목(肢體麻木), 구련(拘攣) 등에 적용한다.

죽여(竹茹)는 청열척담(淸熱滌痰) 작용으로 제번지구(除煩止嘔)·영심개울(寧心開鬱)·량혈안태(凉血安胎)의 효능도 나타낸다. 담열해수(痰熱咳嗽), 허번불면(虛煩不眠), 위열구얼(胃熱嘔噦) 및 토육(吐衄), 붕루(崩漏), 태동불안(胎動不安) 등에 적용한다. 거담(祛痰)에는 생용(生用)하고 지구(止嘔)에는 강즙초(薑汁炒)하여 사용한다. 죽순(竹筍)은 성미(性味)가 감(甘), 한(寒)하며 폐(肺), 위경(胃經)에 들어가 작용한다. 두통(頭痛)을 치료하고 번갈증(煩渴症)을 덜어주며 소변(小便)을 잘 보게 하며, 기(氣)를 보하되 과용하면 냉증(冷症)이 야기된다.

이 외 대나무와 관련 있는 약재로는 '선인장(仙人杖)', '천축황(天竺黃)', '죽실(竹實)' 등이 있다. 알아보자. '선인장(仙人杖)'은 죽순이 대가 되려다가 죽어 옻(漆) 같이 흑색이 된 것으로서 5~6월에 거두었다가 쓴다. 미(味)는 함(鹹)하며 성(性)은 평(平)하고, 어린아이가 젖을 토하는 경우나 대소(大小)의 토식반위(吐食反胃), 얼기구역(噦氣嘔逆), 각기(脚氣), 치창(痔瘡)을 치료한다. '천축황(天竺黃)'은 왕대 등에 기생하는 죽황봉

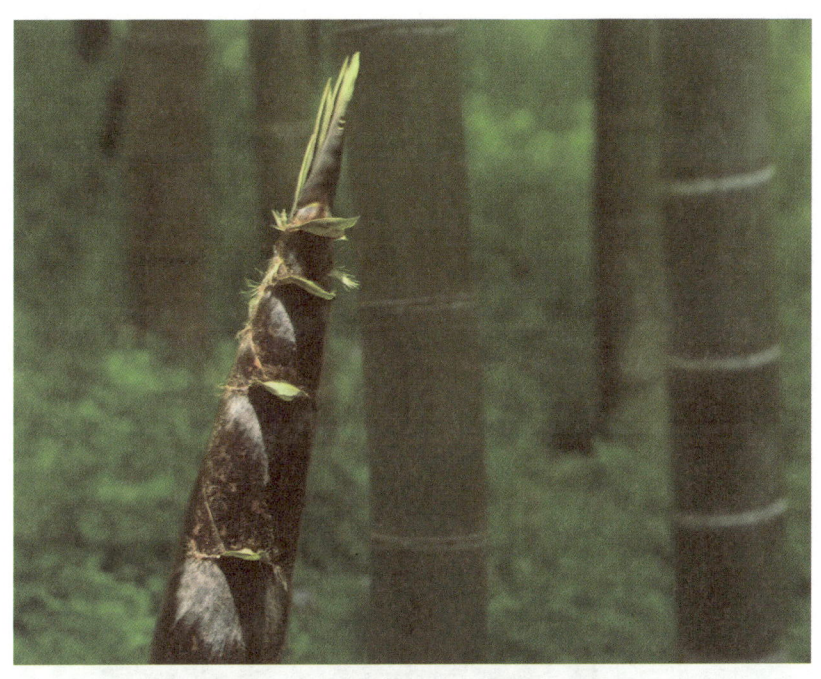

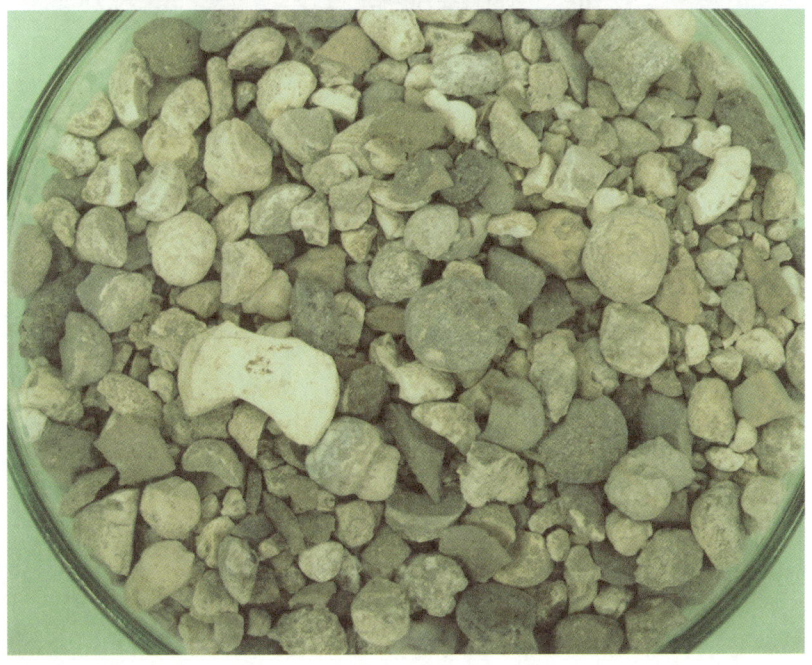

113

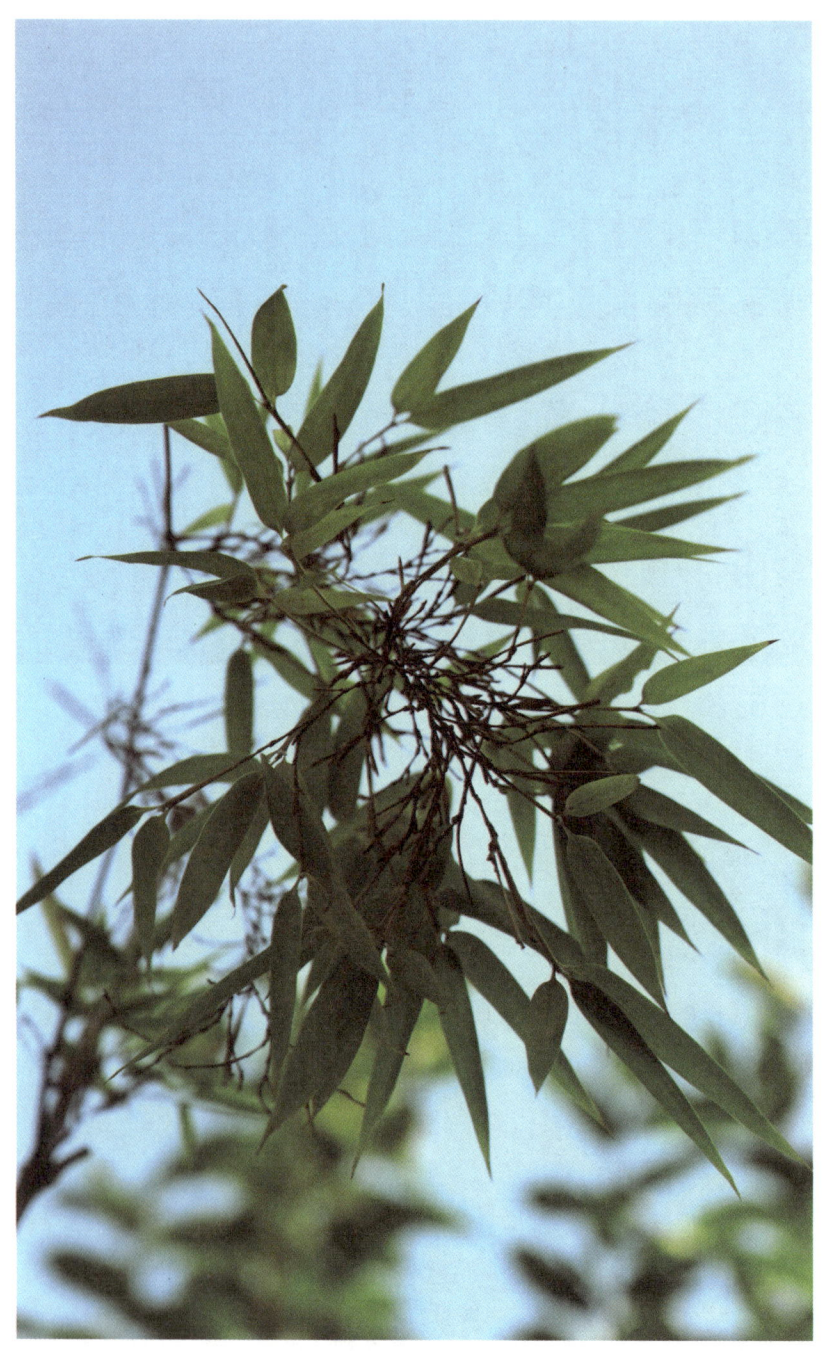

(竹黃蜂)이 교상(咬傷) 후(後) 분비액(分泌液)이 죽절간(竹節間)에 고여 응결된 괴상물질(塊狀物質)이다. 미(味)는 감(甘)하고 성(性)은 한(寒)하며 심(心), 담경(膽經)에 들어가 작용한다. 급경풍(急驚風)이나 만경풍(慢驚風)을 치료하고 심신(心神)을 진정시키며 해열 작용이 있고 사기(邪氣)를 몰아내는 효능이 있다. 특히 정경식풍(定驚熄風)에 뛰어나며 소아의 담열경풍(痰熱驚風)의 요약(要藥)이다.

'죽실(竹實)'은 대나무의 열매로 영과(穎果)이다. 대나무 숲이 무성하고 빽빽한 가운데서 나는데, 크기가 달걀만 하고 댓잎이 겹겹이 싸고 있다. 맛은 달다. 정신을 들게 하고 가슴을 시원하게 하며, 몸은 가볍게 하고 기운을 돕는다. '근죽엽(箽竹葉)'은 왕대잎을 말한다. '고죽엽(苦竹葉)'은 왕대의 어린잎을 말한다. '담죽엽(淡竹葉)'은 솜대의 잎으로 죽엽(竹葉) 항목을 보면 된다. '죽황(竹黃)'은 천축황으로 보면 된다.

오죽(烏竹)은 줄기가 검어 오죽이라 하며, 강릉의 오죽헌에 심어진 오죽림이 유명하다. 한의학에서는 근경(根莖)을 자죽근(紫竹根)이라 하며 약용한다.

대나무의 줄기는 위로만 자라고 둘레는 굵어지지 않는 특성이 있다. 나이테가 없고 마디가 있으며 속이 비어 있는데 이는 바람이 불어도 꺾이지 않도록 줄기를 단단히 하기 위해서이다.

청렴하고 늘 푸른 모습에 대한 각별한 애정이 담겨있는 고산 윤선도(尹善道)의 '오우가(五友歌)' 중 대에 대한 노래를 감상해 보자.

나무도 아닌 것이 풀도 아닌 것이
곧기는 뉘가 시켰으며 속은 어이 비었는가
저렇게 사시에 푸르니 그를 좋아하노라.

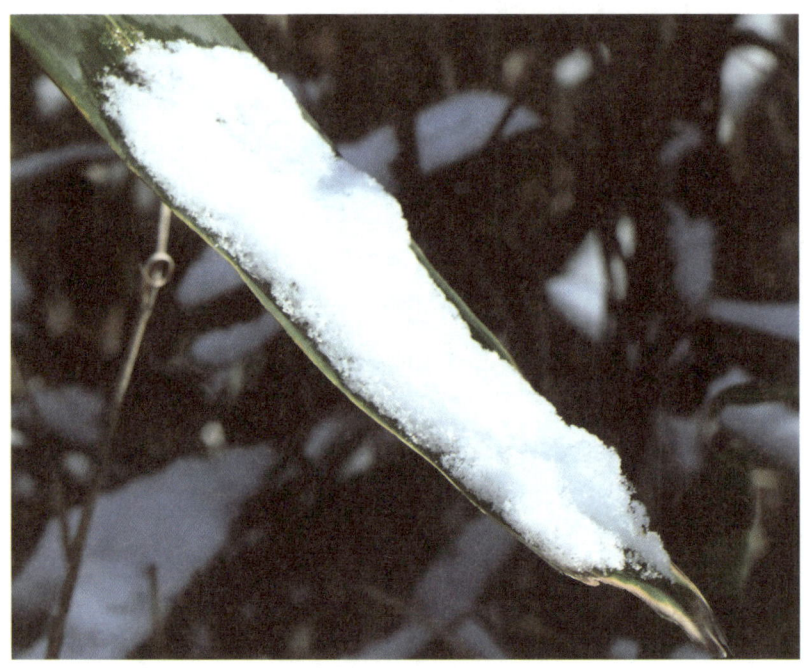

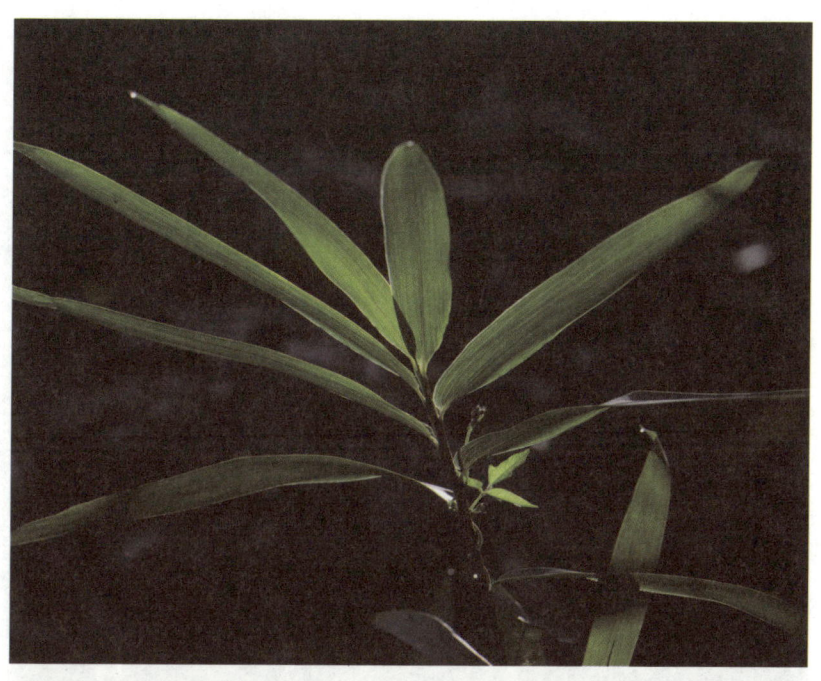
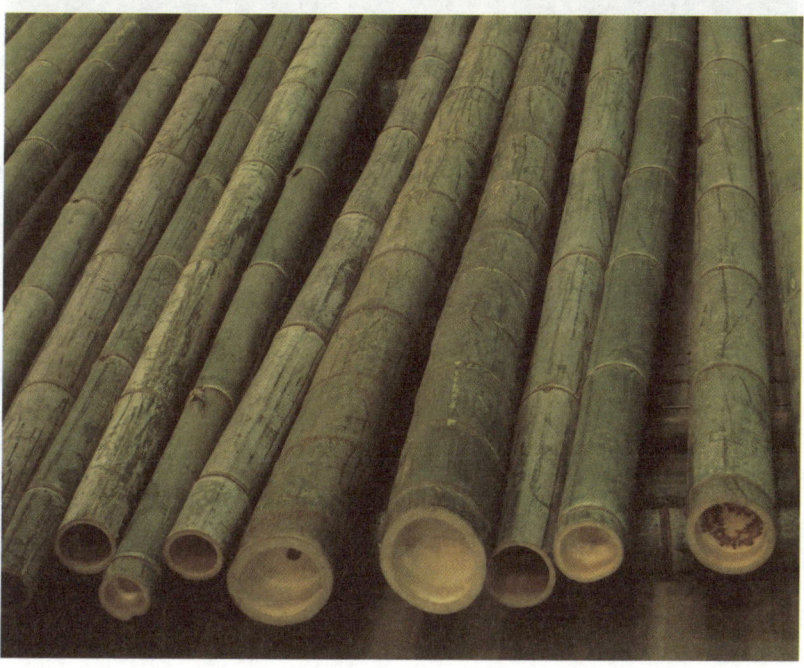

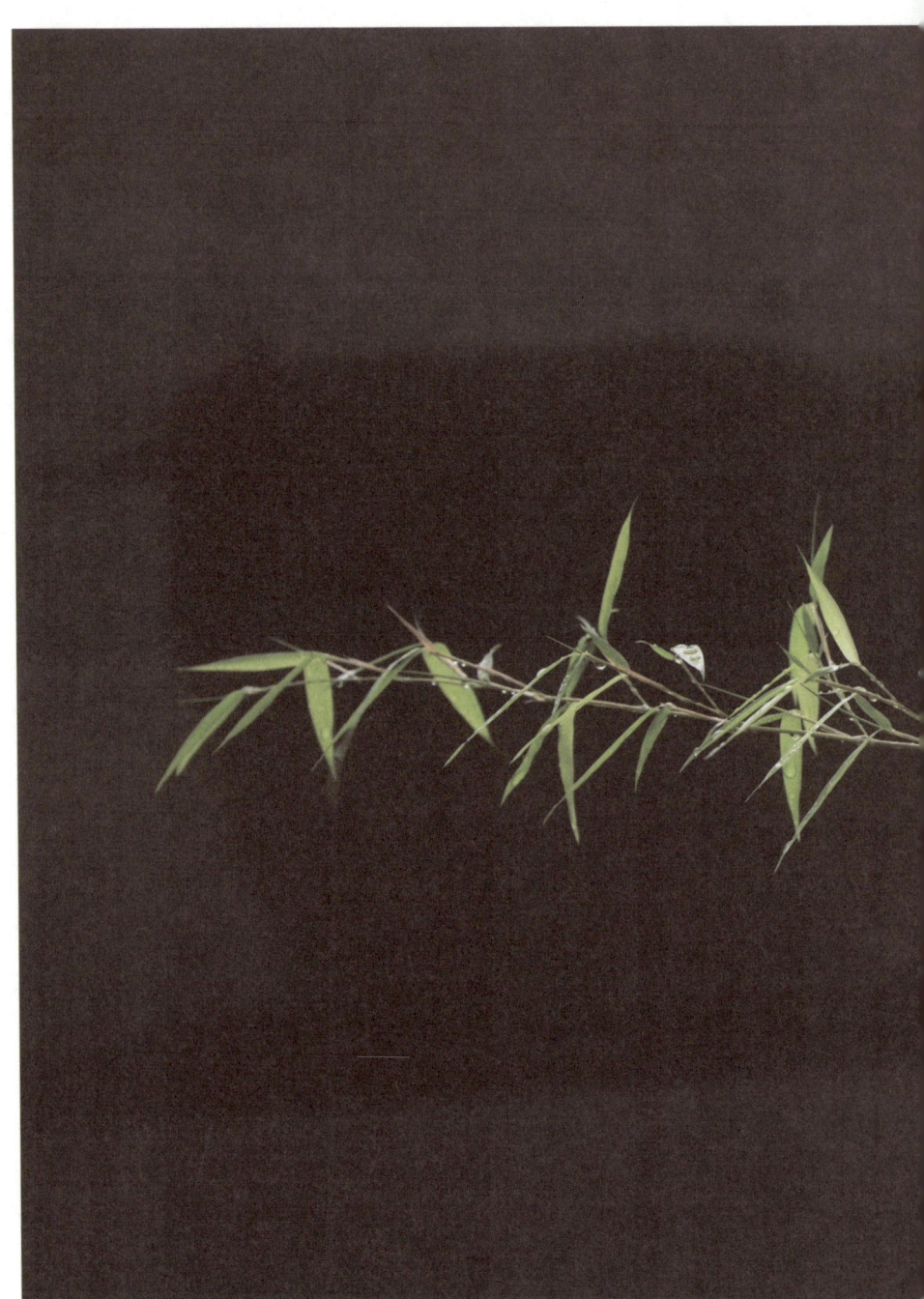

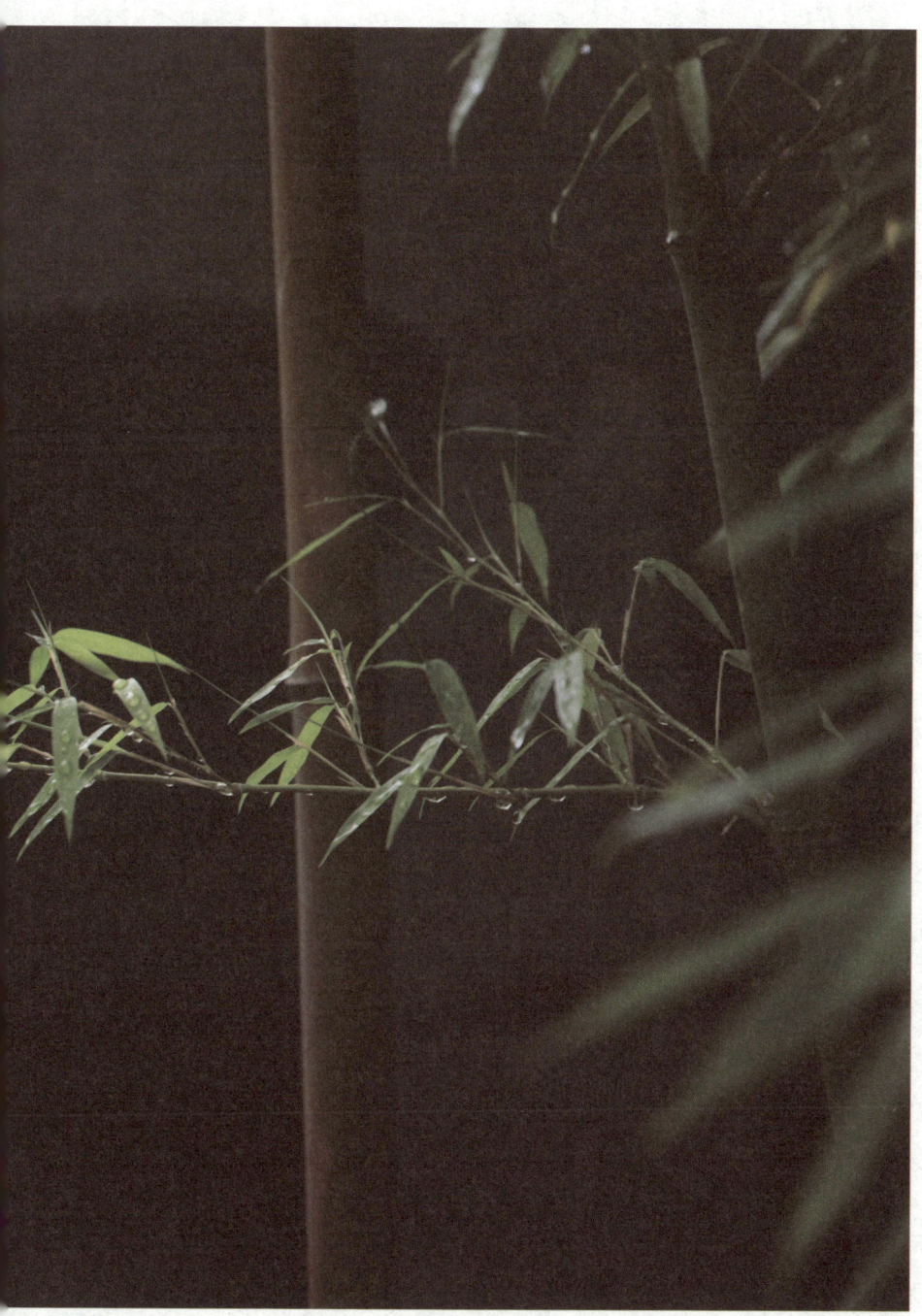

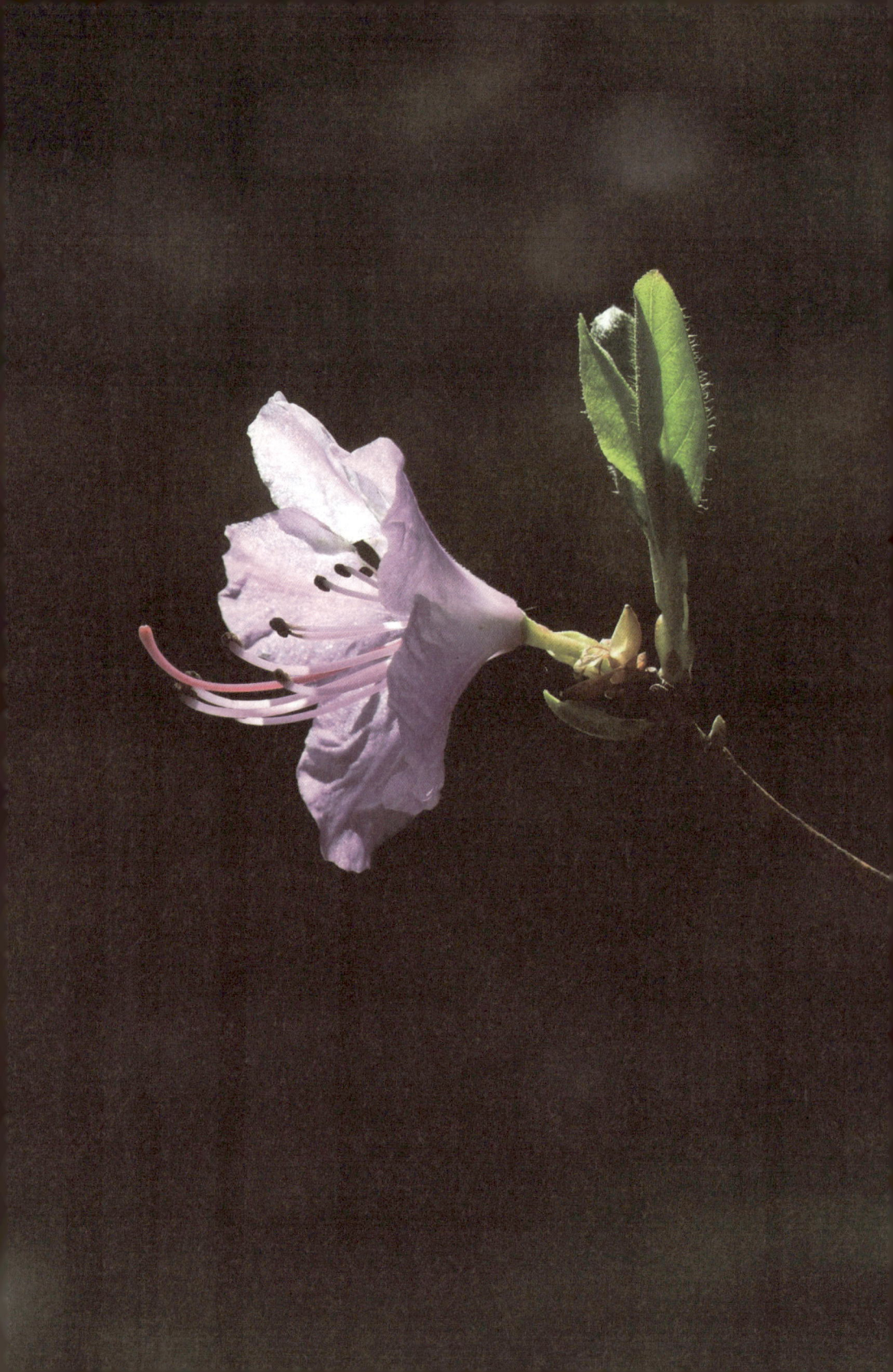

8. 창꽃

어릴 때 진달래를 보고 '창꽃'이라 했다. 커서 공부해 보니 창꽃은 참꽃나무에서 온 말인 것을 알았다. 봄철에 피는 참꽃나무, 진달래, 황산차, 영산홍, 철쭉, 산철쭉에 대해 알아보자. 꽃피는 시기가 참꽃나무와 진달래는 이른 봄이고 영산홍과 철쭉은 늦은 봄이다.

진달래과 '참꽃나무'는 일본 혼슈 이남과 한국에 분포한다. 특히 제주도의 숲 가장자리 및 산지 사면 바위 지대에 자생한다. 낙엽관목(落葉灌木) 또는 소교목(小喬木)이며 높이 2~6m 정도로 자란다. 잎은 가지 끝에서 3개씩 돌려나며 길이 3.5~8cm의 마름모꼴 원형 또는 난상 원형이다. 끝은 뾰족하고 밑 부분은 넓은 쐐기형 또는 원형이며, 가장자리가 밋밋하다.

꽃은 4~5월에 잎이 전개되는 시기에 짙은 홍자색의 양성화가 핀다. 꽃은 새 가지 끝에서 1~3개씩 모여 달리며 꽃잎은 다섯 갈래로 갈라진다.

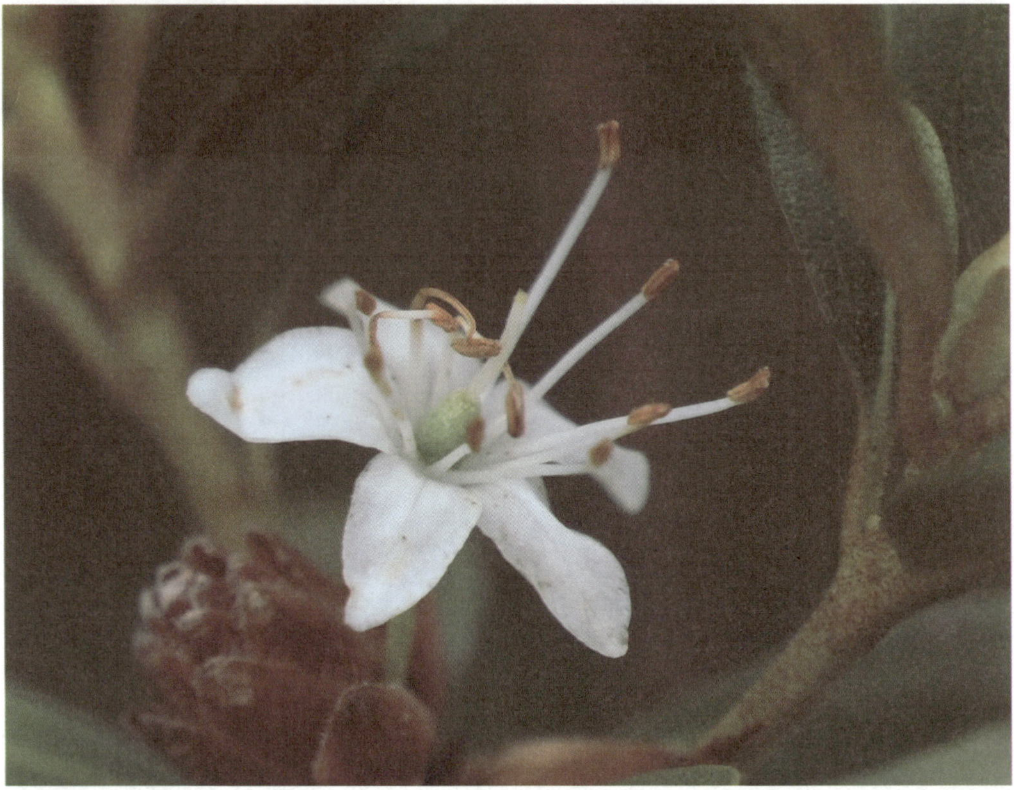

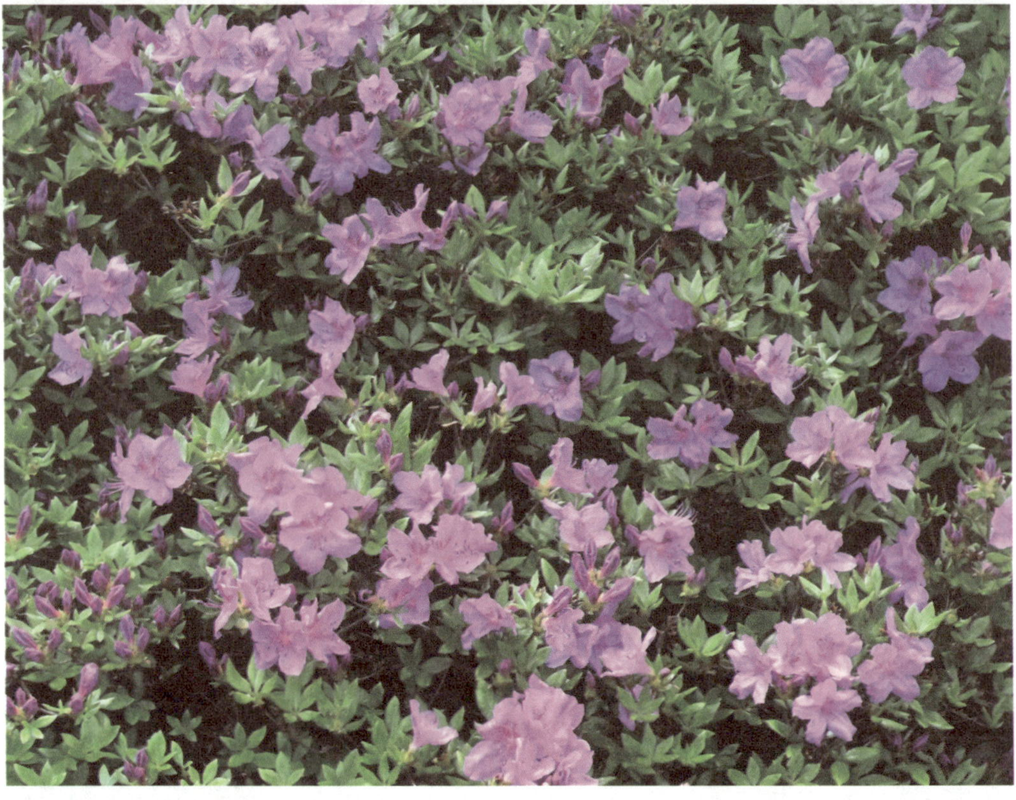

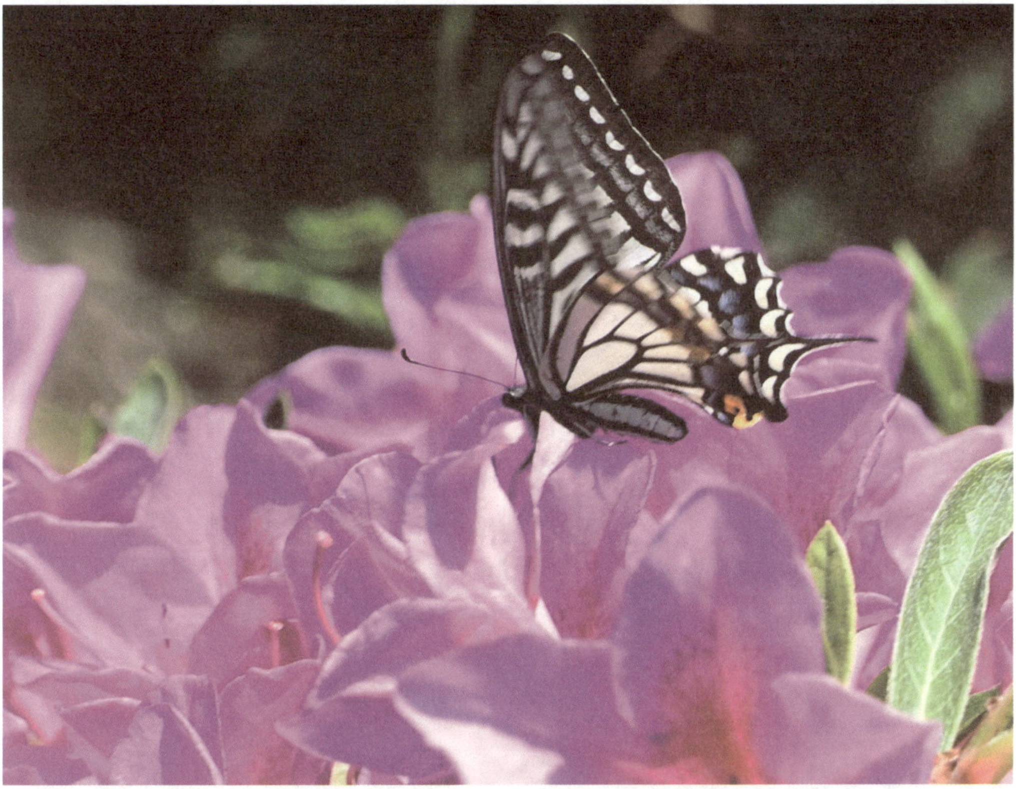

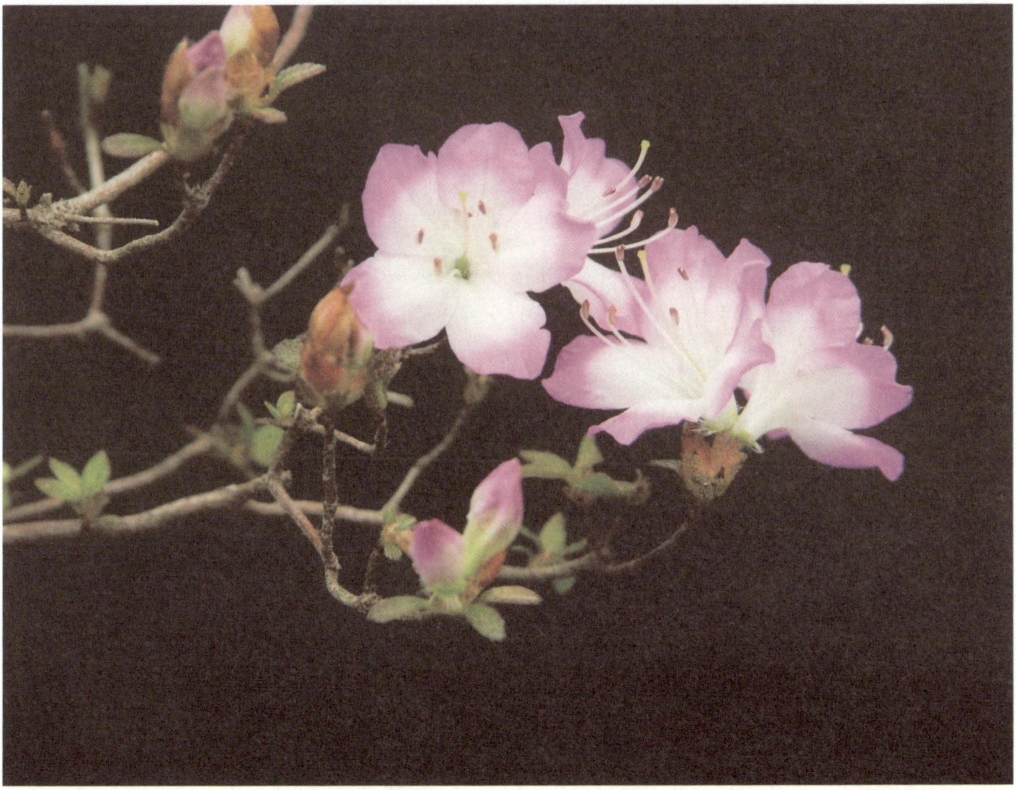

열매는 삭과(蒴果)로 1~2cm의 원통형이며 9~10월에 익는다. 참고로 난상 원형의 큰 잎이 가지 끝에서 세 개씩 모여 달리는 것과 암술대에 털이나 돌기가 없는 것이 특징이다. 해발 2,000m 이상의 고산 초원에 나는 소관목(小灌木)인 '담자리참꽃나무'도 있다.

진달래과 '흰참꽃'은 덕유산, 가야산, 지리산 정상 부위에 분포하는 관목(灌木)이다. 잎은 어긋나고 표면에 누운 털이 밀생하며, 뒷면에는 누운 털과 부드러운 털이 함께 밀생한다. 꽃은 6~7월에 가지 끝에서 백색의 양성화가 2~5개씩 모여 달린다. 열매는 난형이고 표면에 갈색의 긴 털이 밀생하며 9~10월에 익는다.

진달래과 '좀참꽃'은 함북의 높은 지대에 자생하는 소관목(小灌木)으로 높이 10~20cm로 자란다. 잎은 길이 5~15cm의 주걱형이며 끝이 둥글다. 꽃은 6~7월에 넓은 깔때기 모양의 홍자색 양성화가 피며 꽃잎은 다섯 갈래로 갈라진다. 열매는 삭과(蒴果)로 길이 6mm 정도의 장난형이며 9~10월에 익는다.

진달래과 '진달래'는 중국 동북부, 일본 쓰시마섬, 러시아, 몽골, 우리나라 전역에 분포하는 낙엽관목(落葉灌木)으로 높이 2~3m 정도로 자란다. 잎은 어긋나며 길이 4~7cm의 장타원상 피침형~도피침형이다. 꽃은 3~4월에 잎이 나기 전에 가지 끝에서 1개 또는 2~5개씩 홍자색의 양성화가 모여 달린다. 열매는 삭과(蒴果)로 원통형이고 표면에 인모가 있으며 9~10월에 익는다. 흰 꽃이 피는 '흰진달래', 잎 뒷면에 백색 털이 있는 것을 '털진달래'라고 한다. 백색 꽃이 줄기 끝에서 여러 송이가 꼬리 모양으로 모여 달리며 잎 뒷면에 갈색 인모가 밀생하는 것이 특징인 '꼬리진달래'도 있다. 꼬리진달래는 '참꽃나무겨우살이'라고도 한다.

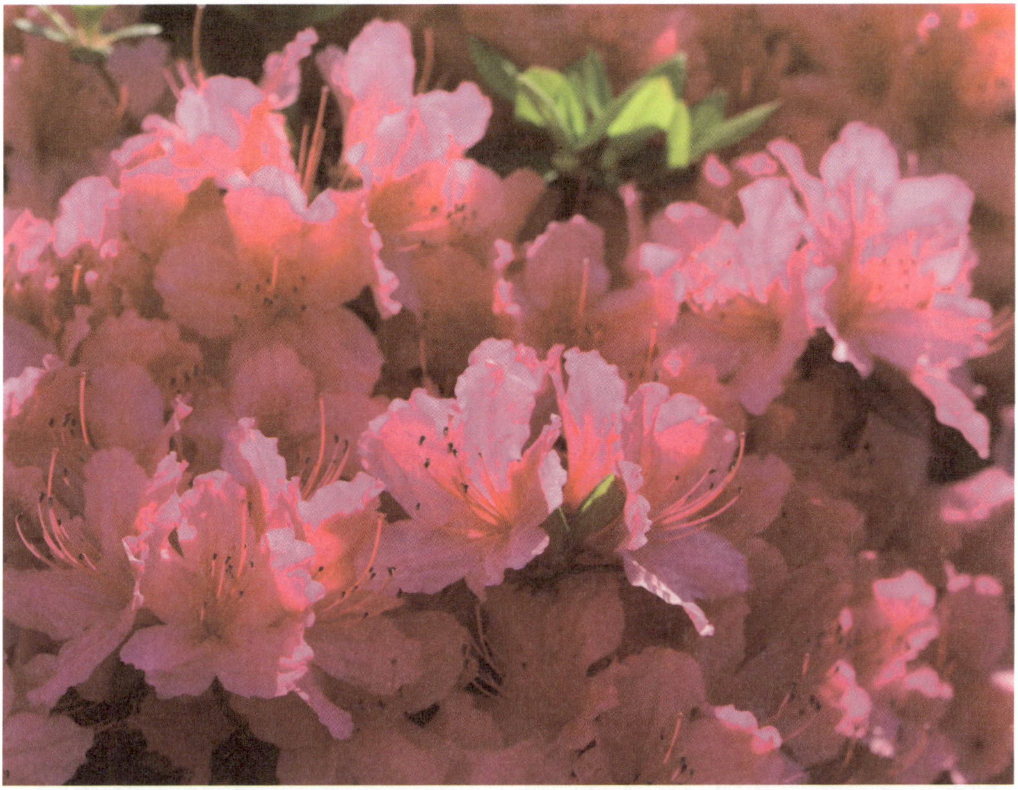

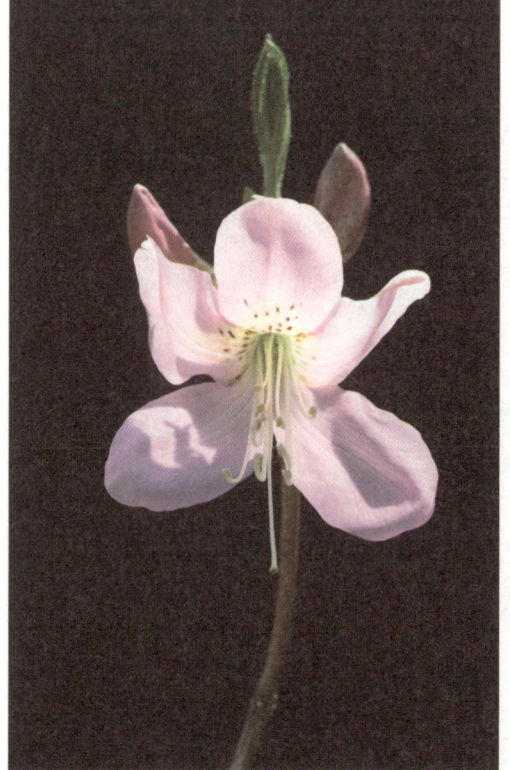
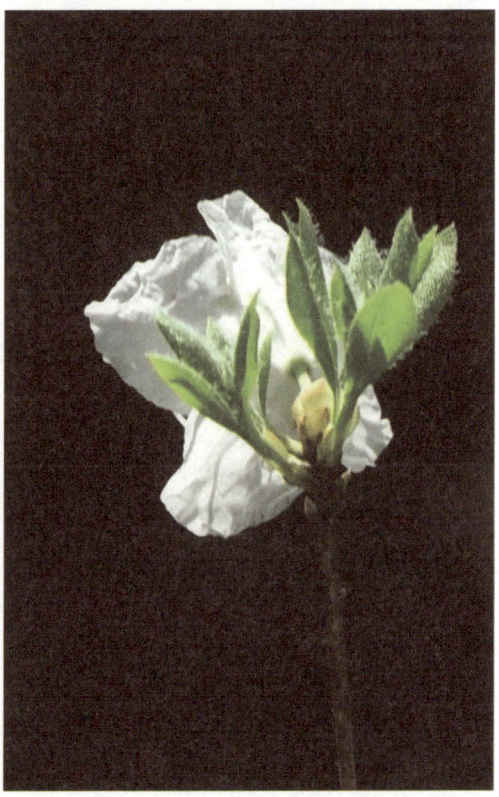

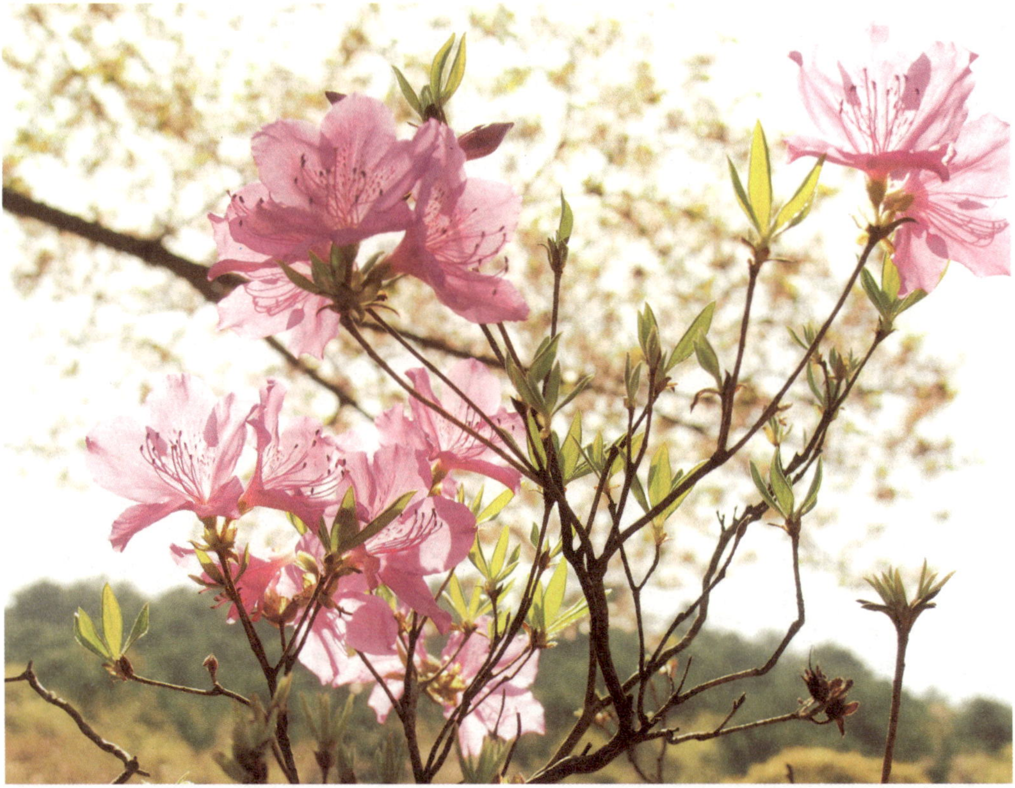

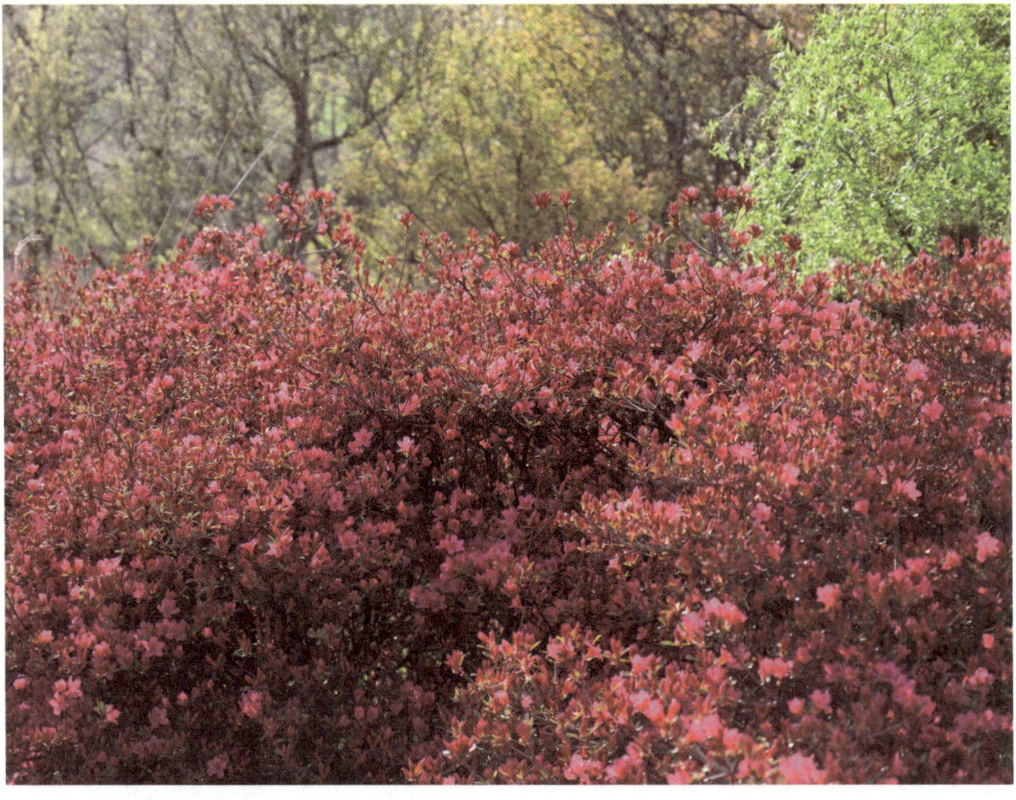

진달래과 '황산차'는 '황산참꽃'이라고도 한다. 고산 및 고원의 습지에서 자라는 상록 관목으로 키 1~1.5m로 자란다. 잎은 어긋나며 가죽질이고 타원형이다. 가장자리는 밋밋하고 표면은 짙은 녹색이다. 꽃은 장미색으로 가지 끝에 2~5송이씩 산형화서로 달린다. 화관은 넓은 깔때기 모양이다. 개화기는 5~6월이고 결실기는 9~10월이다. 흰 꽃이 피는 '흰황산차'도 있다.

진달래과 '철쭉'은 중국 동북부와 우리나라 전역에 분포하는 낙엽관목(落葉灌木)으로 높이 2~5m 정도로 자란다. 잎은 어긋나지만 보통 가지 끝에서 다섯 장씩 모여난다. 끝은 둥글고 밑 부분은 쐐기형이며, 가장자리가 밋밋하다. 4~5월에 잎이 전개되는 시기에 연한 홍색의 양성화가 핀다. 끝에서 3~7개씩 모여 달린다. 꽃잎은 다섯 갈래로 갈라진다. 열매는 삭과(蒴果)로 장난형이며 9~10월에 익는다. 진달래에 비해 가지가 굵으며, 잎이 보다 크고 가지 끝에 모여 달리는 점이 다르다. 꽃은 잎과 같이 나오며 꽃 색이 분홍색이고 크기가 진달래보다 크다.

진달래과 '산철쭉'은 한반도 고유종으로 반상록성 관목이며 잎과 줄기 등에 갈색의 긴 털이 밀생하는 것이 특징이다. 4~5월에 가지 끝에서 홍자색의 양성화가 2~3개씩 모여 달린다. 진달래는 잎보다 꽃이 먼저 피지만 산철쭉은 잎이 먼저 나온다. 진달래는 키가 높이 자라지만 산철쭉은 낮게 자란다. 그리고 진달래 꽃받침에는 점성이 없지만 산철쭉에는 끈적끈적한 점성이 있다.

진달래과 '영산홍'은 '오월철쭉', '왜철쭉'이라고 하며 반상록 관목(灌木)이다. 일본산 진달래의 일종으로 흔히 심어 기른다. 다양한 품종이 있다. 키는 1m가량이고 잎은 가지 끝에서 총생하며 피침형 또는 넓은 피

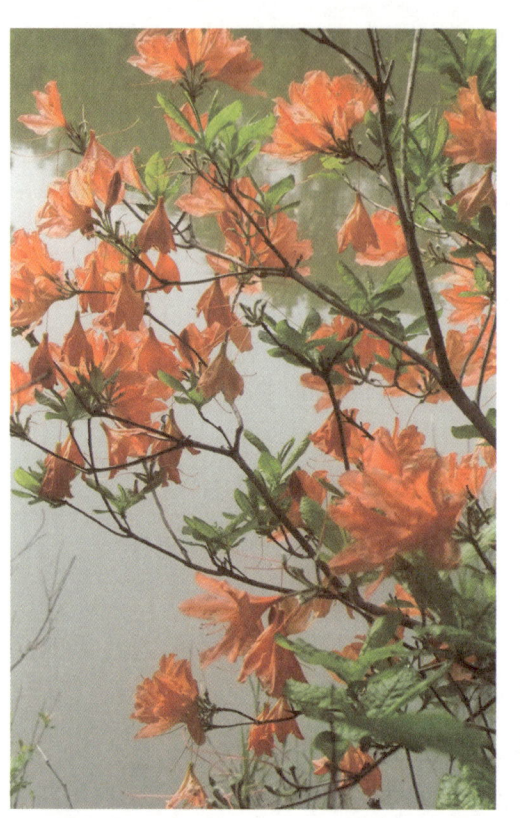
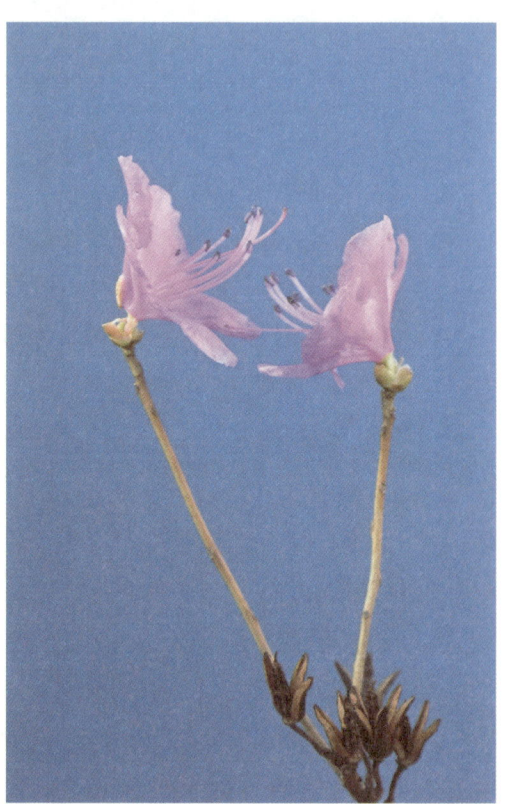

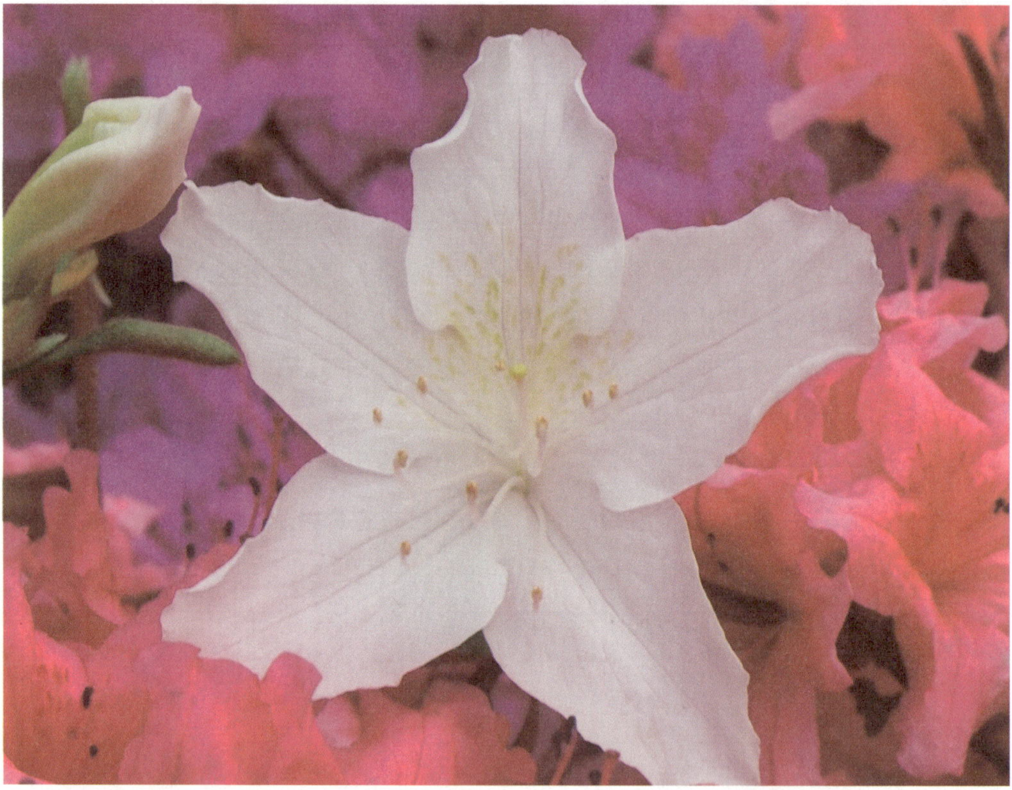

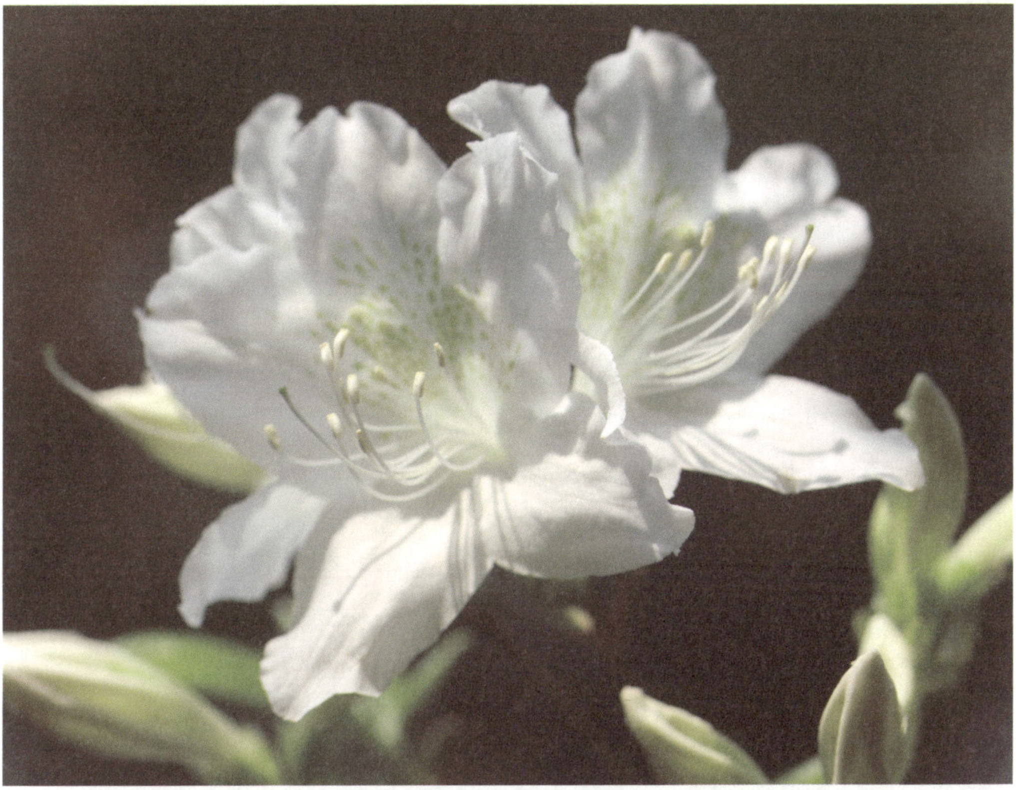

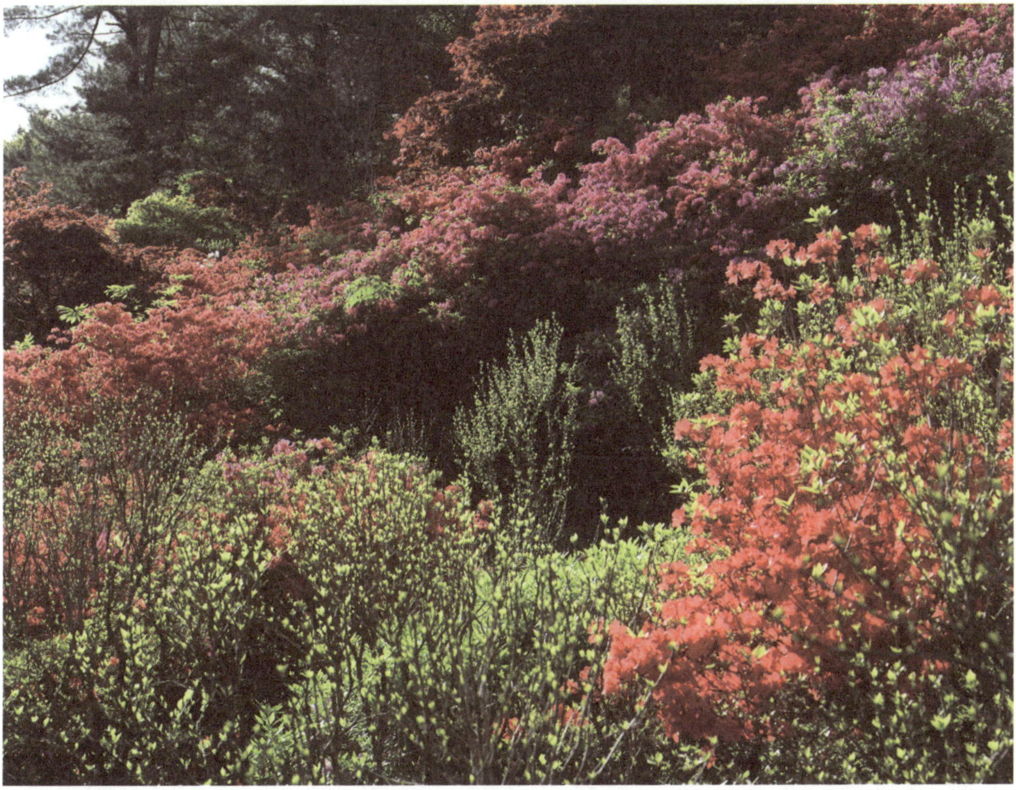

침형이다. 두껍고, 뒷면 맥 위와 표면에 눌린 털이 나며, 길이 3cm, 너비 8mm이다. 꽃은 홍자색으로 넓은 깔때기 모양이다. 개화기는 5~7월이며 관상용이다.

진달래의 잎을 '영산홍(迎山紅)'이라 하며 약용한다. 성미(性味)는 고(苦), 평(平)이다. 효능(效能)은 해표(解表), 지해(止咳), 화담(化痰)이며 주치증(主治症)은 감모(感冒), 해수기천(咳嗽氣喘), 담다(痰多) 등이다.

철쭉류는 분류학적으로 진달래과 진달래속에 속하는 목본(木本)성 식물로서 전 세계에 800여종이 자생하는 매우 큰 식물 집단이다. 우리나라는 중국 및 일본과 더불어 세계적인 철쭉류 자생지에 속하는데, 12종 10변종 4품종 등 모두 26종류가 자생하고 있다. 진달래, 산철쭉, 겹산철쭉, 철쭉나무, 만병초, 꼬리진달래 등이 대표적인 한국 자생종이다. 진달래는 꽃이 먼저 피고 철쭉은 동시에 피며 산철쭉은 잎이 먼저 나오는 특성이 있어 닮은 듯 다른 진달래속 식물이다. 철쭉류는 산성토양에서 잘 자라며 봄에 화려한 꽃을 피우고, 가을에는 단풍이 아름다워 조경용으로 많이 이용한다.

어릴 때 뒷동산에 올라 전쟁놀이하며 이리 뛰고 저리 뛰면 갈증이 난다. 그때 친구들은 창꽃을 따 먹었다. 진달래였다. 갈증이 조금 가셨다. 철쭉은 먹지 않았다. 그 창꽃이라는 말은 참꽃나무에서 온 것 같다. 참꽃나무라는 명칭이 창꽃에서 왔는지도 모르겠다. 아무튼 창꽃, 참꽃 비슷하다.

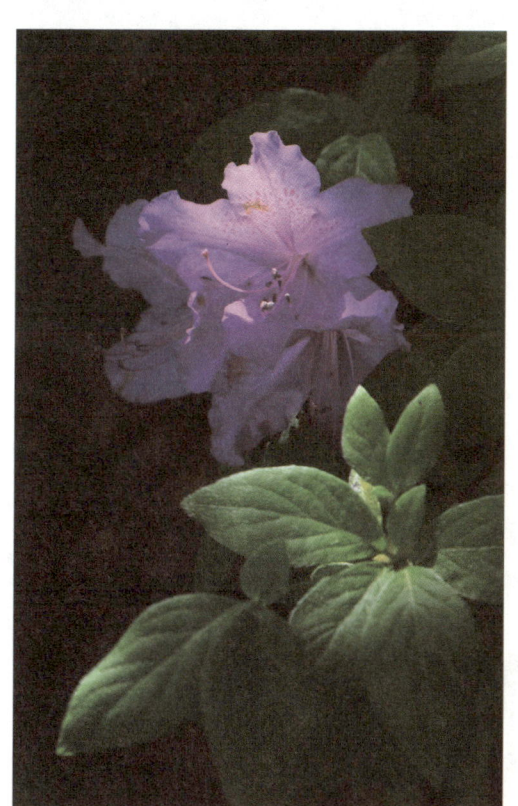
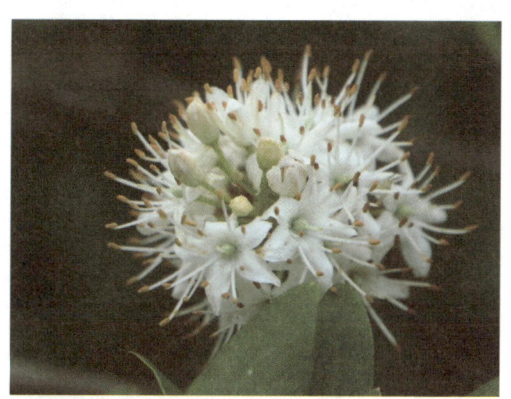
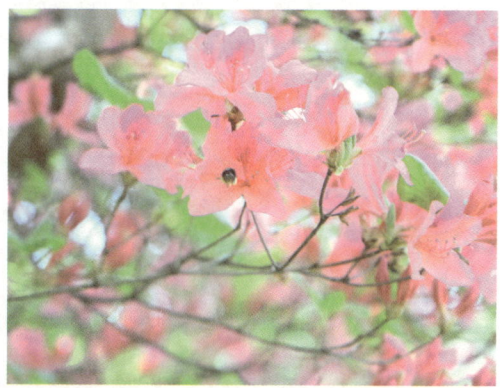

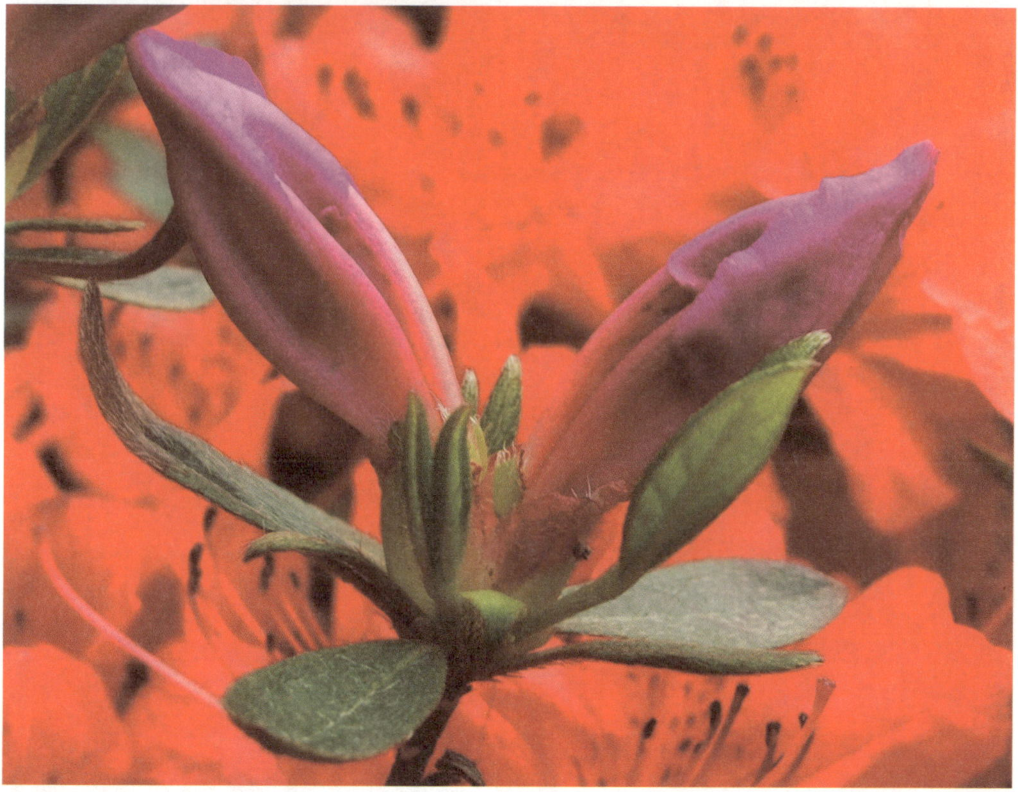

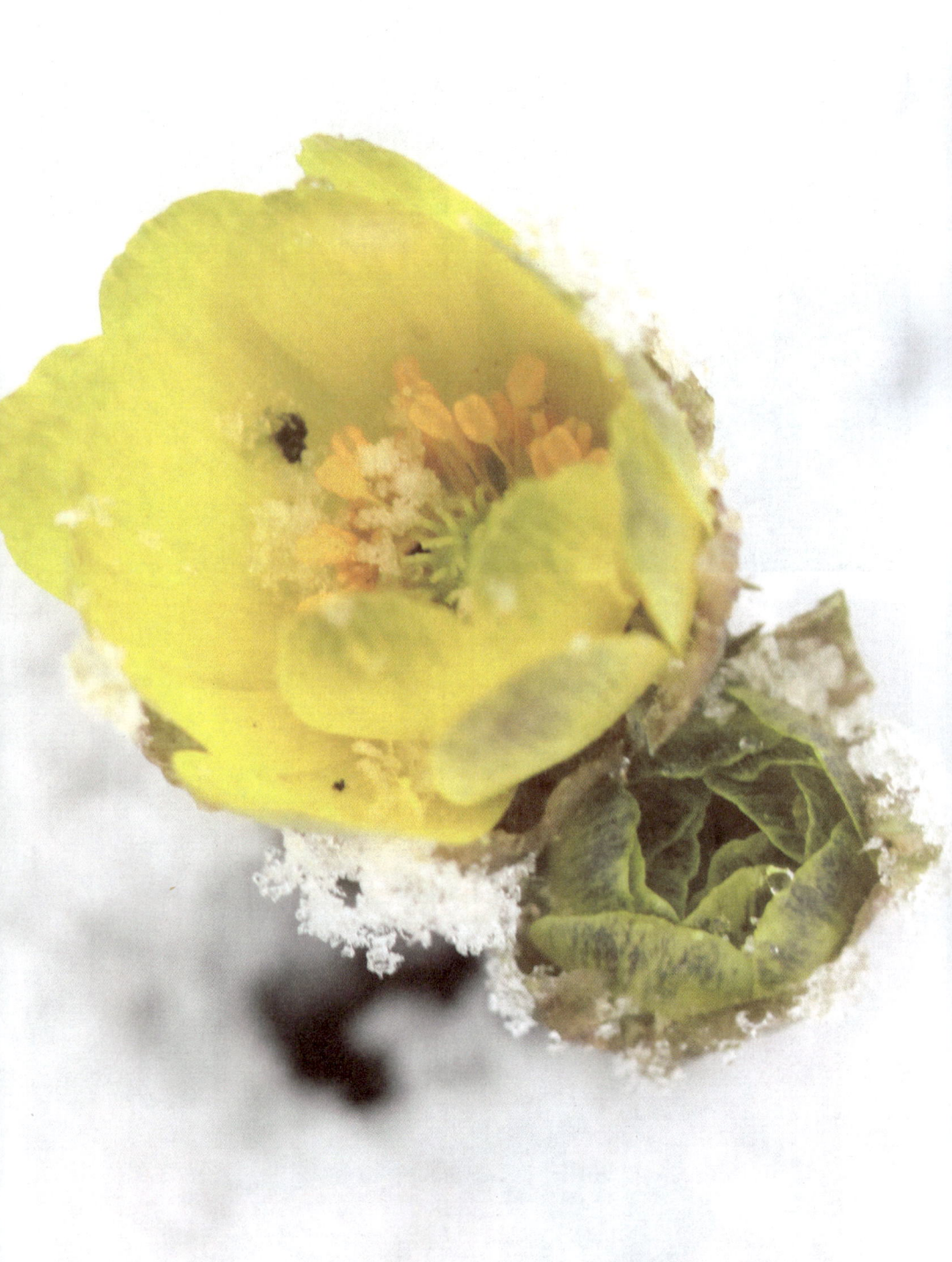

9. 복수초(福壽草)

2월 중순 눈이 녹지 않았는데 눈 속에서 꽃을 피우는 식물이 있다. 복수초(福壽草)다. 겨울 산행을 하다가 미끄러져 굴러 아래로 내려오면 복수초가 보인다. 노란 꽃잎에 광택이 있어 눈에 잘 띈다. 그 복수초는 굴러 아래로 떨어진 사람에게 분명 도움이 될 것이다. 알아보자.

우리나라에는 복수초, 가지복수초, 세복수초가 있다. 이 중 복수초는 한반도 전역에 분포한다. 세복수초는 제주도 숲속에 자생한다. 미나리아재빗과 복수초는 다년생초본(多年生草本)으로 높이 10~25cm로 깊은 산에서 자란다. 잎은 어긋나고 3~4회 깃꼴겹잎이며 꽃보다 늦게 나온다. 3~4월에 줄기 끝에 피는 노란색 꽃은 지름 2.8~3.5cm이다. 꽃잎은 10~30장이며 한낮에만 활짝 벌어진다. 꽃받침조각은 보통 8~9개이고 꽃잎과 길이가 비슷하거나 길다. 열매는 5월에 맺는다. 종자를 파종하고 꽃이 필 때까지는 5~6년 걸린다. 개복수초는 가지복수초와 같은 종이다.

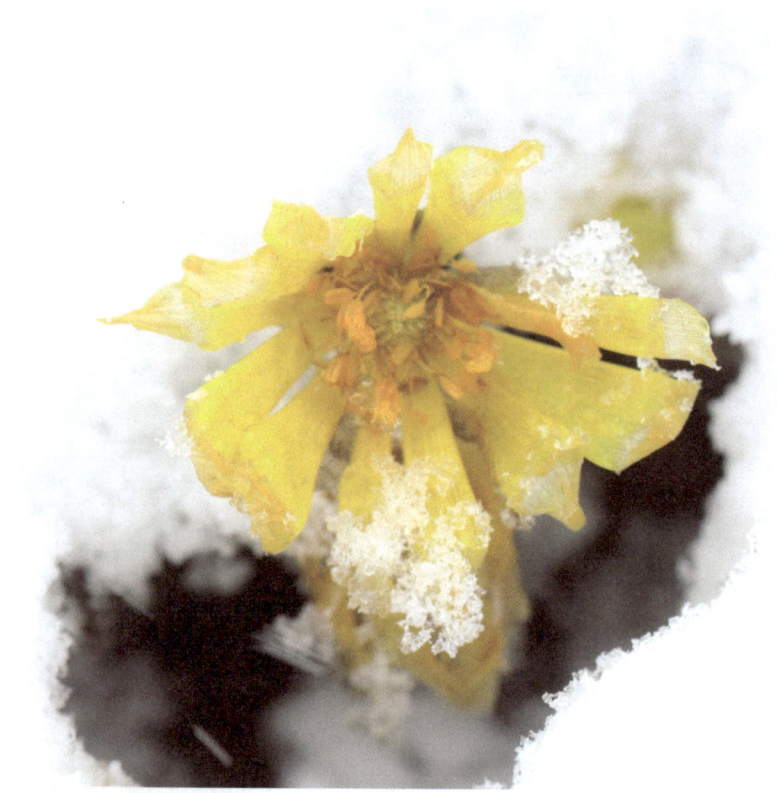

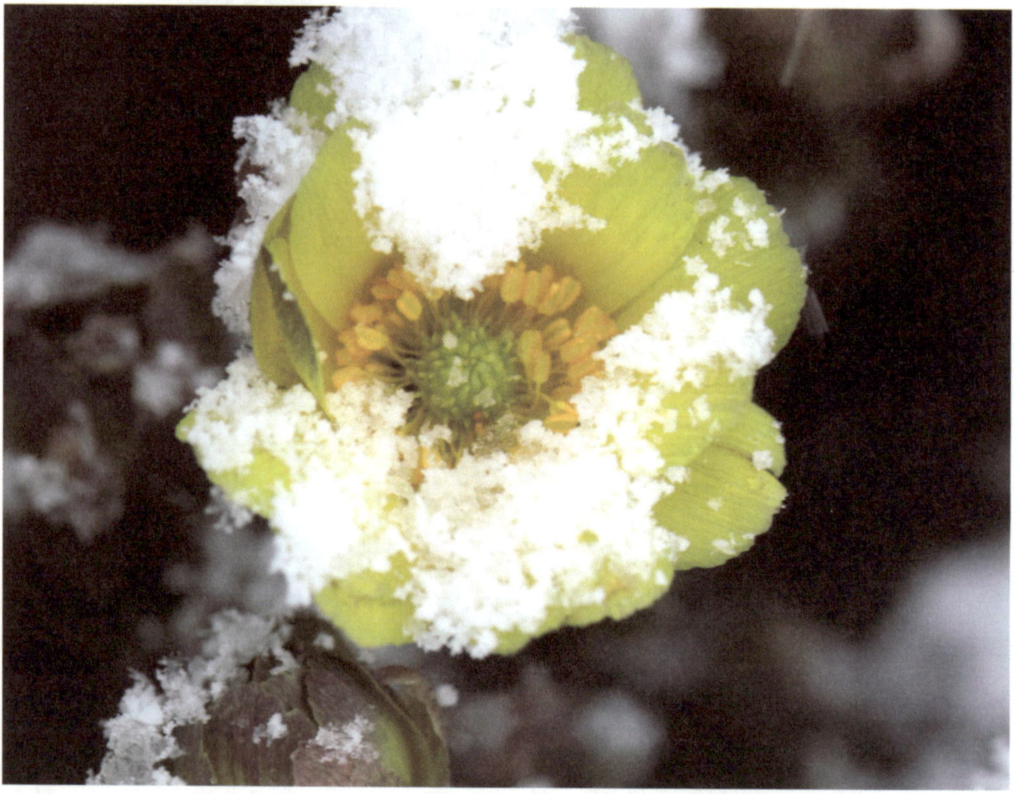

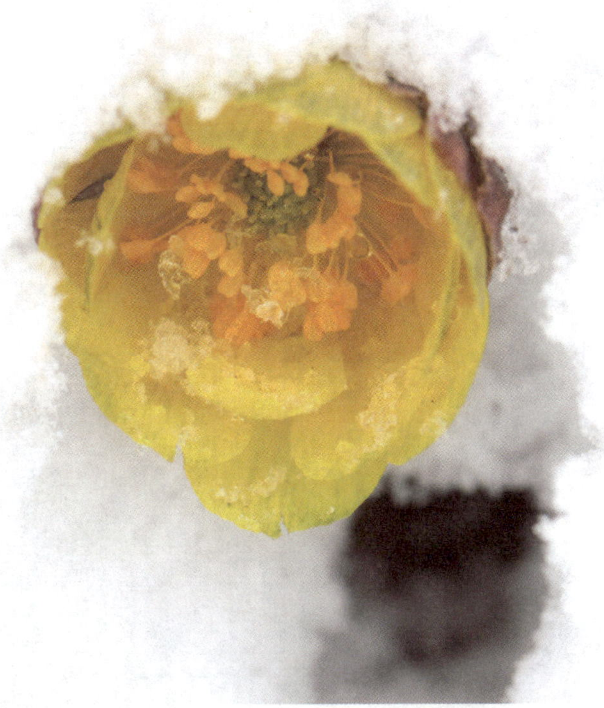

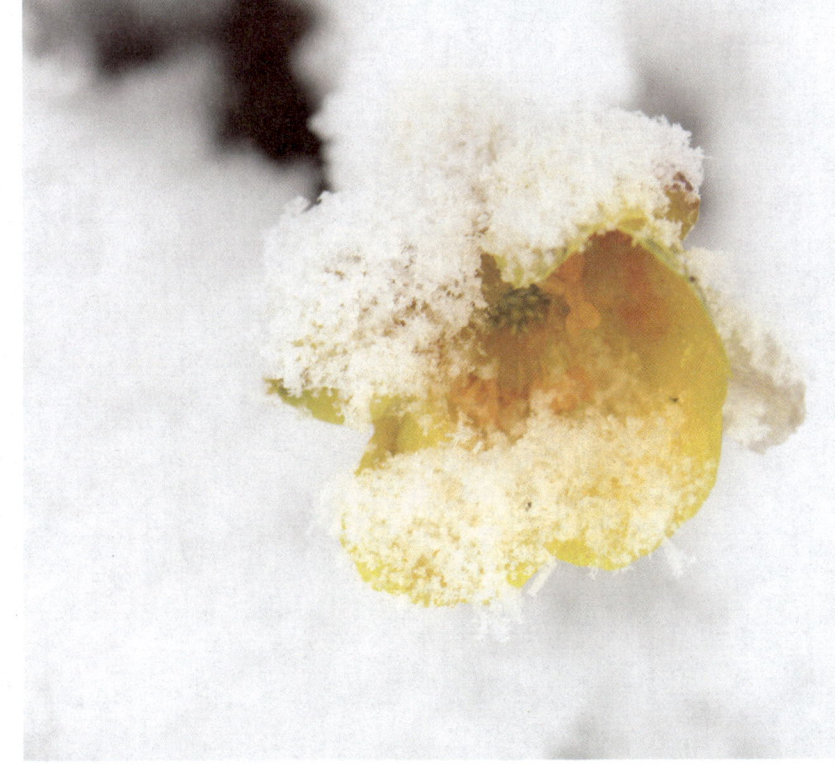

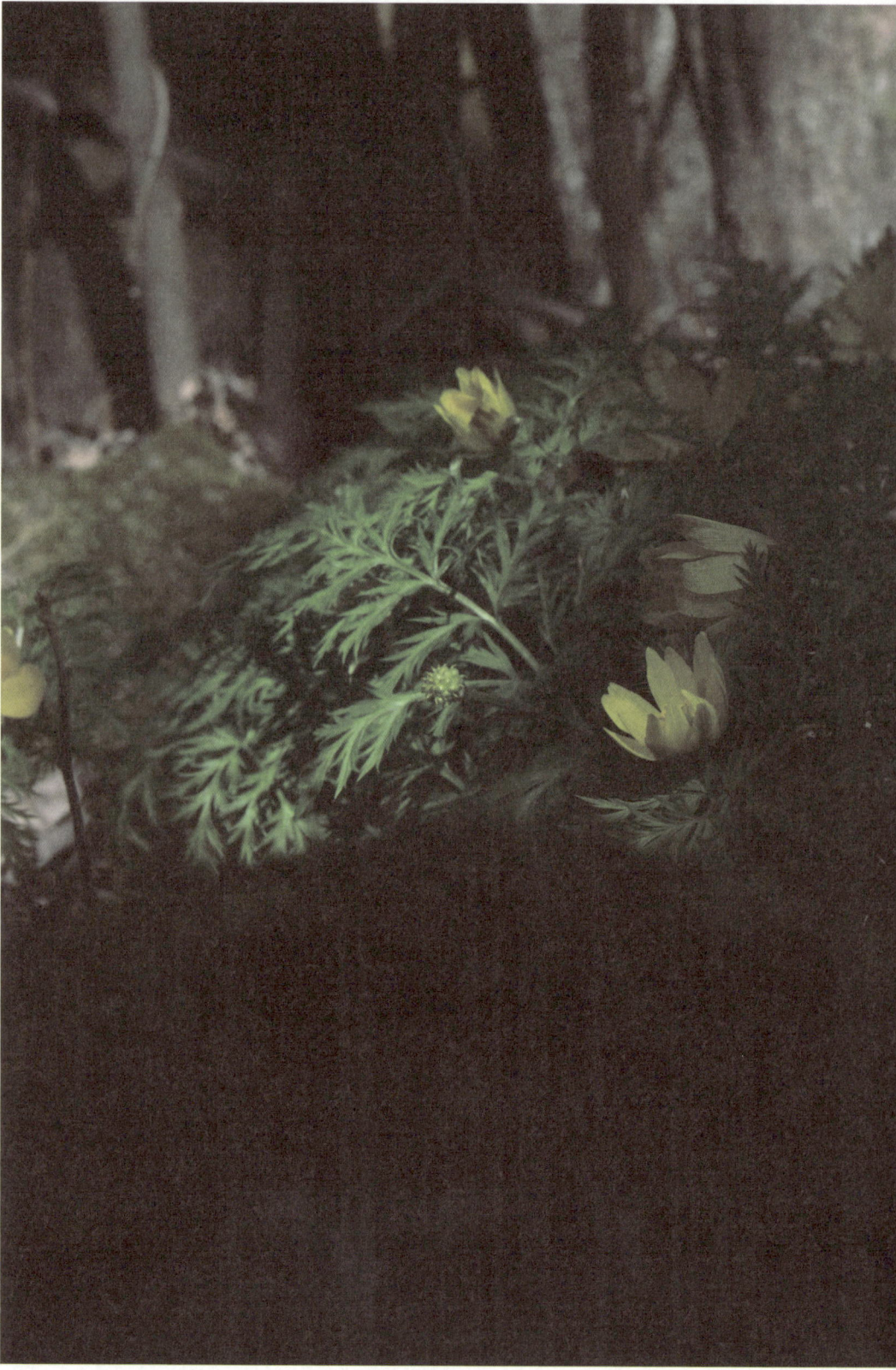

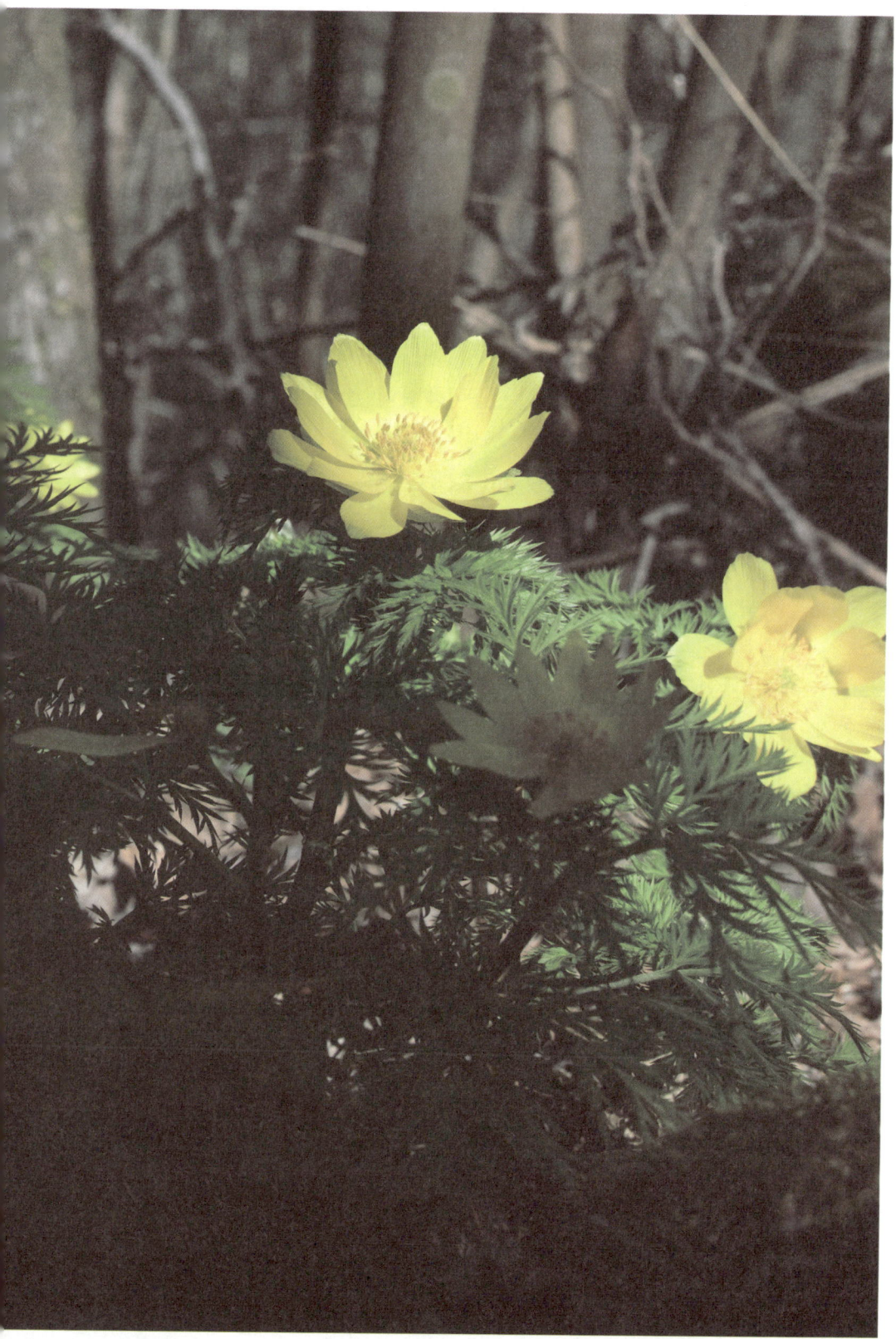

복수초의 전초(全草)를 '빙량화(冰凉花)'라 하고 약용한다. 성미(性味)는 고(苦), 평(平), 유소독(有小毒)이다. 효능(效能)은 강심(强心), 이뇨(利尿), 진정(鎭靜)이며 주치증(主治症)은 급·만성 심장기능부전, 충혈성심력쇠갈(充血性心力衰竭), 심장성수종(心臟性水腫) 등이다.

복(福)과 장수(長壽)를 상징하고 '원일초', '얼음새꽃', '눈색이꽃'이라는 이름이 있으며 눈 속에 핀 연꽃이라 해서 '설연화(雪蓮花)'라고도 한다. 매서운 겨울바람을 견디며 언 땅을 뚫고 나오며 땅에 납작 엎드려 꽃을 피운다. 또한 복수초는 햇볕 좋은 날에만 꽃을 피우고 저녁이 되면 꽃을 닫는데, 이는 힘을 아껴 곤충이 활동하는 시간에만 꽃을 피워 수정하는 것이다. 햇볕을 좋아하는 복수초는 큰 나무 밑에서는 살 수 없기 때문에 녹음이 우거지기 전에 종자를 맺고는 휴면에 들어간다.

산에서 굴러 놀라고 부종이 생겼을 때 이 복수초는 강심(强心), 진정(鎭靜), 이뇨(利尿) 작용으로 심장을 안정시킨다. 다행히 설산(雪山) 눈의 반사력이 센데 복수초의 꽃잎은 광택이 있어 눈에 잘 띈다. 생명을 연장시켜 주는 식물이다. 한자 그대로 복수초(福壽草)다.

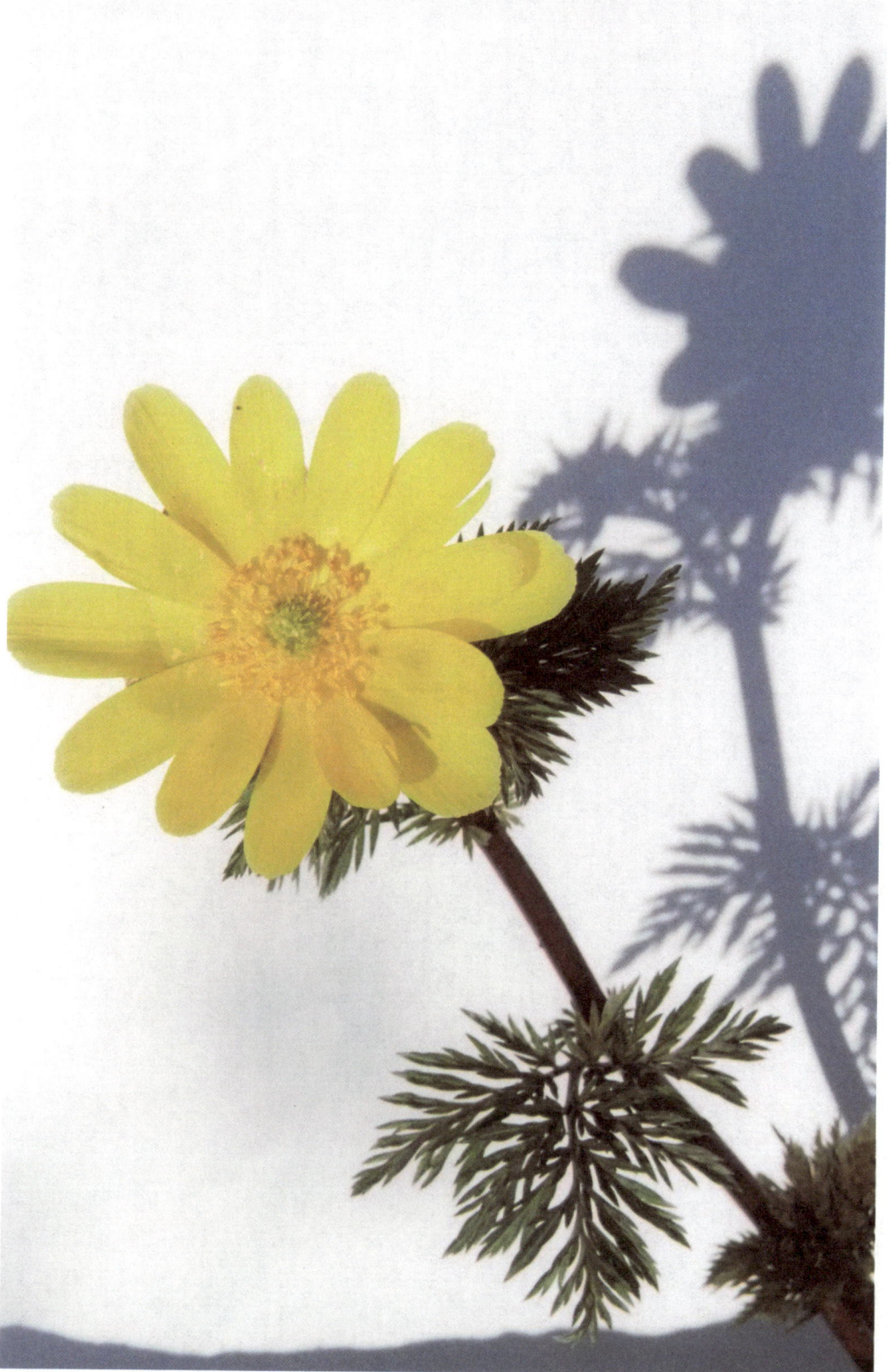

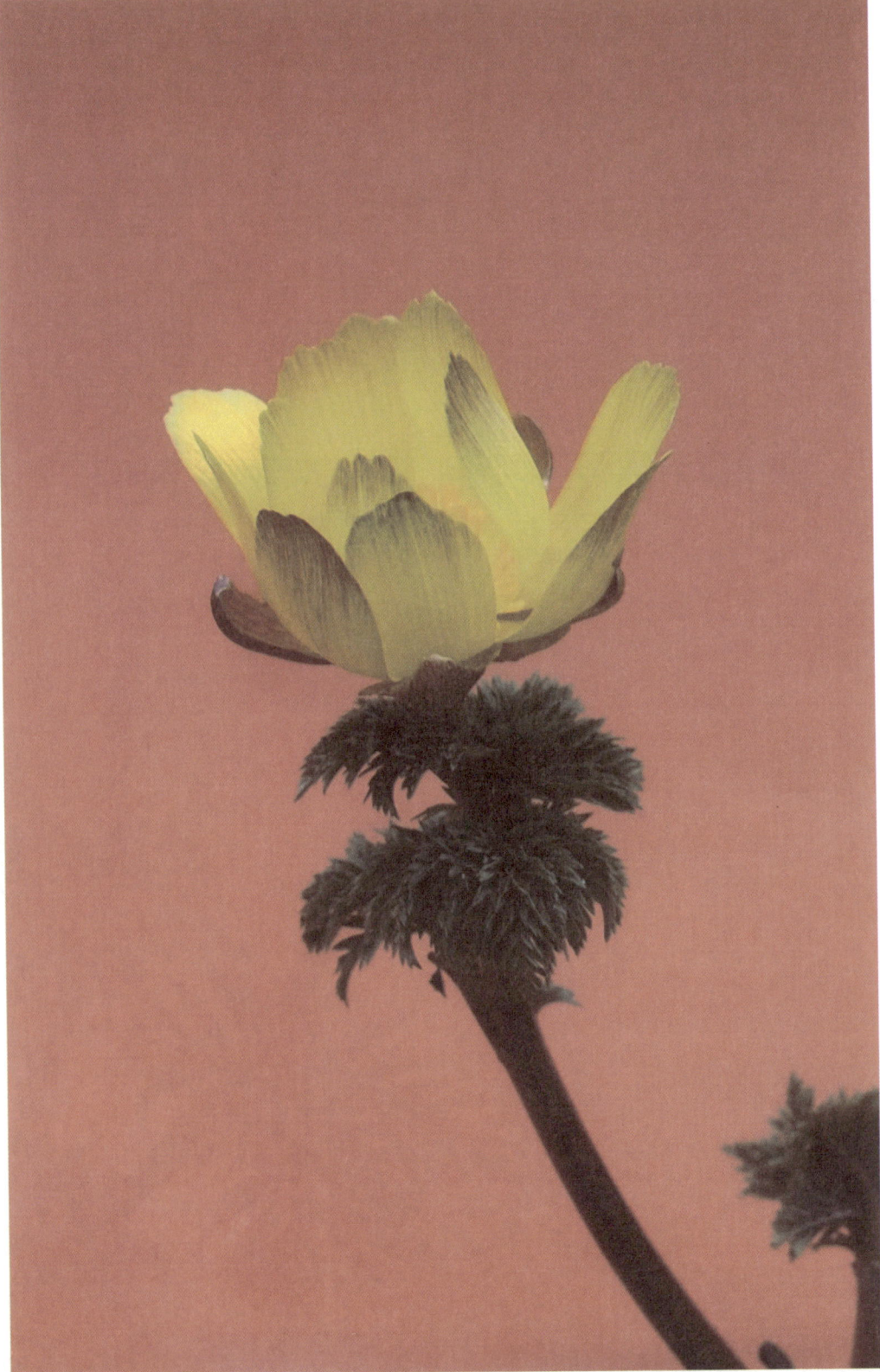

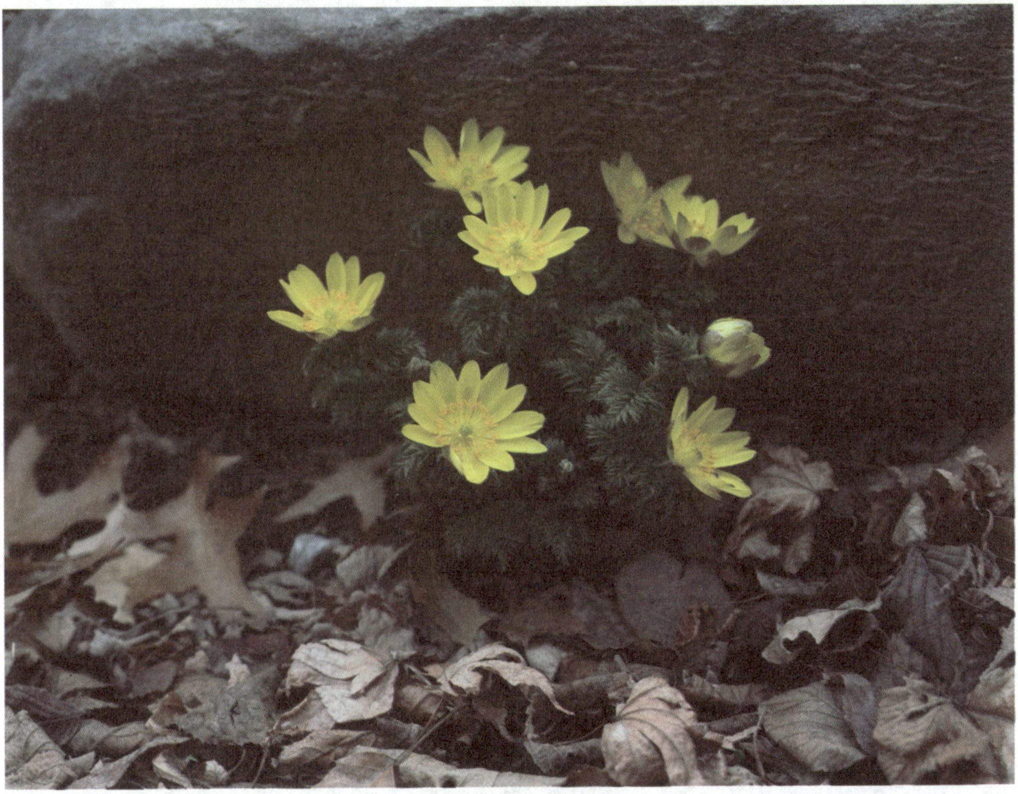

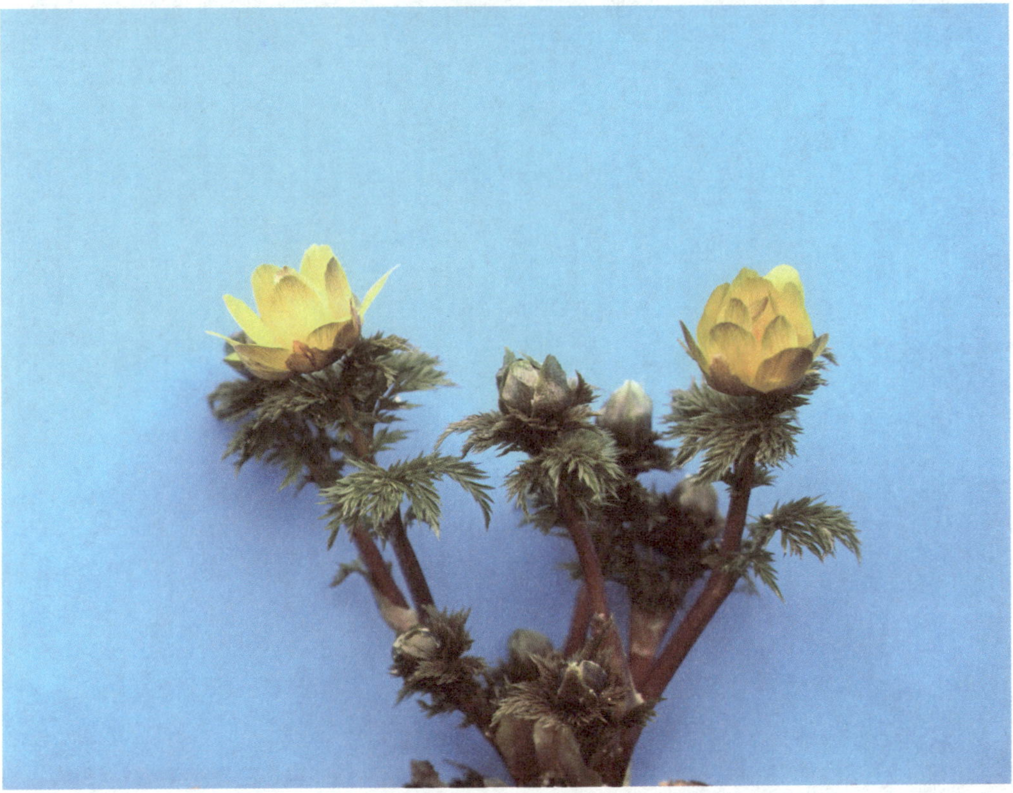

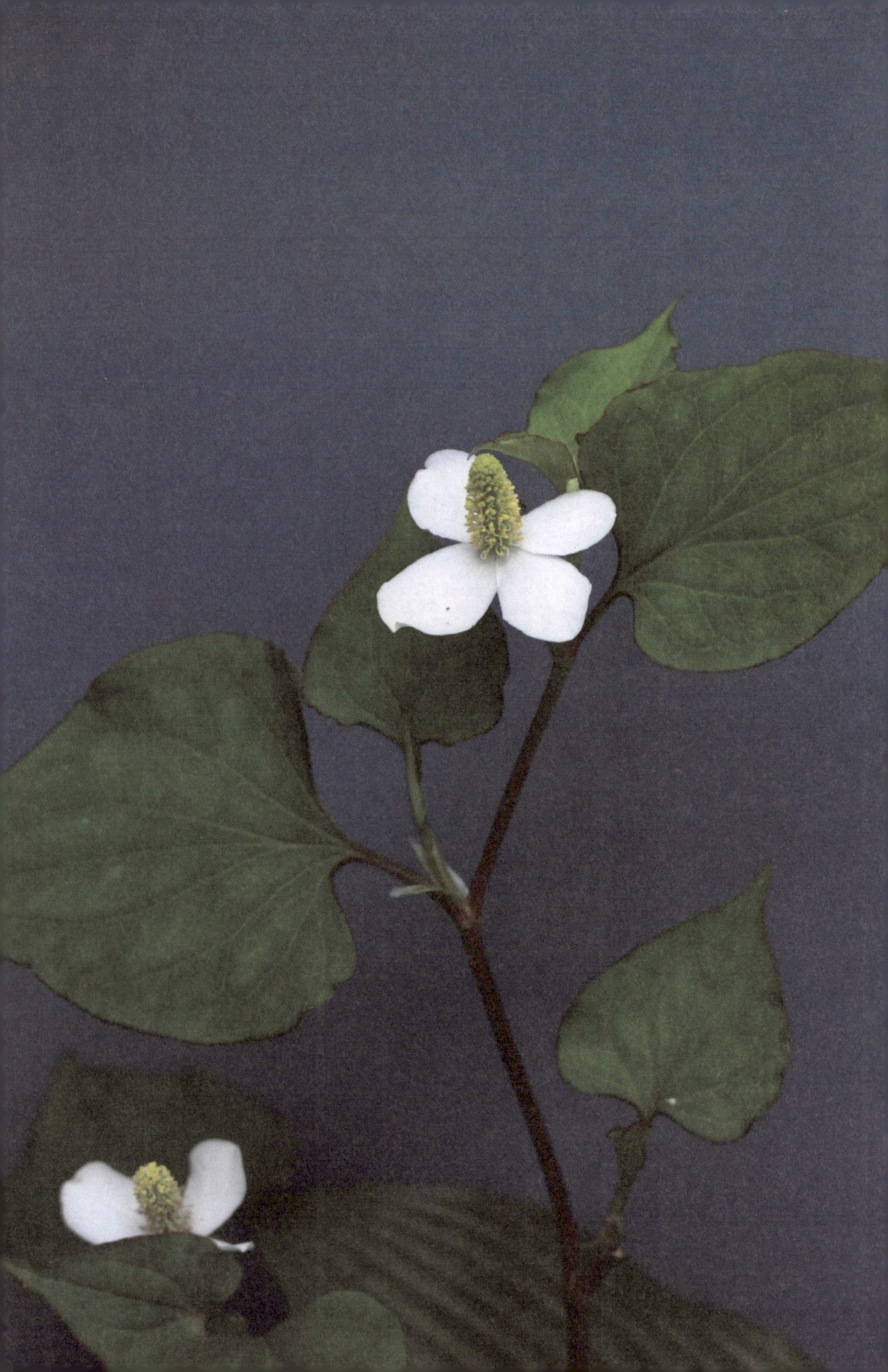

10. 어성초(魚腥草) · 삼백초(三白草)

식물 전체에서 물고기 비린내가 나는 식물이 있다. '약모밀'이라고 하는 어성초(魚腥草)다. 이 비린내 때문에 과거 절간 뒷간에 심어 고기를 대체하여 썼다는 이야기도 있다. 어성초는 번식력이 뛰어나다. 조금만 심어도 확 퍼진다. 남쪽 지방 약간 습기가 있는 곳에서 잘 자란다. 봄, 여름철 두 번에 걸쳐 꽃을 피우기도 한다. 그리고 어성초 주변에는 다른 풀이 잘 자라지 못한다.

어머니는 여름철과 가을철에 어성초를 베어 말리신다. 된장독에 어성초 잎을 넣으신다. 그러면 된장 맛이 좋다고 하신다. 어성초, 구찌 뽕나무 가지, 멸치, 다시마 등으로 육수를 내어 된장국을 끓이신다. 이렇게 끓이신 된장국 맛은 최고다. 어성초를 자르면 냄새가 나지만 말린 잎을 차나 음식으로 해 먹을 때는 비린내가 나지 않는다. 이와 비슷한 식물로 삼백초(三白草)가 있다. 같은 과(科)다. 어성초는 삼백초에 비해 꽃차례가 짧고 꽃차례에 네 개의 백색 총포가 있으며 잎이 백색을 띠지 않는 것

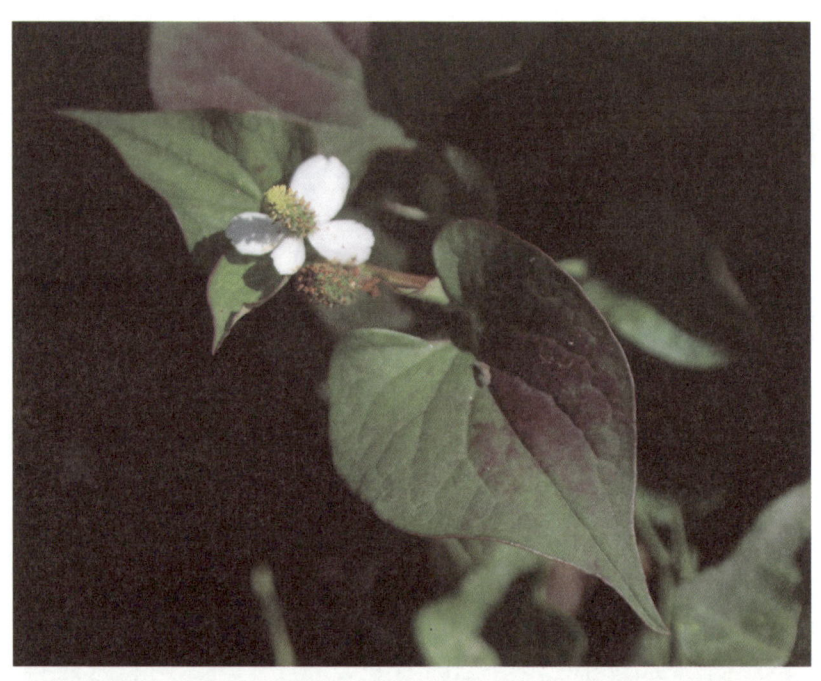

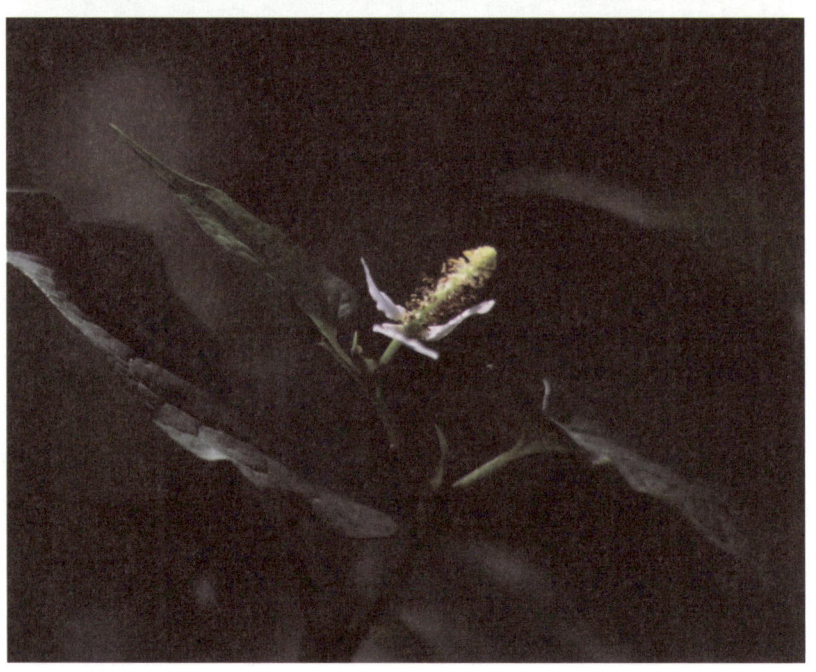

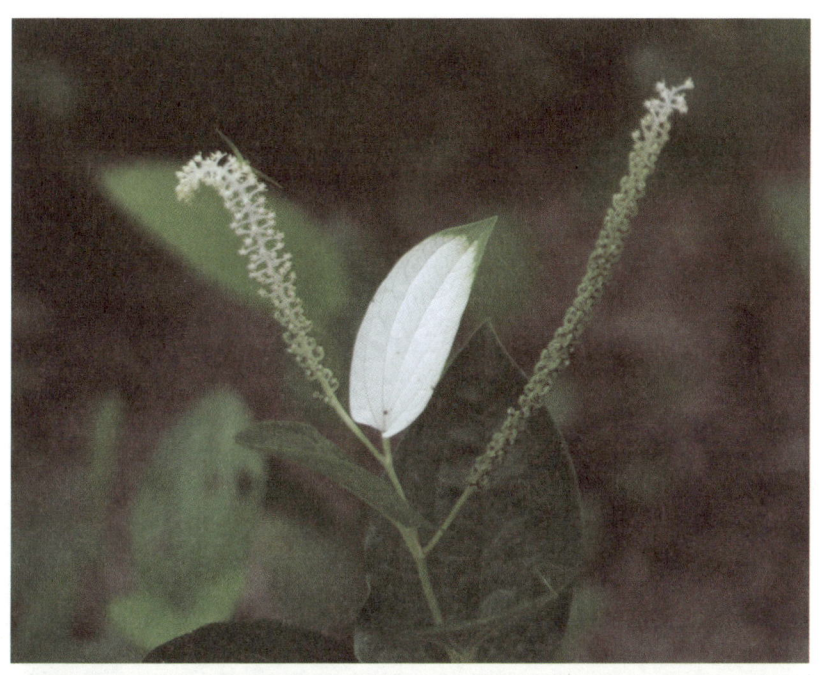
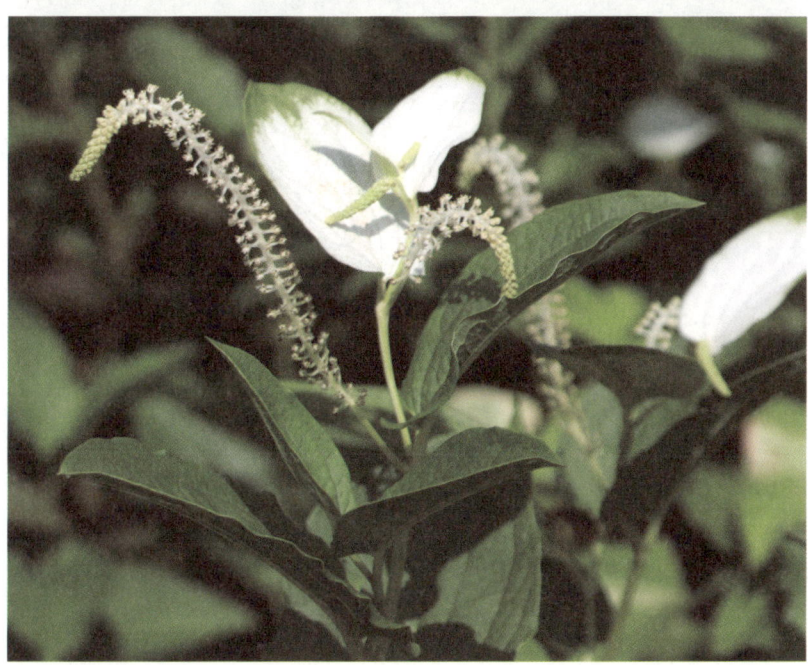

이 특징이다.

삼백초과 '약모밀'은 높이 30~60cm로 자라는 다년생초본(多年生草本)이다. 땅속줄기는 백색이고 가늘며 길게 벋는다. 잎은 어긋나며 길이 4~10cm의 넓은 난형 또는 난상 심장형이다. 꽃은 5~7월에 백색으로 피며 길이 1.5~2.5cm의 짧은 수상꽃차례에서 모여 달린다. 꽃차례 아래에 네 장의 꽃잎 모양 총포가 있다. 꽃잎은 없으며 수술은 세 개이다. 열매는 삭과(蒴果)로 길이 2~3mm이고 암술대가 남아 있다.

약모밀의 전초(全草)를 '어성초(魚腥草)'라 하며 약용한다. 성미(性味)는 신(辛), 미한(微寒)이고 귀경(歸經)은 폐(肺), 방광(膀胱), 대장경(大腸經)이다. 효능(效能)은 청열해독(淸熱解毒), 배농소옹(排膿消癰), 이뇨통림(利尿通淋)이며 주치증(主治症)은 폐옹토농(肺癰吐膿), 폐열해천(肺熱咳喘), 옹종창독(癰腫瘡毒), 치창(痔瘡), 열리(熱痢), 열림(熱淋), 수종(水腫), 대하(帶下), 개선(疥癬) 등이다.

삼백초과 '삼백초(三白草)'는 제주도 저지대 습지에 드물게 자생하고 있으며 전국에서 약용으로 재배하고 있다. 다년생초본(多年生草本)으로 줄기는 곧추 자라며 높이 60~100cm이다. 땅속줄기는 백색이고 굵고 길게 벋는다. 잎은 어긋나며 길이 10~20cm의 넓은 난형이고 밑 부분은 심장형이다. 줄기 끝에 달리는 두세 장의 잎은 흰빛을 띤다. 꽃은 6~8월에 백색으로 피며 길이 5~20cm의 총상꽃차례에서 모여 달린다. 꽃잎은 없다. 열매는 분열과로 지름 3mm 정도로 거의 둥글다.

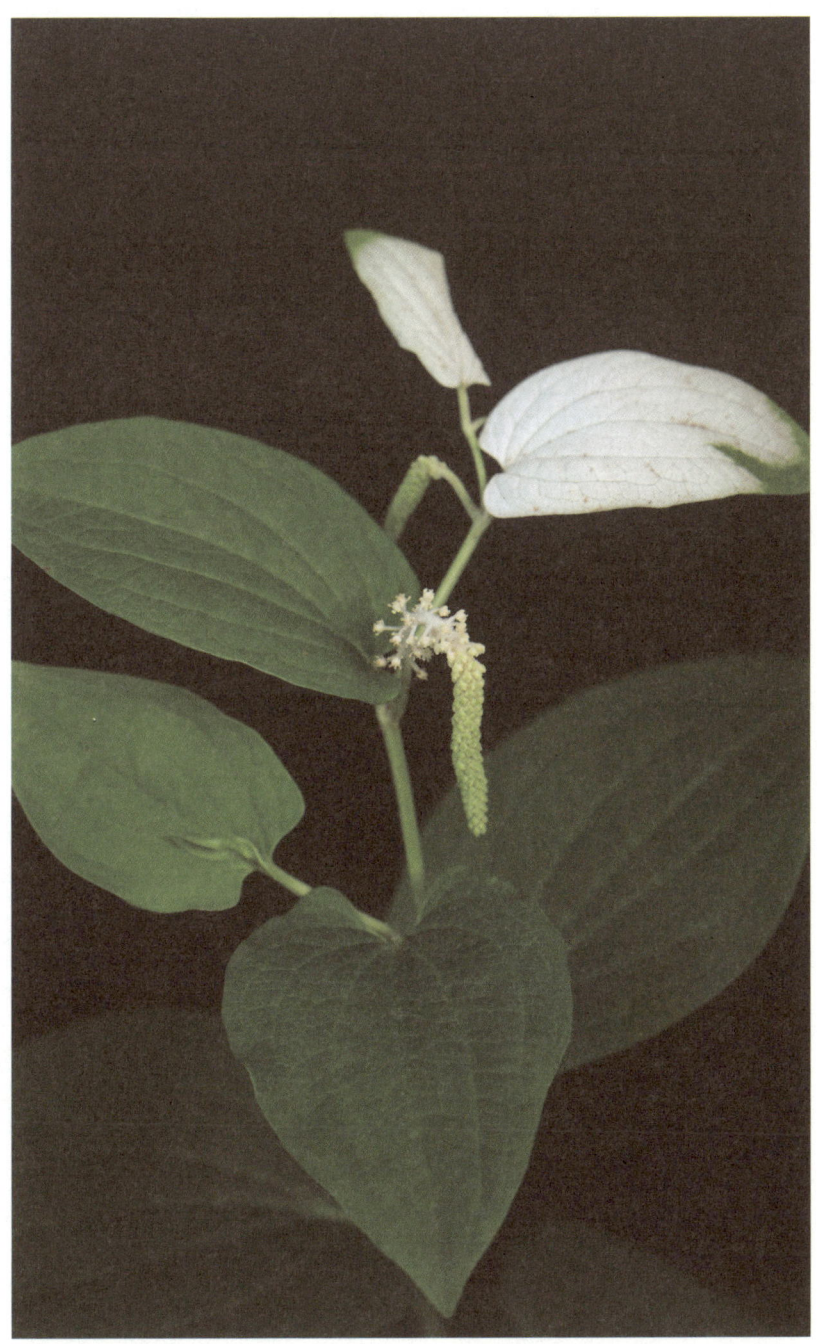

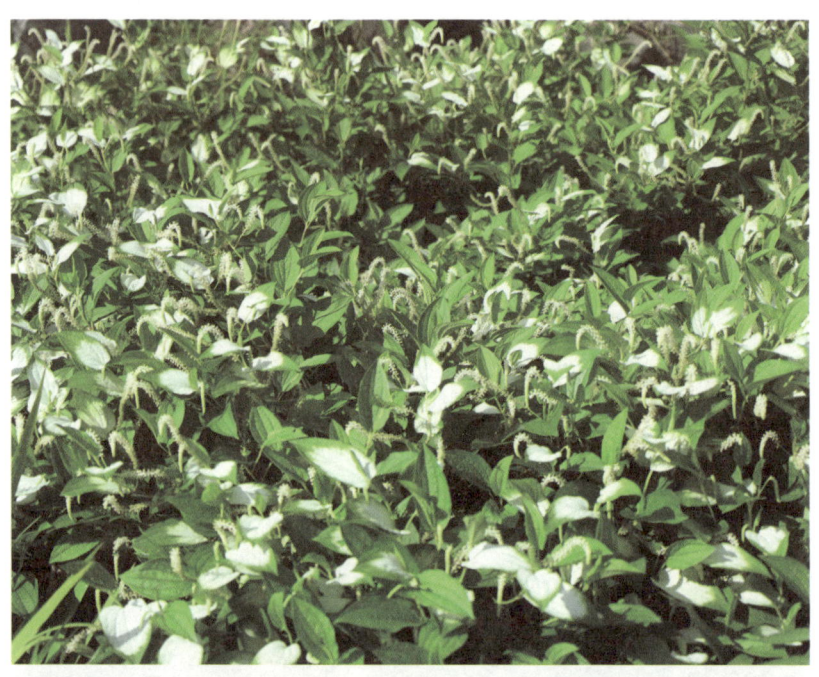

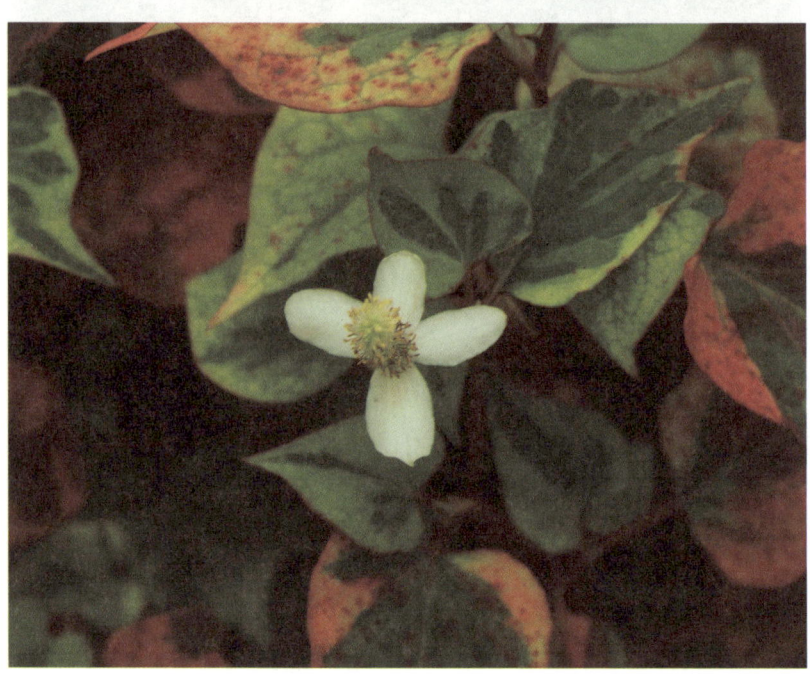

삼백초의 지상부분(地上部分)을 약용한다. 성미(性味)는 감(甘), 신(辛), 한(寒)이고 귀경(歸經)은 비(脾), 신(腎), 담(膽), 방광경(膀胱經)이다. 효능(效能)은 청열해독(淸熱解毒), 이수소종(利水消腫)이며 주치증(主治症)은 열림(熱淋), 혈림(血淋), 수종(水腫), 각기(脚氣), 황달(黃疸), 이질(痢疾), 대하(帶下), 옹종창독(癰腫瘡毒), 습진(濕疹), 사충교상(蛇蟲咬傷) 등이다.

삼백초는 뿌리, 개화기 잎, 꽃 3부분이 백색(白色)인 풀이라는 의미이다. 제주 일부 습지와 지리산 일부 지역에서 자라는 희귀식물이다. 지금은 여러 곳에서 재배한다. 물가에서 자라는 식물로 뿌리, 잎, 꽃 세 가지가 하얀색을 나타내기 때문에 삼백초(三白草)라는 이름이 붙여졌다. 이 식물의 잎은 꽃이 피는 시기인 6~8월에만 하얗게 변하는데 이는 화려하지 않은 꽃을 대신해 곤충을 유인하기 위해서다. 생육환경이 습기가 많은 계곡의 바람이 잘 통하고 공중 습도가 높으며 반그늘인 곳에서 잘 자란다. 삼백초과(三白草科) 어성초(魚腥草)·삼백초(三白草) 이 두 식물은 항암제(抗癌劑)로 연구하고 있다. 특히 암성흉수(癌性胸水)에 효과가 좋다.

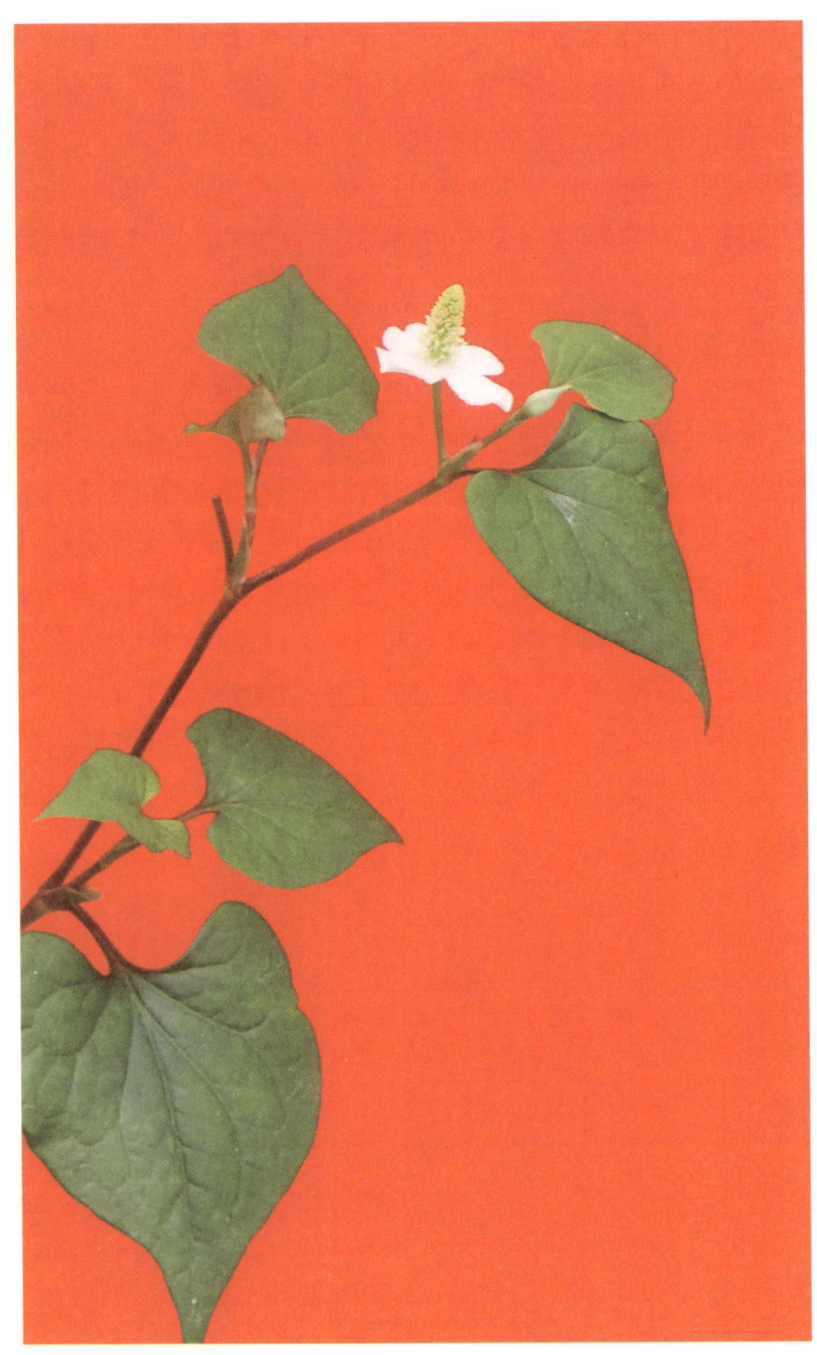

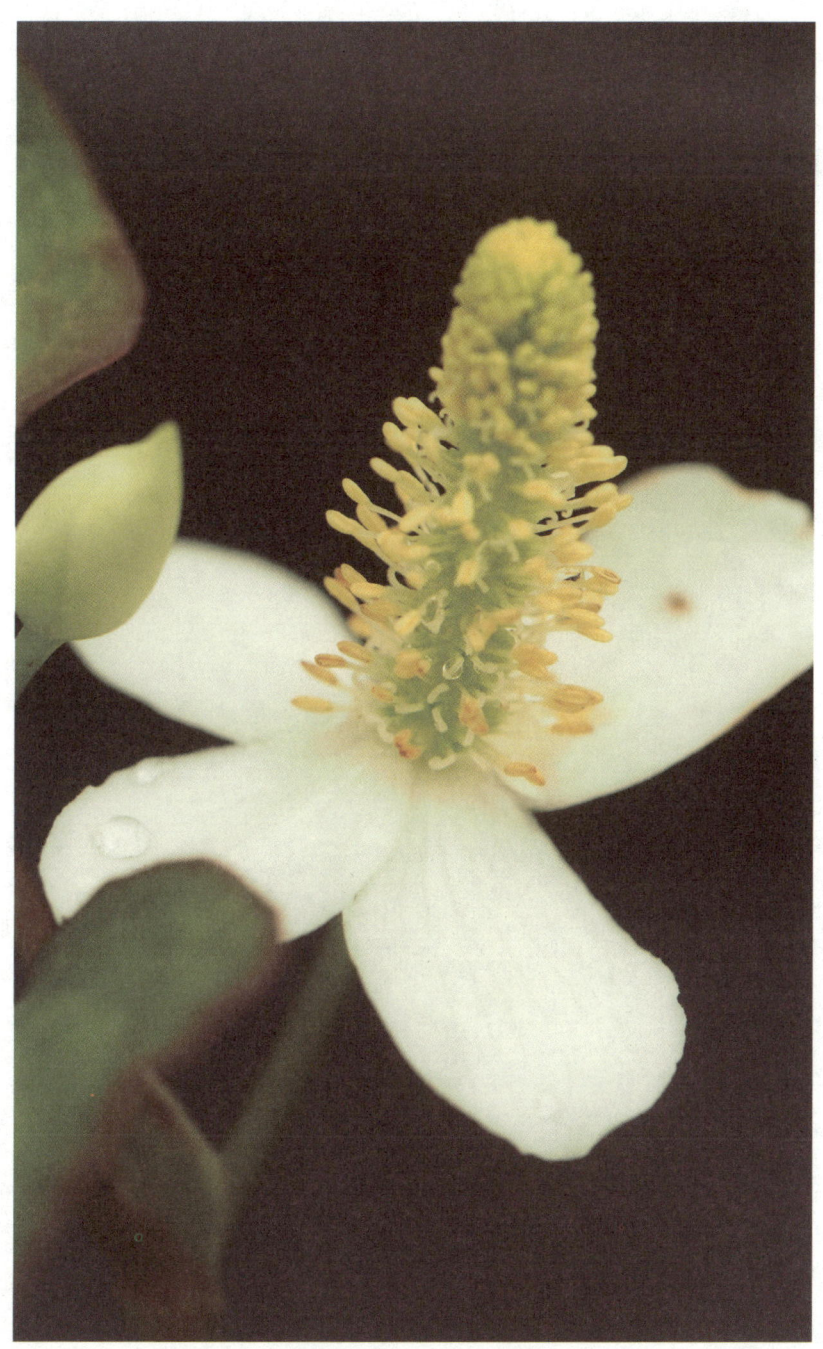

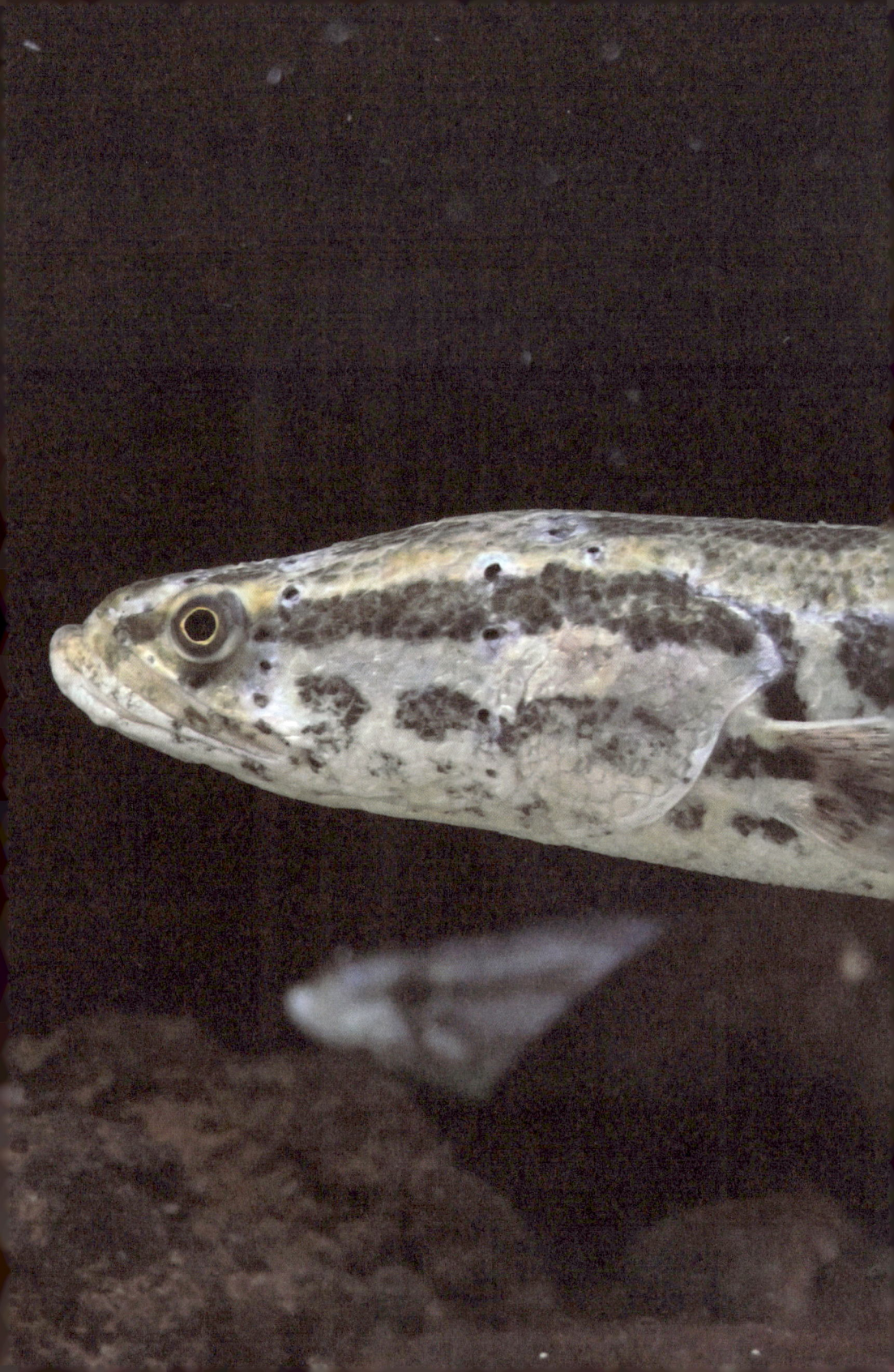

11. 가물치

아침 식사가 끝날 무렵 할머니는 숭늉을 찾으신다. 어머니는 천천히 일어나신다.

할머니는 어머니 보고

"어멈아! 너 어디 아프냐?"

굼뜬 어머니 행동을 보시고 할머니는 묻는다.

"홍문이 빠지려나 봐요."

할머니는

"그냥 앉으라. 가만히 있어."

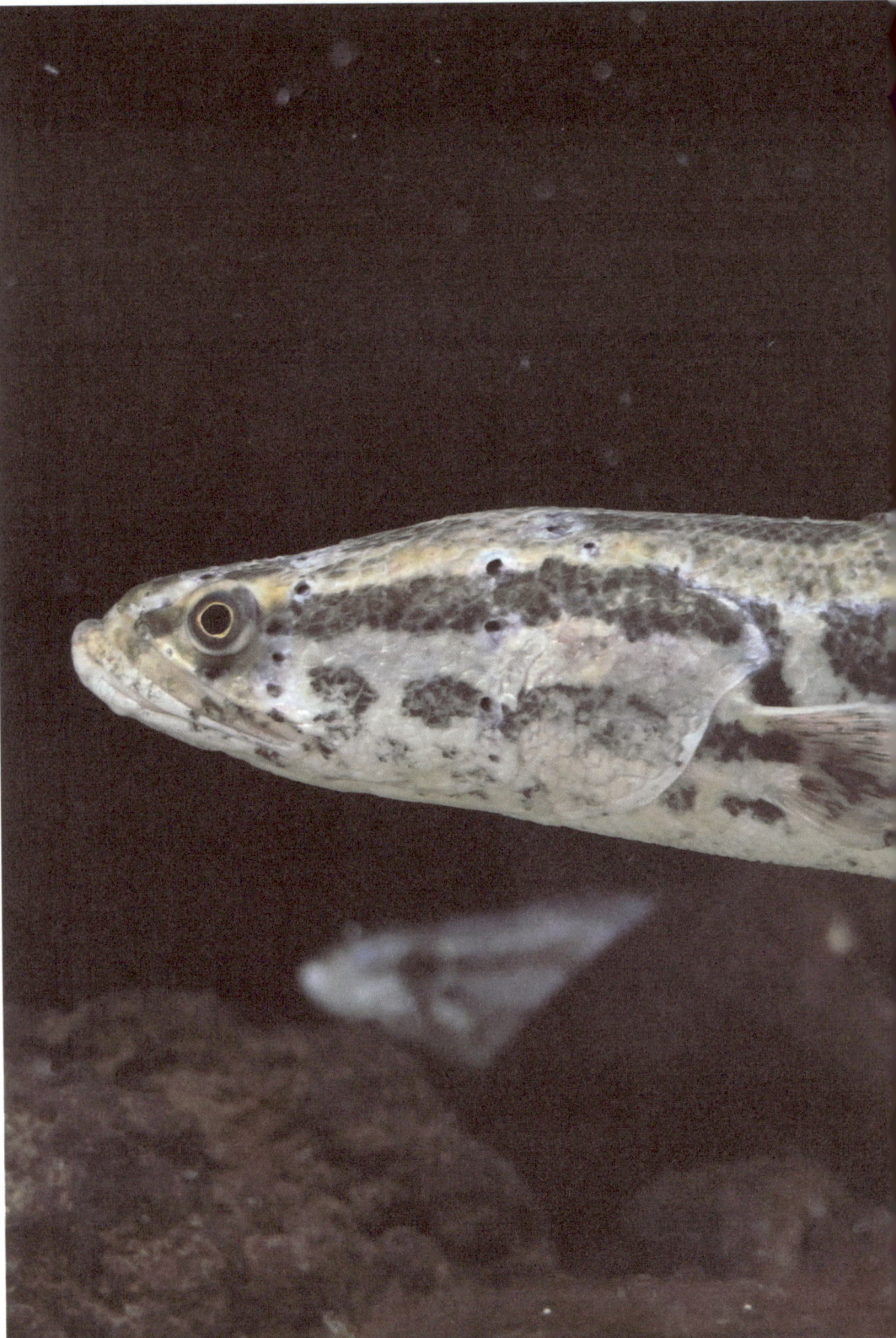

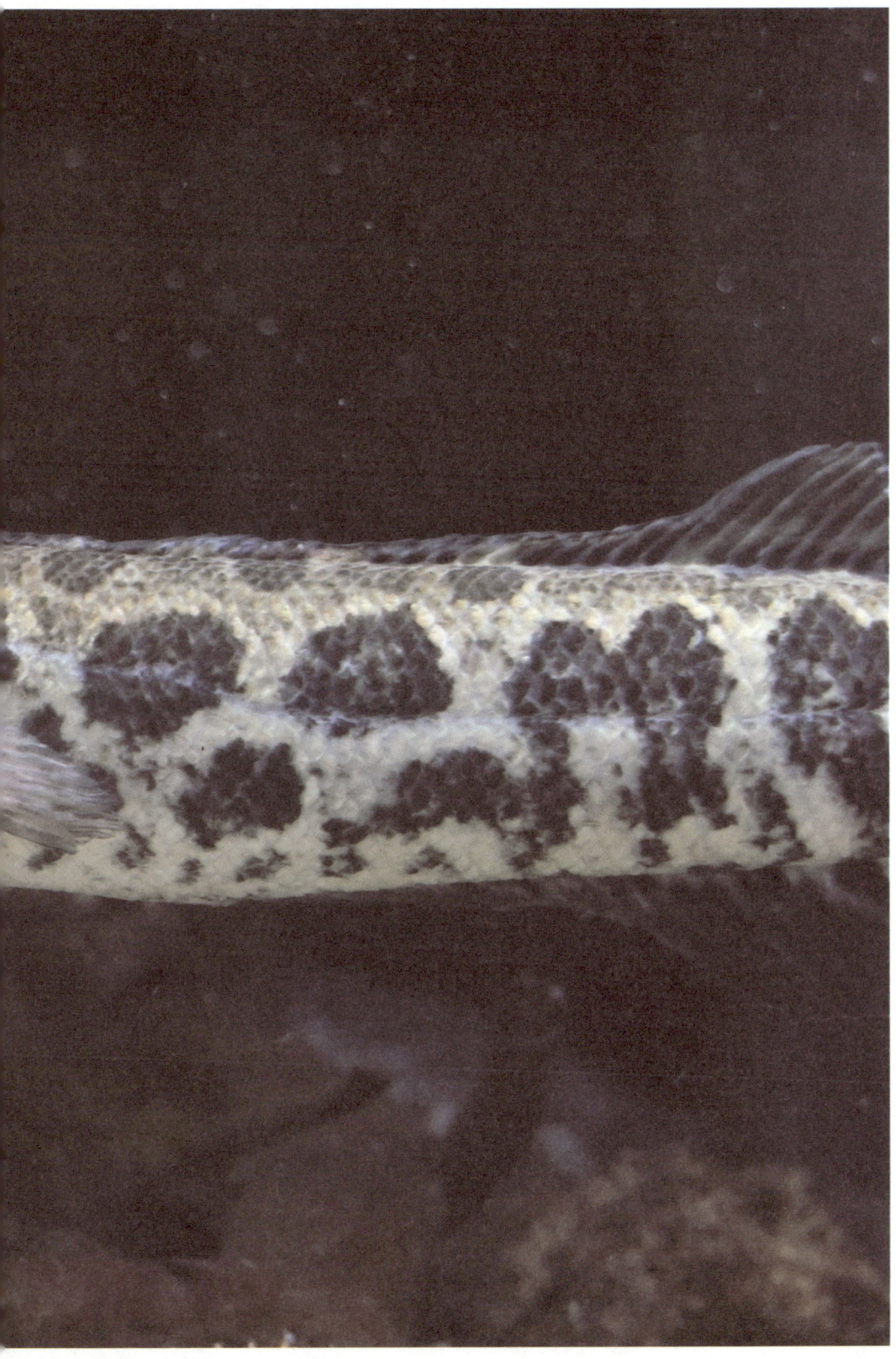

그리고 삼촌을 쳐다봤다.

삼촌은

"제가 가져올게요."

그리고 부엌으로 갔다.

할머니는

"아범아, 가물치 좀 구해오렴."

"내일이 장날인데 내일 장에 갔다 올게요."

할머니는

"오늘 당장 구해와"

호통치신다.

"가물치가 없으면 잉어나 드렁허리도 괜찮다. 다 힘이 센 물고기다."

아버지는

"네! 아랫마을 강가 어부네 집에 가보죠."하고 나서신다.

"나도 따라가야지."

"넌 집에 있어."

어부네 집에 갈 때는 내리막이라 괜찮은데, 집에 올 때는 오르막이라 시간이 지체될까 봐 아버지는 안 데려간 것이다.

어머니는

"작은애 낳고 가물치를 먹었는데 비린내가 나서 간신히 먹었어요."

비린내가 안 났으면 하는 바람이시다.

할머니는

"알았다. 이번에는 비린내 안 나게 해 줄게."

하신다.

조금 있다가 아버지가 오셨다. 커다란 가물치 한 마리와 모래무지 한 바가지를 가져오셨다. 할머니는

"모래무지는 웬 거야?"

"샀어요."

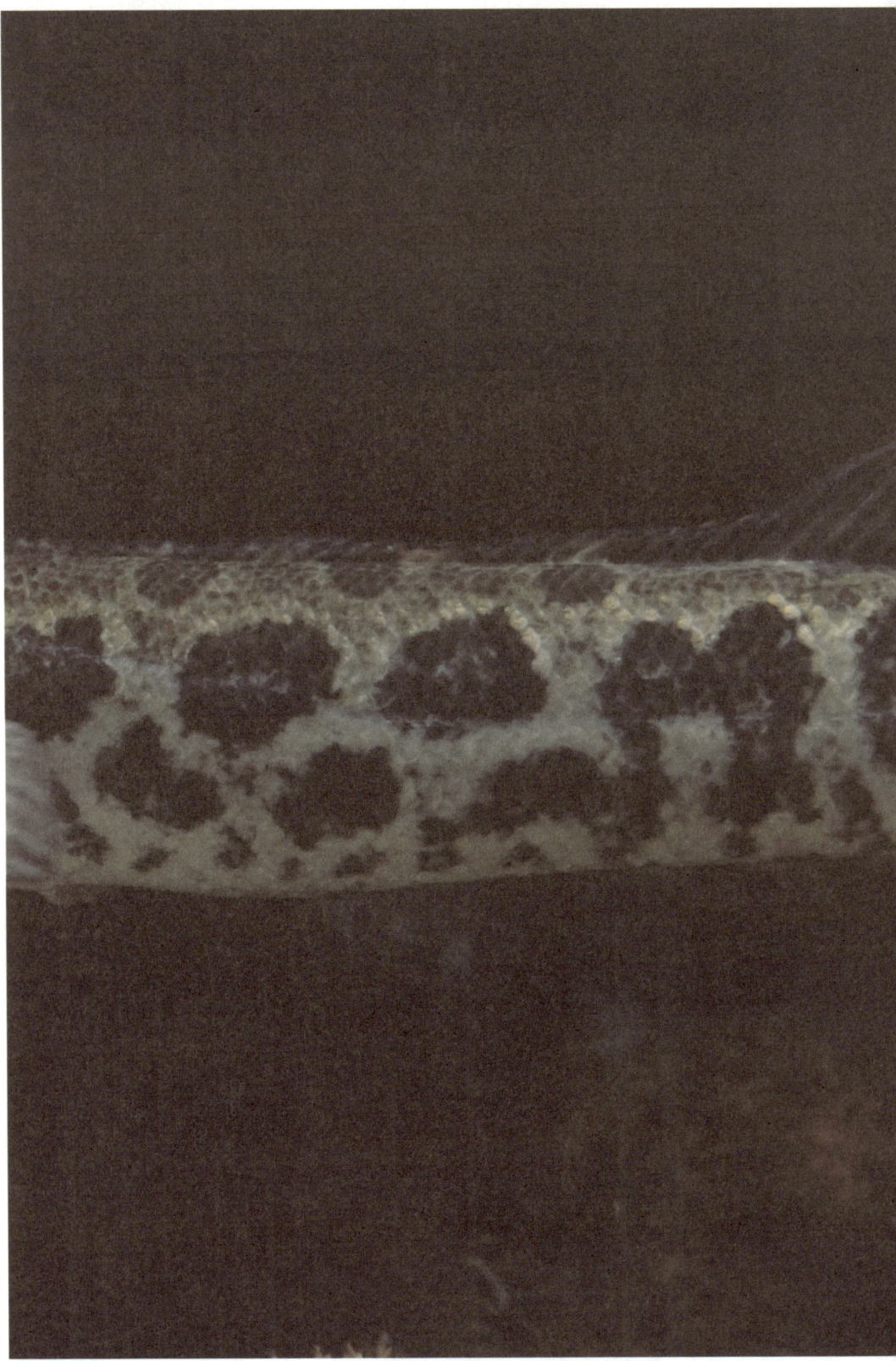

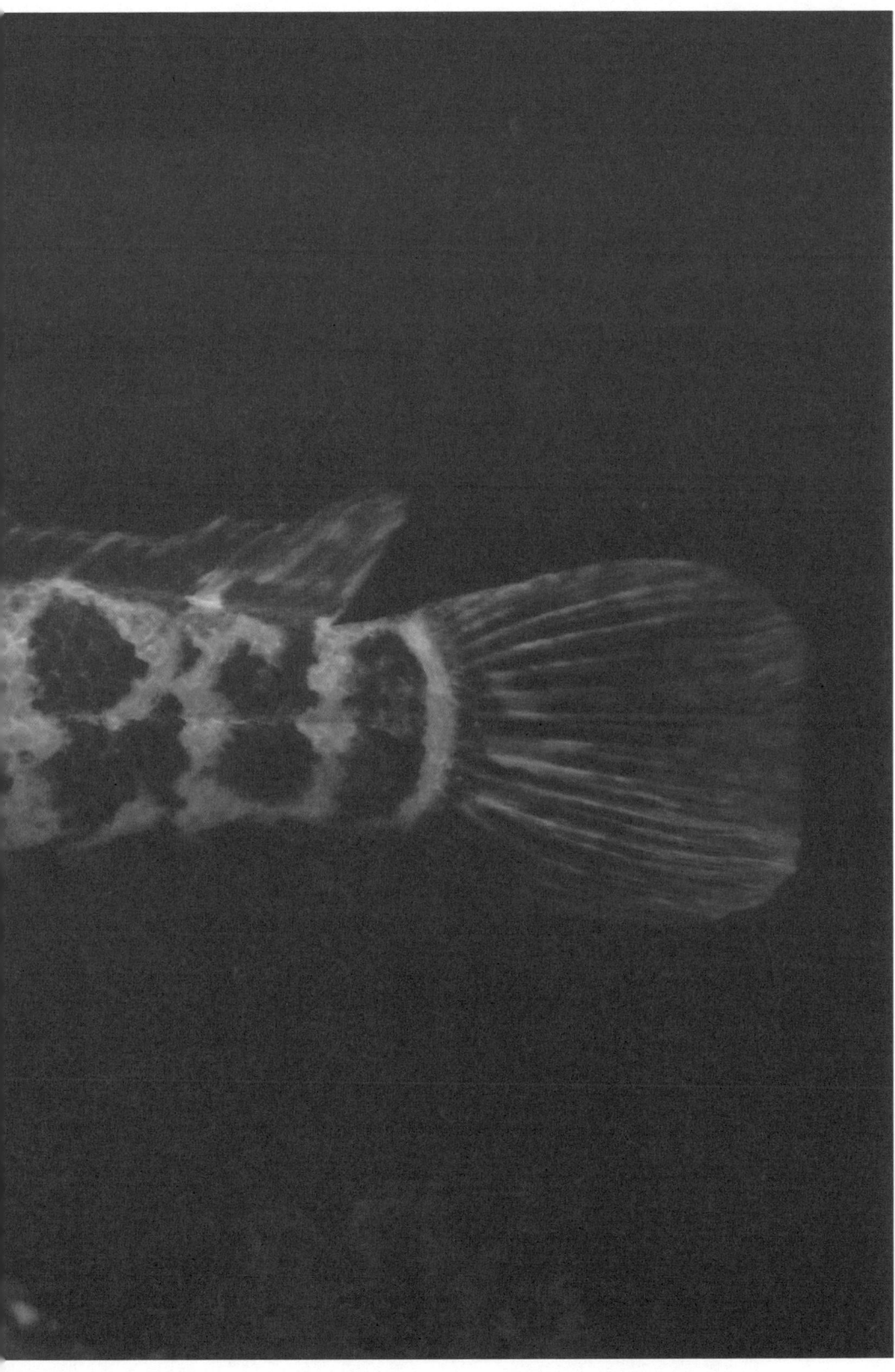

아버지는 계속 말씀하신다.

"가물치를 애 엄마 약(藥)한다고 하니 그냥 주셨어요. 미안해서 모래무지를 샀어요."

"잘했다. 매운탕 끓여 줄게."

옛날 어르신들은 가물치뿐만 아니라 다른 것도 약으로 쓴다면 돈 받고 팔지 않았다. 우리 민족은 아픈 사람의 심정과 완쾌를 기원하며 내 소중한 것을 그냥 주는 습성이 있다. 아버지는 우물가에서 물고기를 손질하고 삼촌은 마당에서 솥을 걸었다. 나는 작대기를 가지고 고양이가 아버지한테 못 오게 쫓아내고 있었다. 할머니는 솥에 가물치를 넣고 거기에 호박 꼭지와 말린 어성초(魚腥草)를 같이 넣었다.

"어머니, 호박 꼭지는 왜 넣어요?"

삼촌은 물었다.

할머니는

"밑 빠진 데는 호박 꼭지가 최고여!"

나는 무슨 소린지 이해가 가지 않았다. 삼촌은 금방 이해했나 보다.

"아, 그렇구나."

하신다.

실제로 호박 꼭지를 탈항(脫肛)에 쓸 수 있다.

삼촌에게

"왜 호박 꼭지를 약으로 써요?"

물었다.

삼촌은 담장을 가리키며

"저 담장에 매달려 있는 호박을 봐 크지?"

"네에!"

"그 큰 호박은 무엇에 매달려 있지?"

"호박 꼭지에요."

"그래, 저 무거운 호박이 떨어지지 않게 오랫동안 잡고 있는 게 호박 꼭지지?"

"아, 그렇구나!"

"가물치도 힘이 세지만 호박 꼭지도 힘이 센 거네요!"

"그렇지"

그제서야 할머니의 처방을 이해했다.

그날 저녁은 할머니표 모래무지 매운탕이었다. 다소 매웠지만 무척 맛있었다. 여동생은 밥 한 숟가락 뜨고 삼촌을 쳐다보고 있다. 삼촌은 그 작은 물고기의 살을 발라 여동생 숟가락 위에 올려놓는다.

"아, 맛있다. 삼촌, 또 줘."

어머니는

"삼촌 밥 드시게 그만해라."

하신다.

"삼촌 또"

"삼촌 또"

모래무지 살은 무척 맛있었다. 막냇동생은 매워서 김하고만 밥을 먹었다.

할머니는

"어멈아, 좀 어떻냐?"

물으신다.

점심 때 가물치 곤 물 한 대접 드시고 지금 두 번째다.

"좀 나아요. 무엇보다. 비린내가 안 나서 좋아요."

어성초의 신선한 것은 물고기 비린내가 나지만 말린 것을 가물치에 넣고 끓이면 비린내가 거의 나지 않는다. 할머니는 가물치에 호박 꼭지, 어성초, 구찌 뽕나무 가지, 통마늘, 마가목을 조금씩 넣고 끓이셨다. 비린내가 거의 나지 않아 어머니는 잘 드셨다. 할머니의 가물치, 호박 꼭지, 어성초 처방은 놀라웠다. 어머니는 며칠 더 드시고 쾌차하셨다.

가물칫과 가물치는 몸길이가 50~80cm이며 산란 시기는 5~8월이다. 육식성으로 물 흐름이 느리거나 없는 저수지, 늪, 연못 등 수심이 낮은 호수의 수초 지역에 산다.

가물치의 본초학적 소견은 다음과 같다. 가물치 고기를 '예어(鱧魚)'라 하며 약용·식용한다. 성미(性味)는 감(甘), 량(凉)이고 귀경(歸經)은 비(脾), 위(胃), 폐(肺), 신경(腎經)이다. 효능(效能)은 보비익위(補脾益胃), 이수소종(利水消腫)이며 주치증(主治症)은 신면부종(身面浮腫), 임신수종(妊娠水腫), 습비(濕痹), 각기(脚氣), 산후유소(産後乳少), 유산(流産), 폐로체허(肺癆體虛), 위완창만(胃脘脹滿), 장풍(腸風), 치창하혈(痔瘡下血), 개선(疥癬) 등이다.

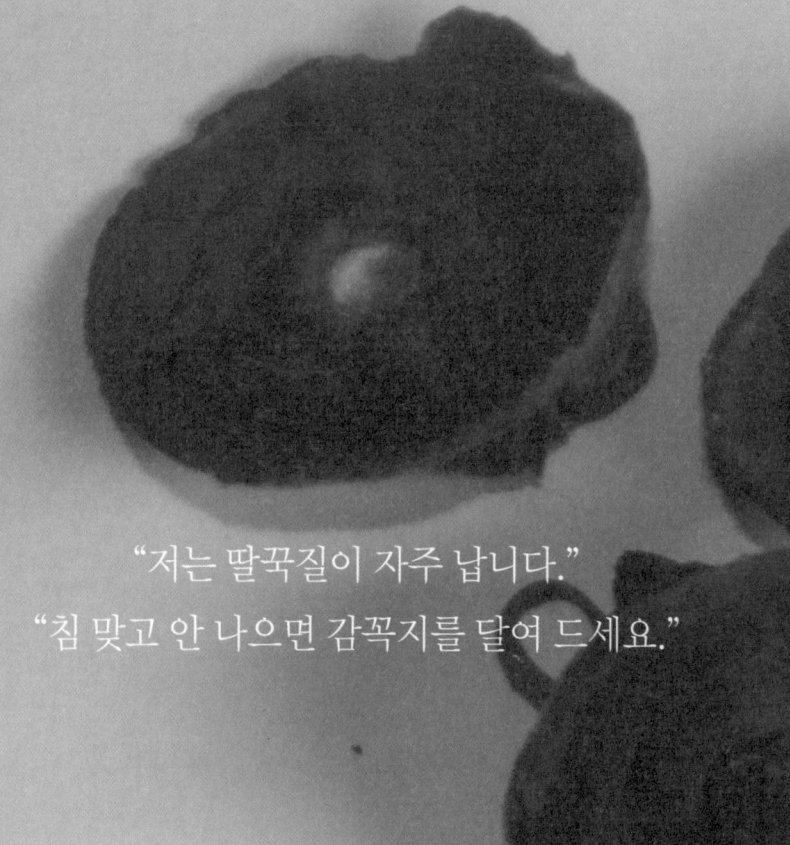

"저는 딸꾹질이 자주 납니다."
"침 맞고 안 나으면 감꼭지를 달여 드세요."

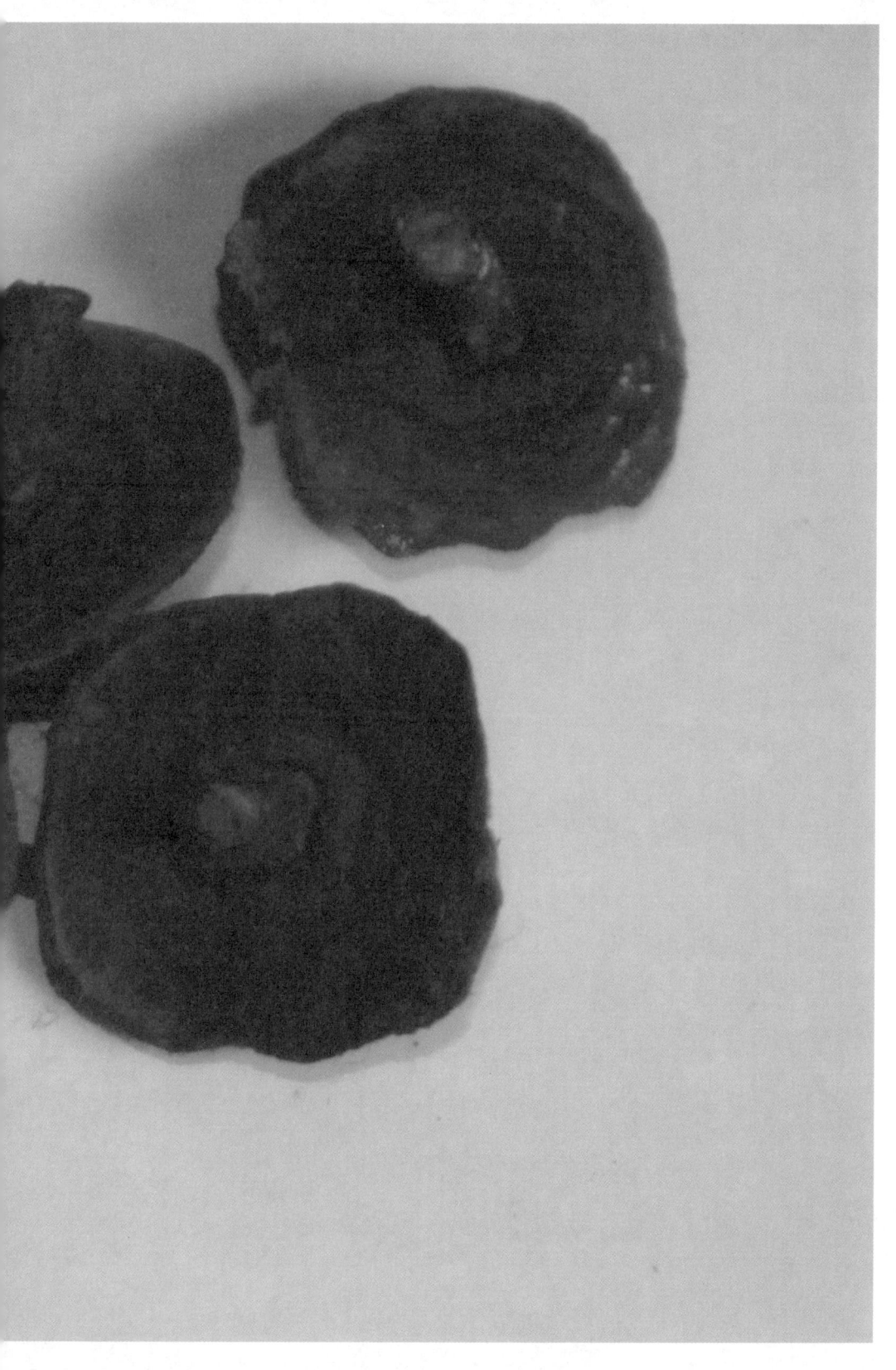

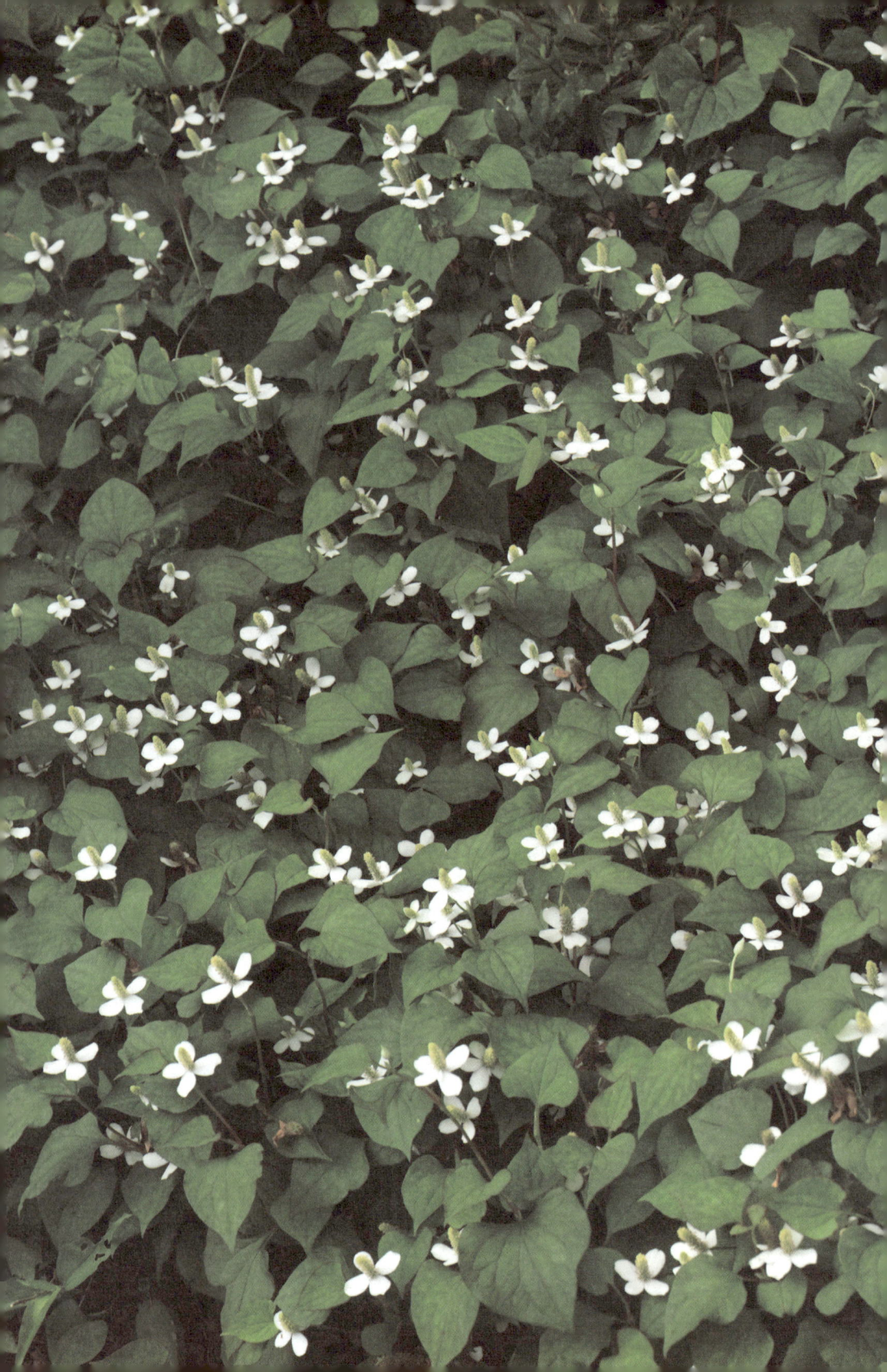

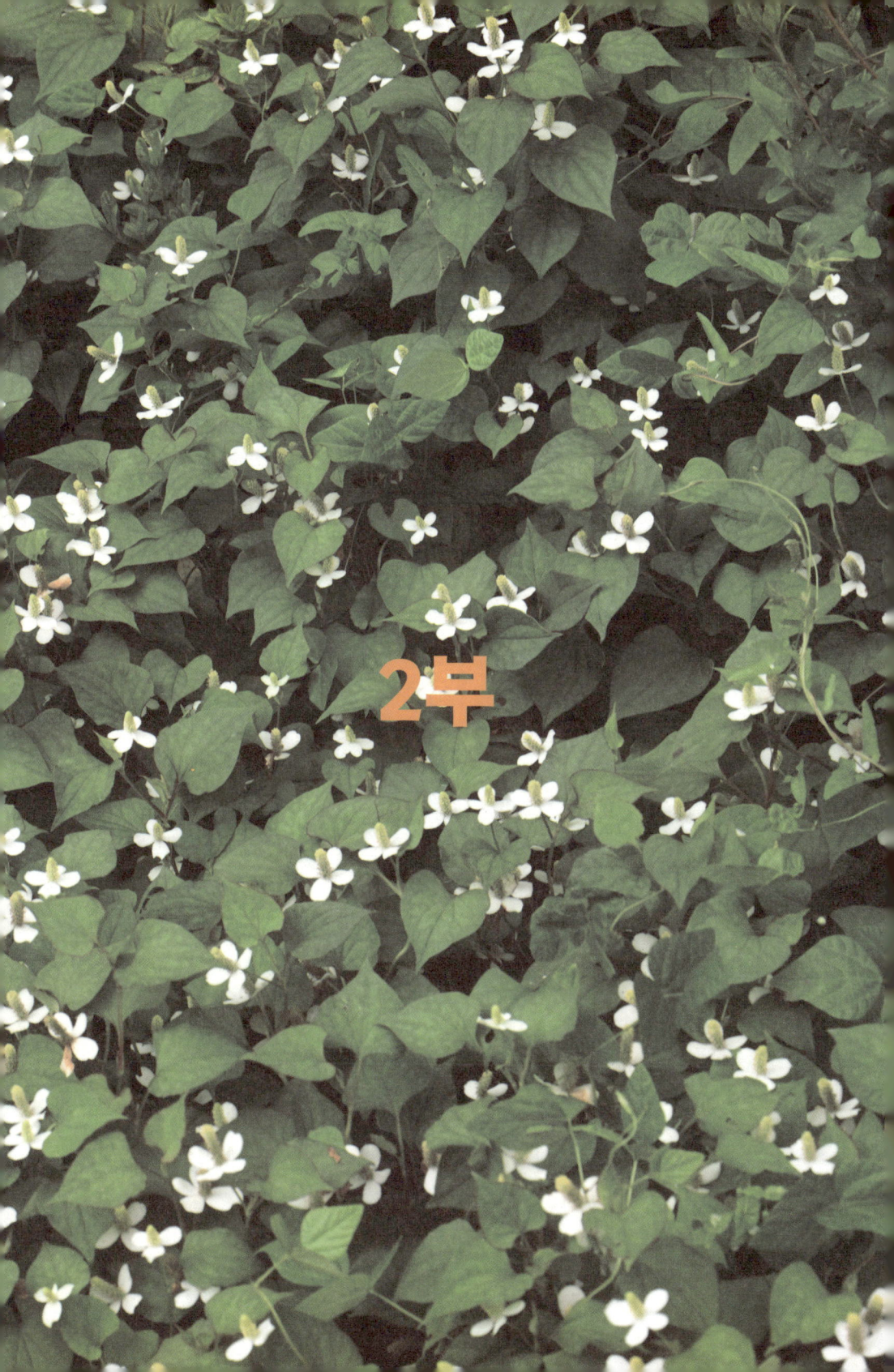

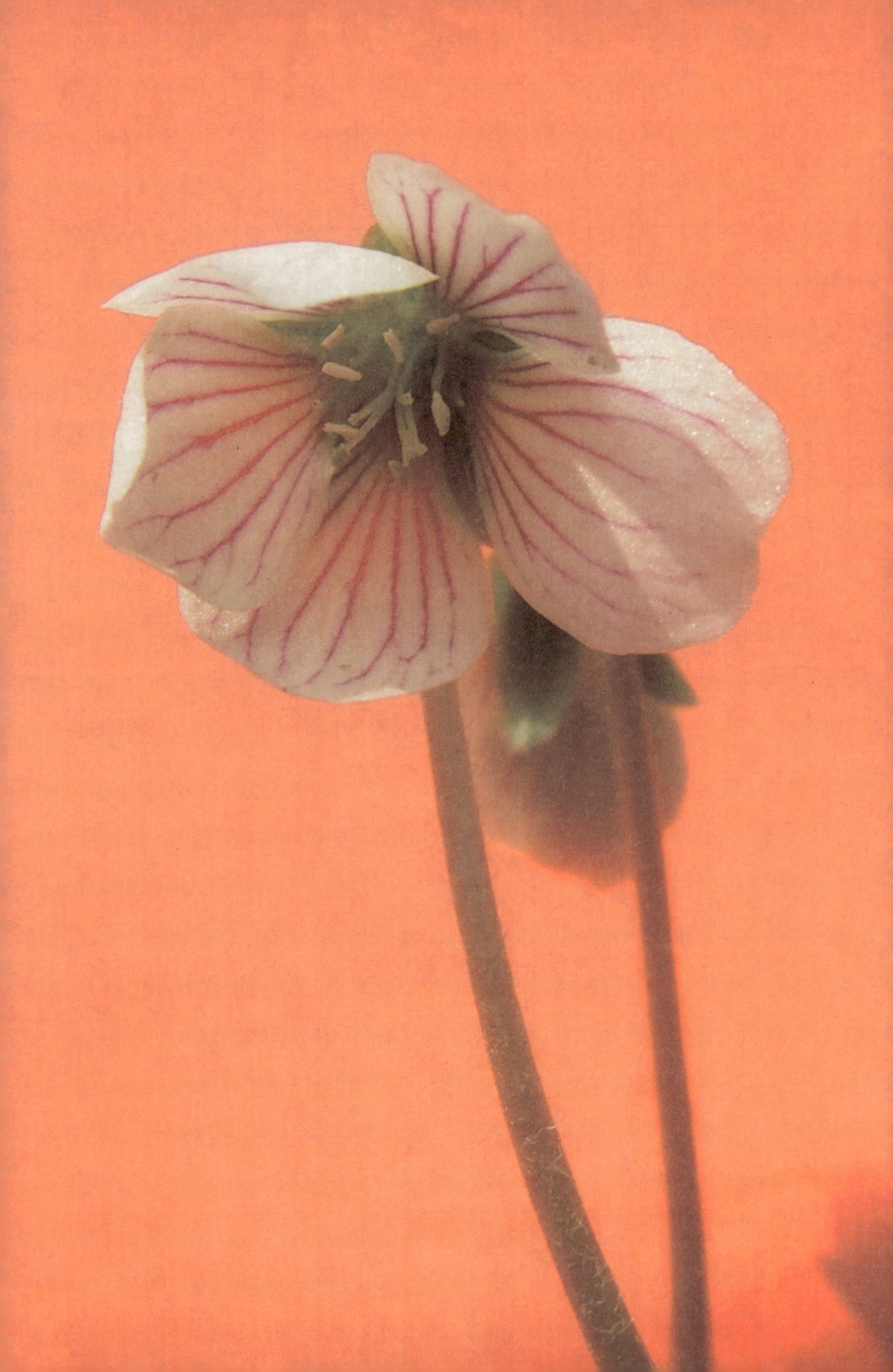

2부

포토에세이 – '큰괭이밥'

괭이밥과 큰괭이밥은 높이 10~20cm로 숲속에서 자라는 다년생 초본(多年生草本)이다. 뿌리잎은 세 겹잎이며 작은 잎은 거꿀 삼각형이다. 4~5월에 잎이 돋을 때 꽃도 함께 핀다. 꽃줄기 끝에 한 개의 흰색 꽃이 옆을 향해 피며 해가 지면 꽃잎이 오므라든다. 꽃잎 안쪽에 붉은색 줄무늬가 있다. 열매는 긴 달걀형이다.

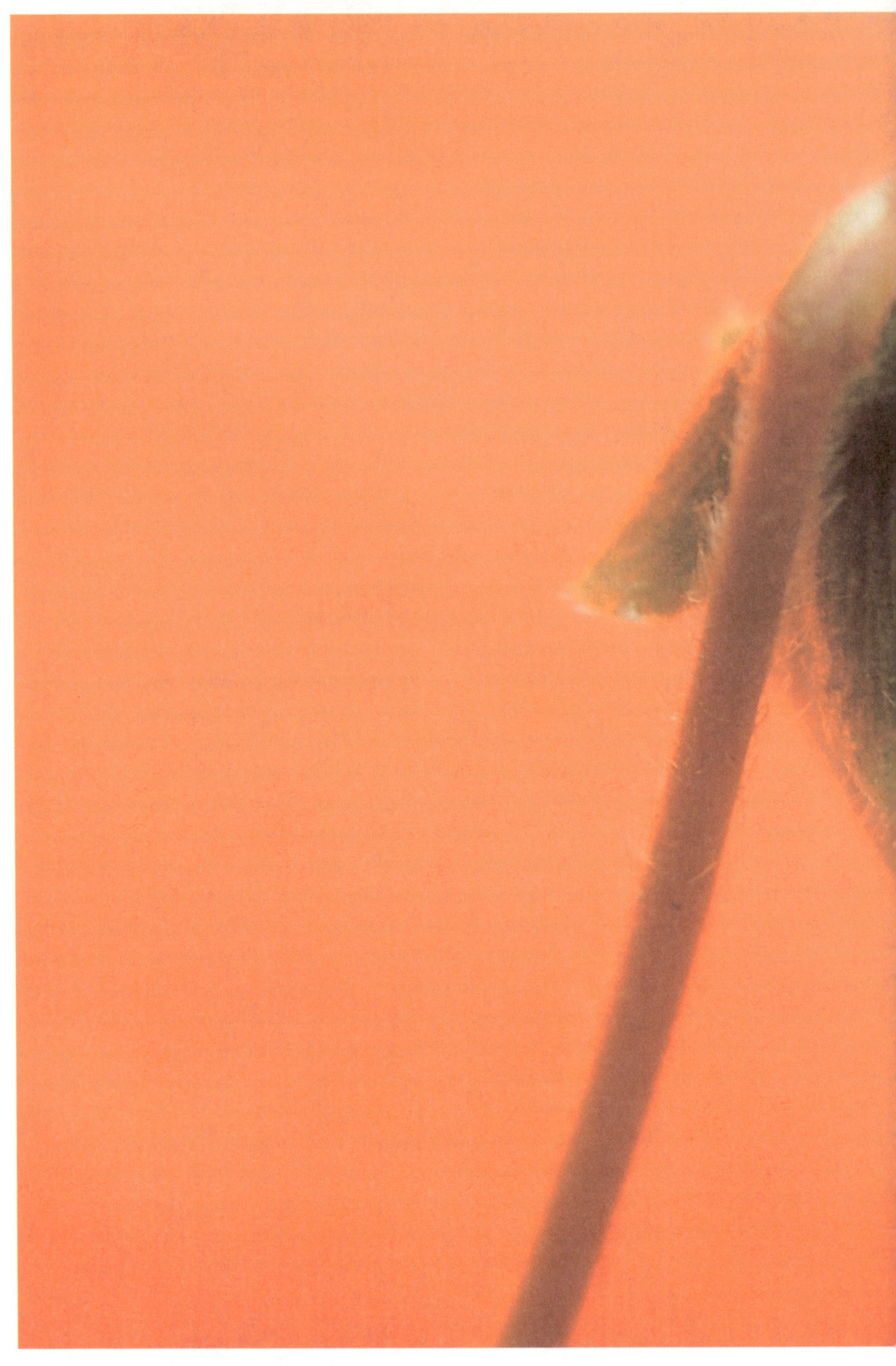

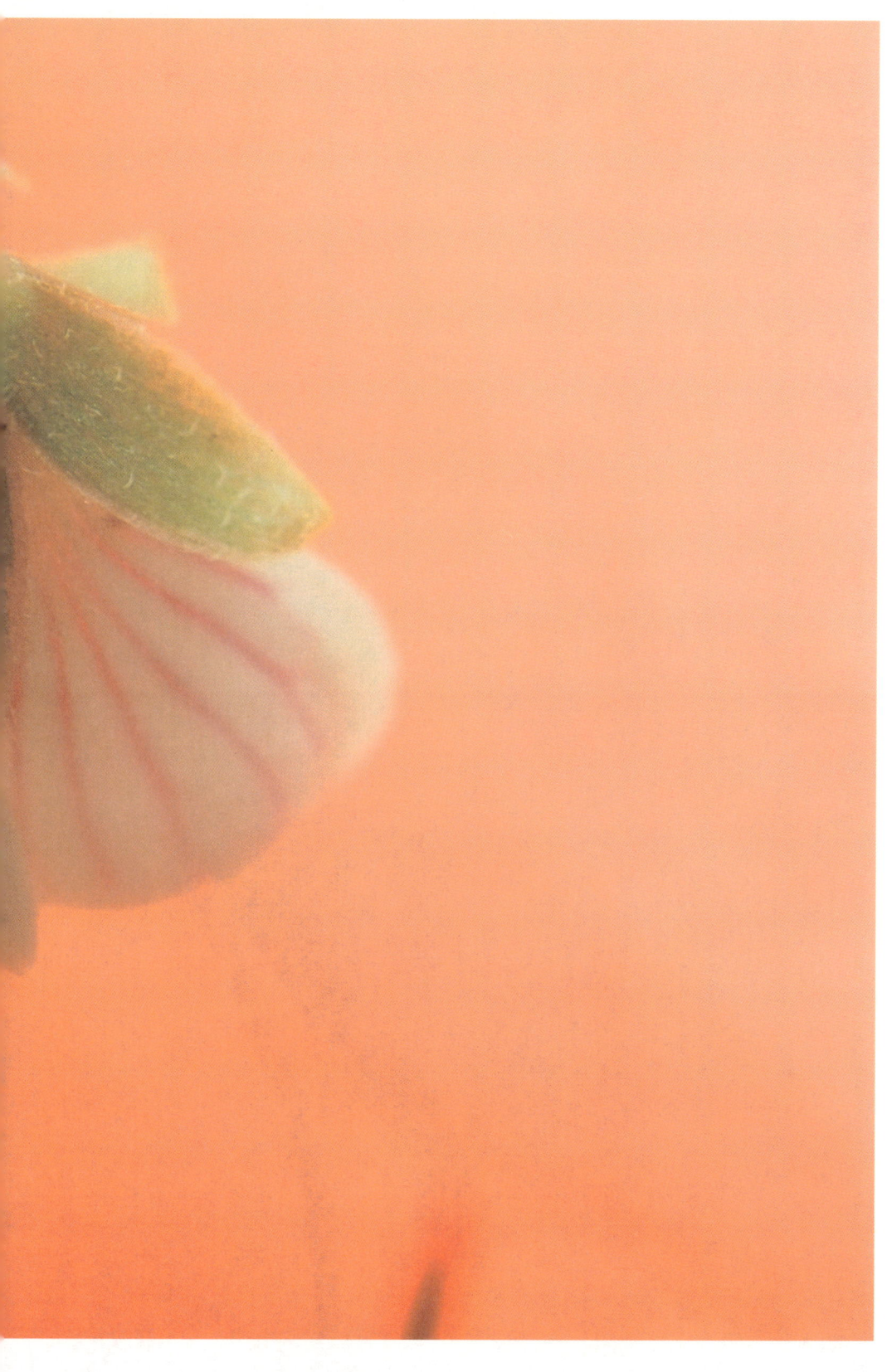

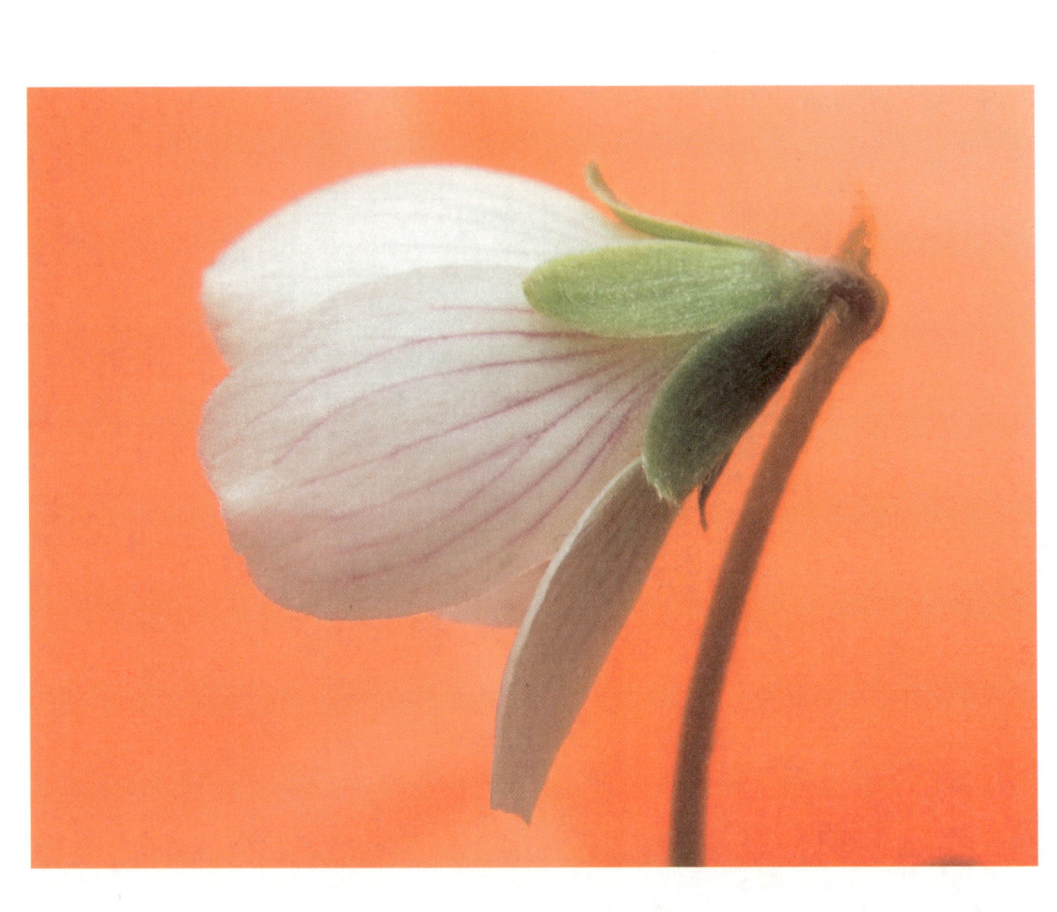

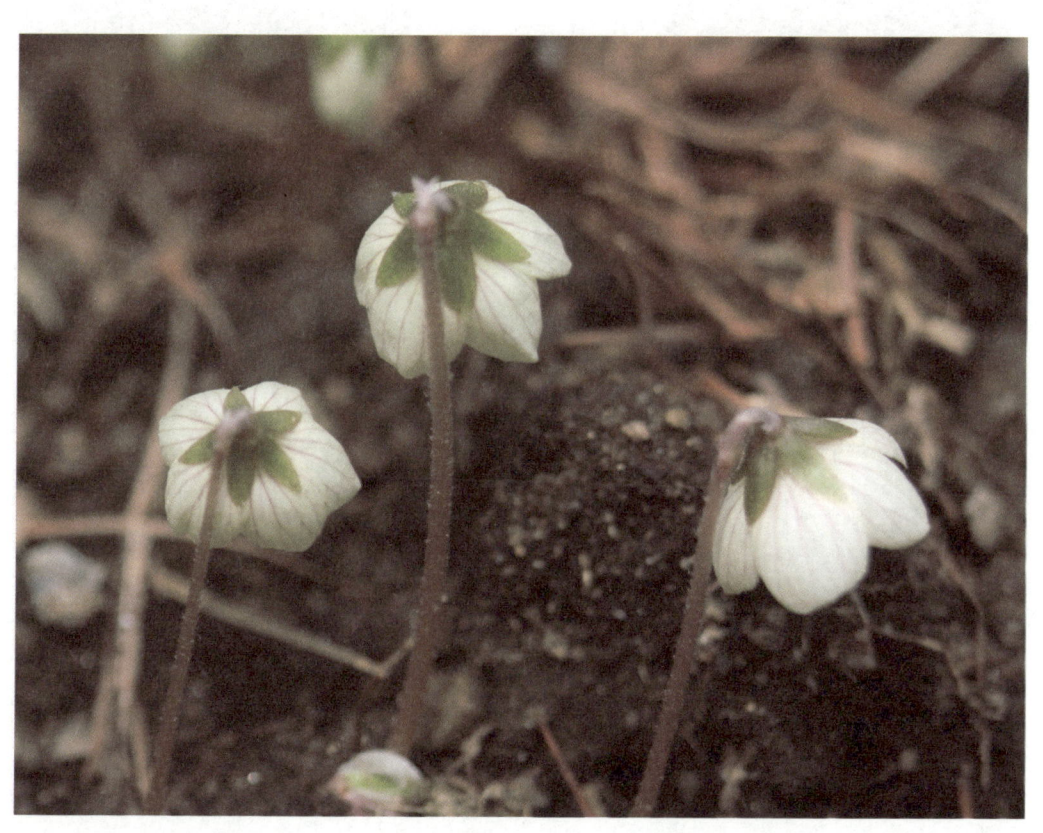

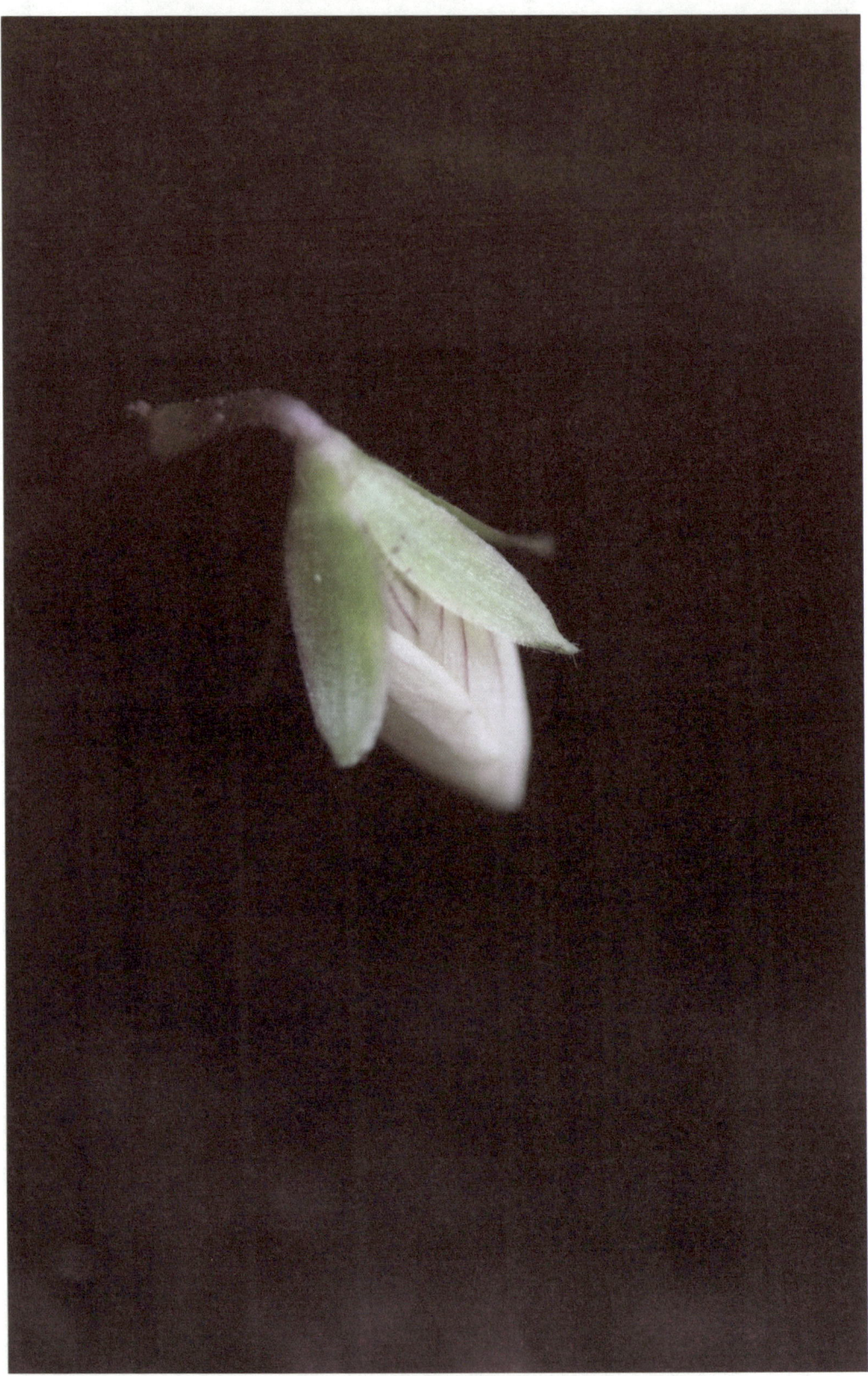

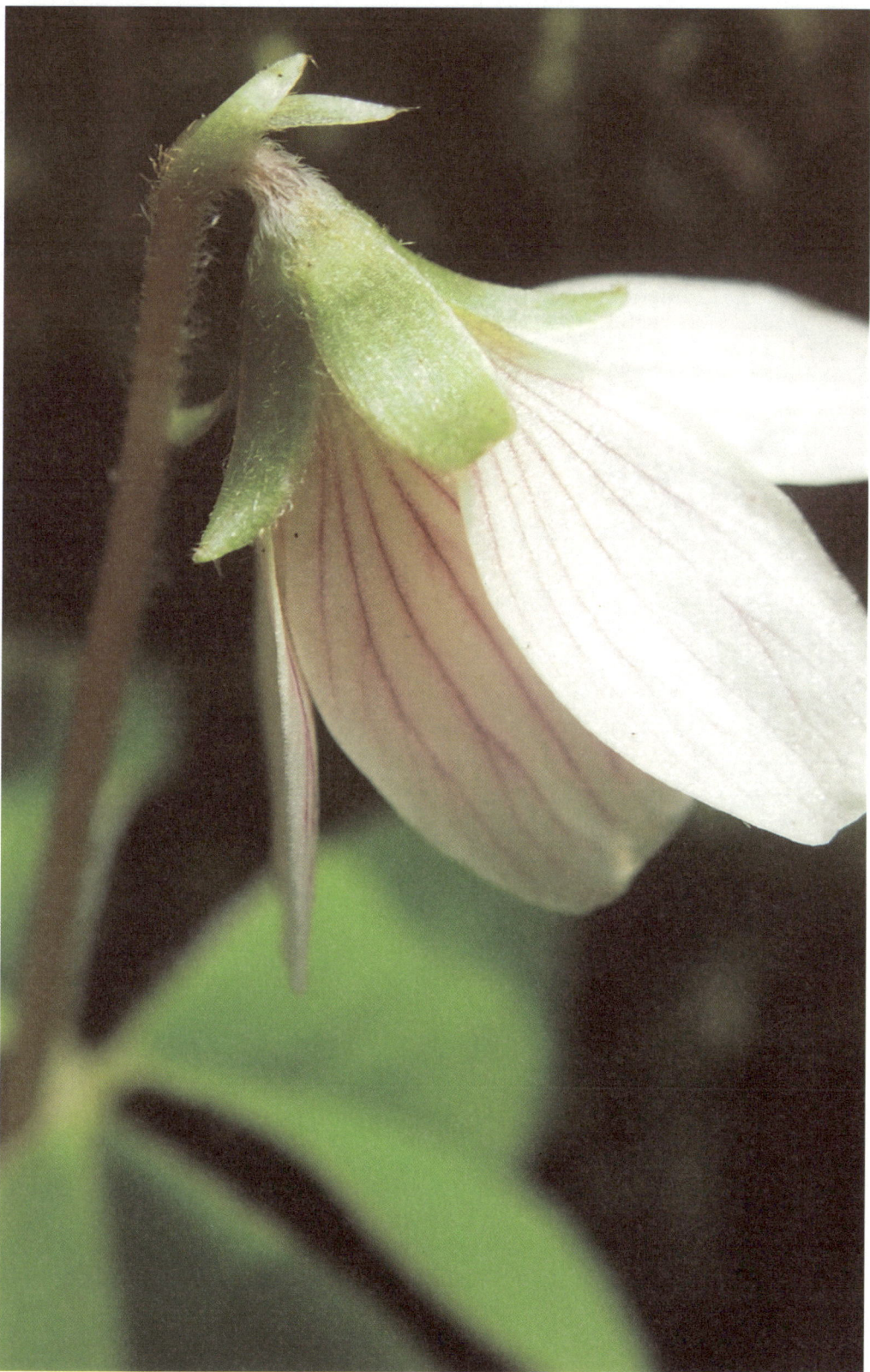

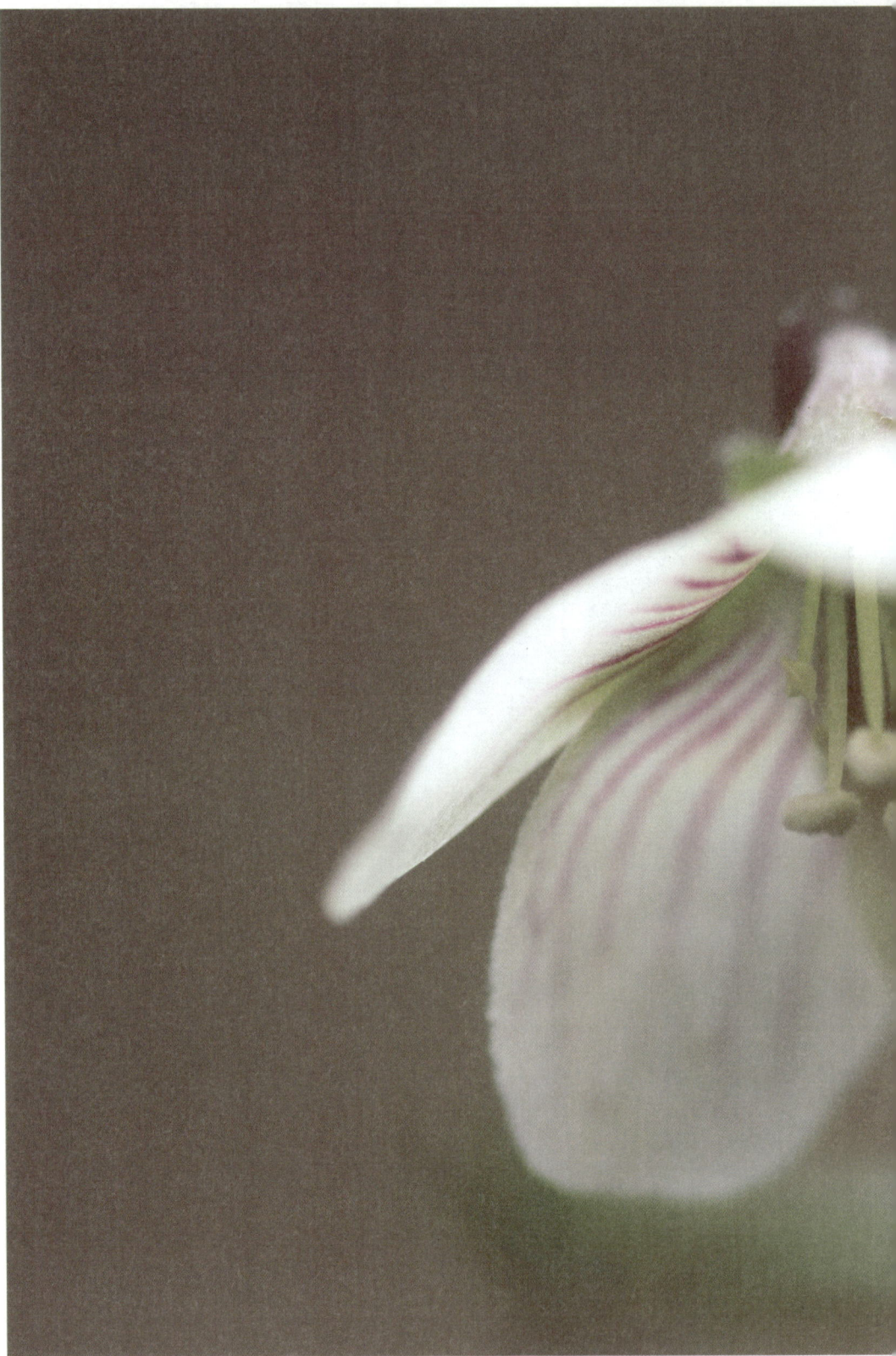

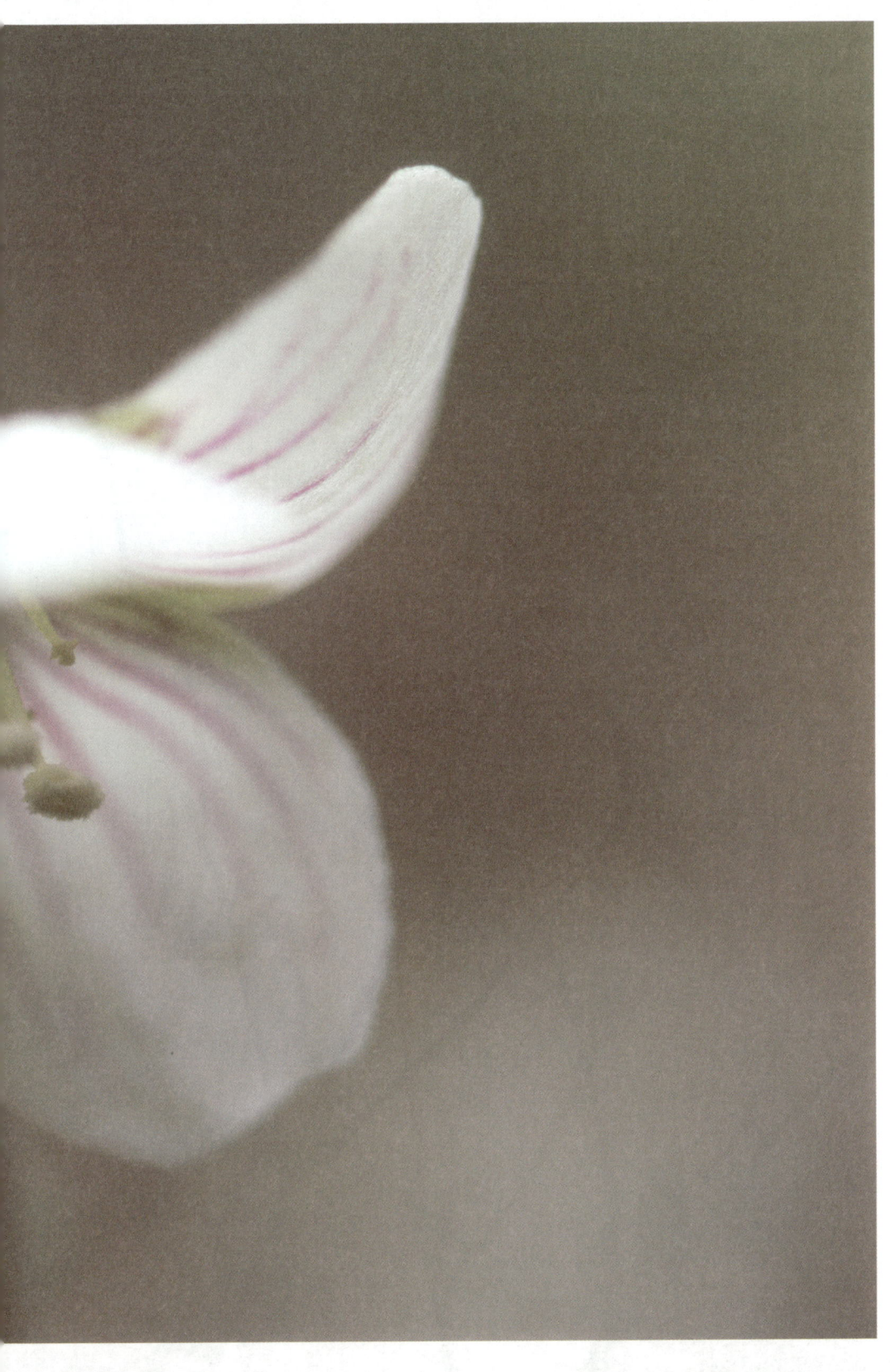

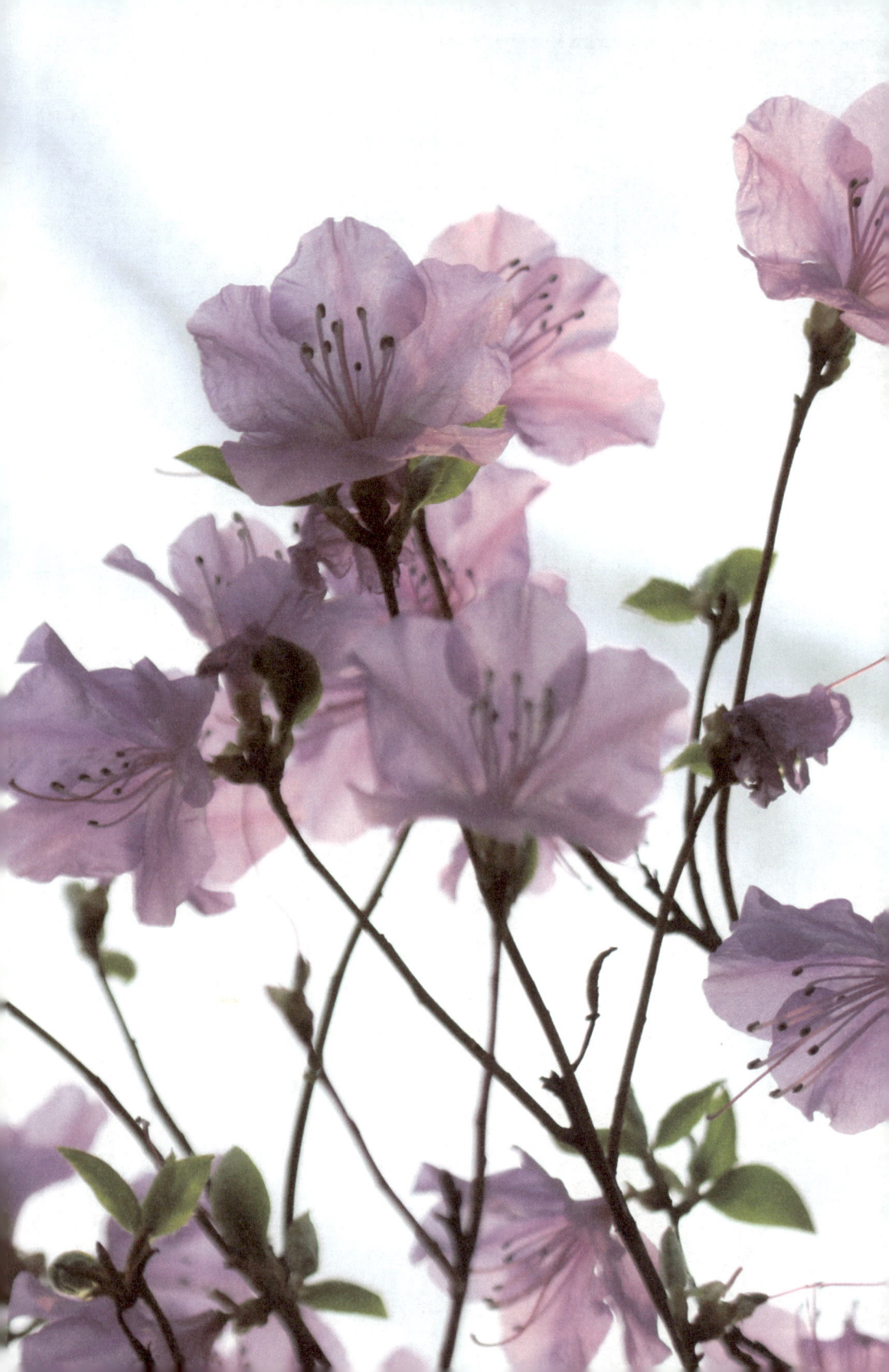

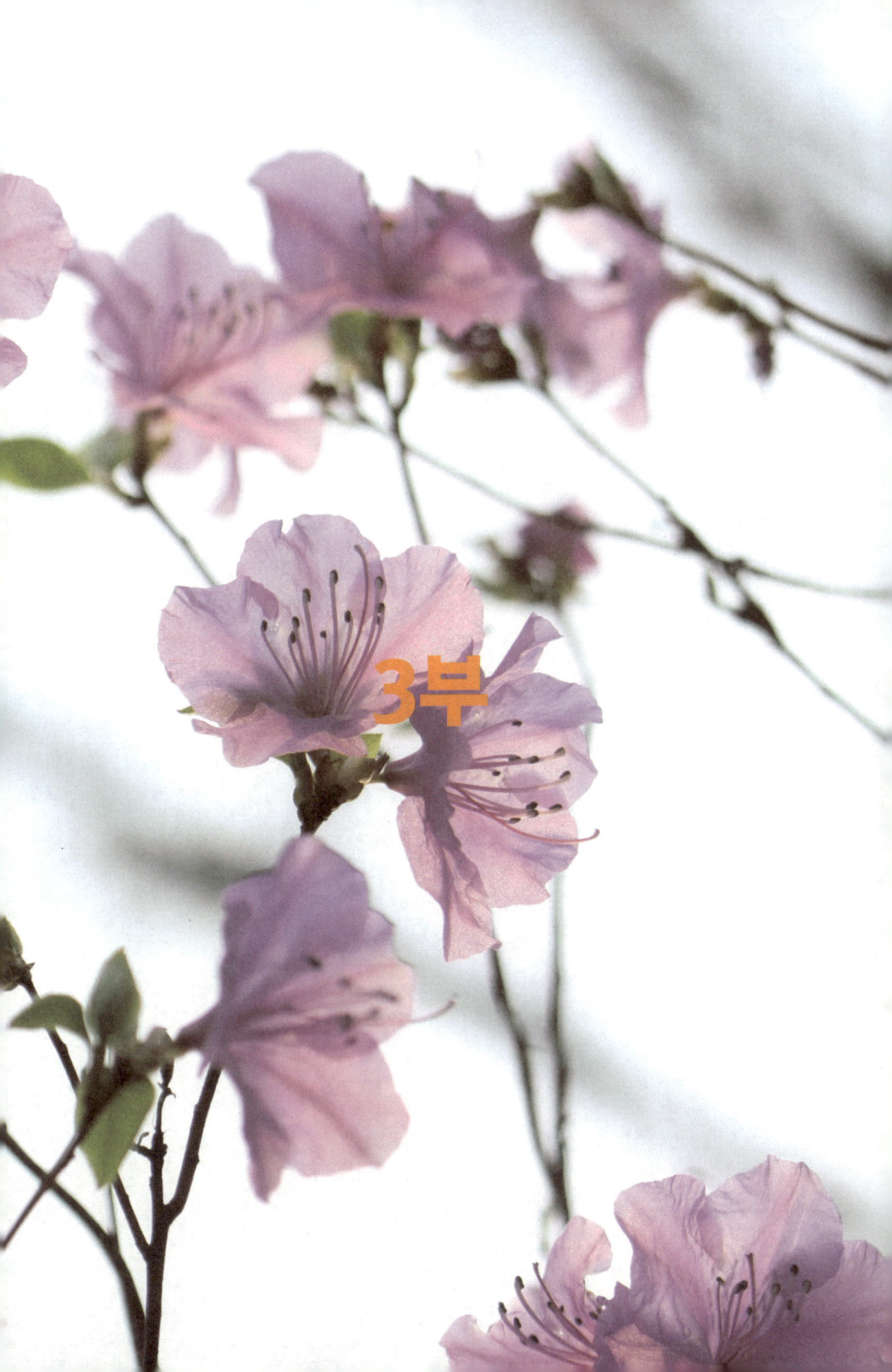

3부

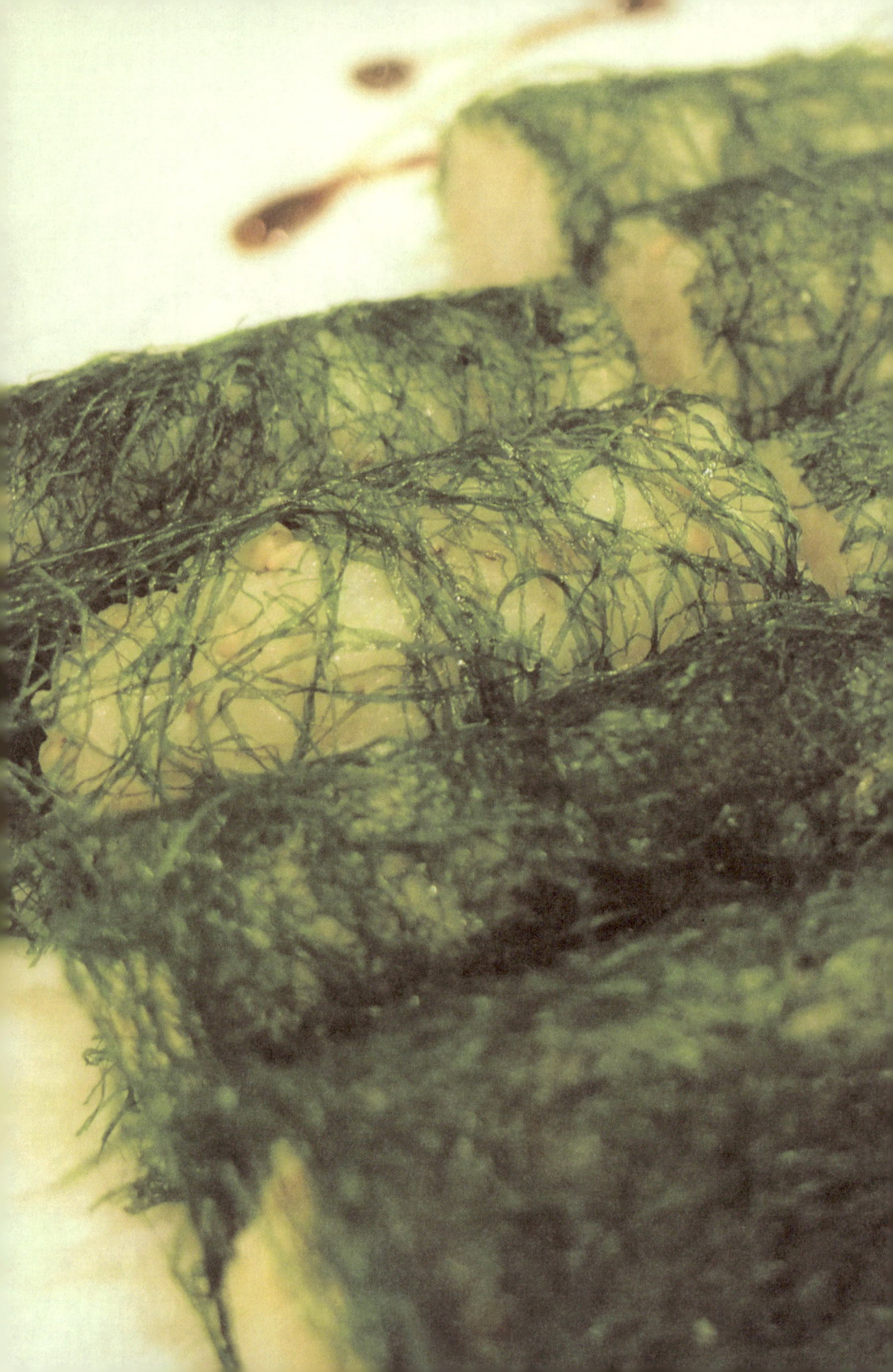

3부

1. 김

서울에 사시는 큰아버지가 집에 오셨다. 사촌 동생도 왔다. 할머니는 반갑게 맞이했다.

"어서 와라. 어이구, 내 강아지!"

하시며 사촌 동생 엉덩이를 툭툭 치셨다.

강아지는 대문 옆에 있는데 할머니는 사촌 동생보고 강아지라 하셨다. 엊그제 남동생이 참외를 많이 먹고 배가 아프다고 했을 때도 남동생보고 똥강아지라 했다. 마루에 누워 있는 동생의 배를 시계방향으로 돌려 문지르시면서

"내 똥강아지 똥배 나스라."

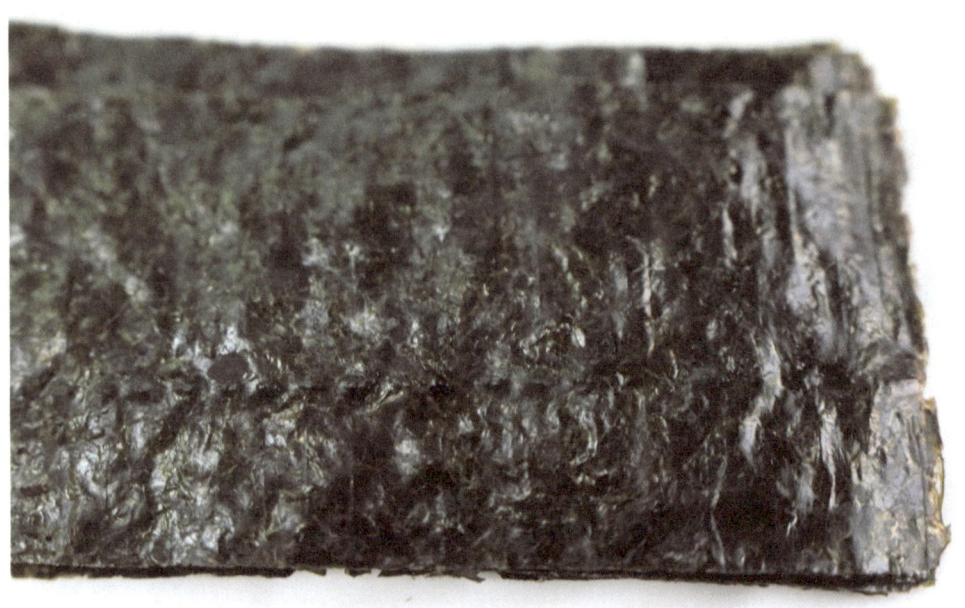

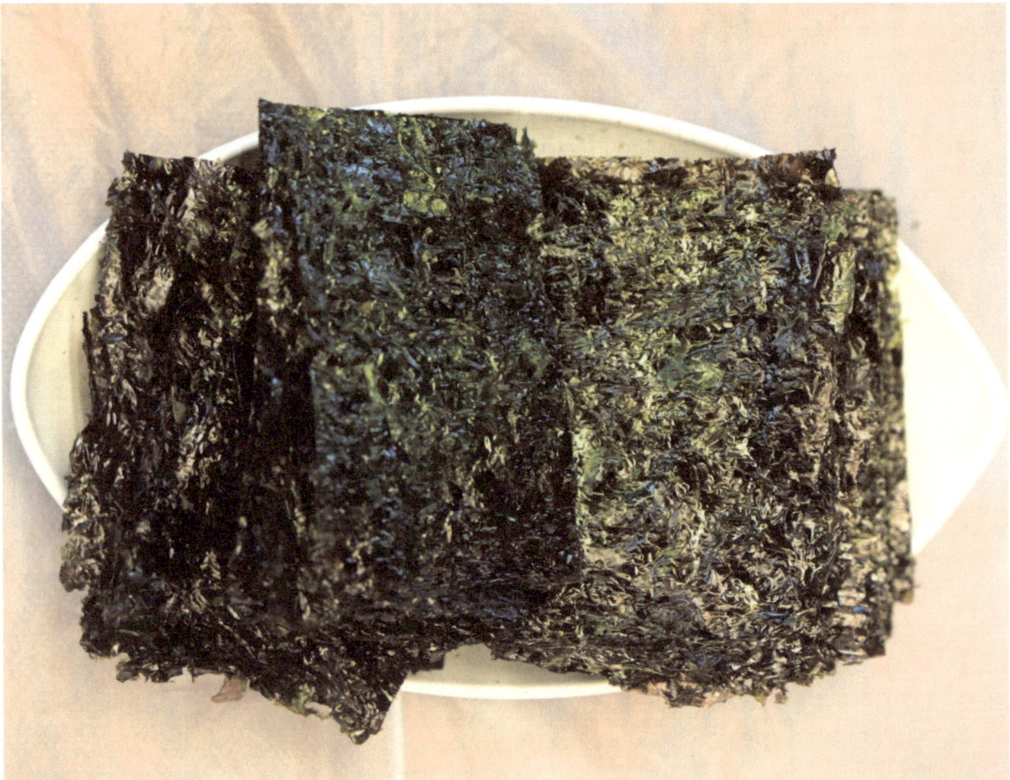

했다.

남동생은 스르륵 잠이 들었다. 자고 나더니 이젠 배가 안 아프다고 했다. 할머니 손은 약손이다. 배꼽을 중심으로 시계 방향으로 돌리는 것은 보(補)하는 것이고 반대 방향으로 돌리는 것은 사(瀉)하는 방법이다. 주로 보(補)를 많이 하기에 일반적으로 시계 방향으로 돌린다. 컵에 빨대를 넣고 시계방향으로 돌린다. 이것은 동서양(東西洋)이 동일하다. 왜 할머니는 손주를 보고 강아지라 불렀는지는 커서 한의학을 공부하면서 알게 되었다. 선조들의 음양학적 사고라고 생각되어졌다. 그 똥강아지는 김을 무척 좋아했다. 어머니가 큰아버지 오셨다고 김을 들기름에 재우고 굵은 소금을 뿌리고 구워, 요지를 가운데 꽂아 밥상 위에 올려놓으셨다. 그때 남동생의 손이 제일 먼저 김에 갔다.

"큰아버지 드시기 전이다."

어머니께 혼났다.

남동생은 밥상에서 물러나 벽에 머리를 쥐어박으며 짜증을 냈다.

큰아버지는

"저 녀석 왜 저러냐?"

아버지에게 물으셨다.

"어릴 때 젖이 모자라 염소젖으로 키웠더니 불만이 있으면 벽에 머리를 박아요."

"김을 못 먹게 해서 저래요."

우리 집 염소 우리 벽면은 다 헤졌다. 수수깡이 앙상하게 보였다. 염소가 자주 들이받아서 그렇다. 염소의 본능은 들이받는 것이다. 못 말린다. 먹이 주는 나에게도 자주 들이받는다.

"어이 구로이 상, 이리 와 먹어."

큰아버지는 막냇동생을 구로이 상이라 했다. 얼굴이 까무잡잡하고 까만 김을 좋아하니 구로이 상이 맞다. 남동생은 바로 웃으며 맛있게 밥을 먹었다. 요즘 제수씨가 동생에게 김을 잘 구워 주는지 궁금하다.

김은 홍조류에 속한 해조(海藻)의 하나로 바닷물 속 바위에 이끼처럼 붙어 있다. 몸은 얇은 엽상체(葉狀體)로 자줏빛 또는 적자색을 띤다. 겨울철에서 봄철에 걸쳐 번식하며, 식용으로 널리 양식된다.

김의 다른 말은 감자채(甘紫菜)이고 김의 조체(藻體)를 '자채(紫菜)'라 하며 식용·약용한다. 성미(性味)는 감(甘), 함(鹹), 한(寒)이고 귀경(歸經)은 폐(肺), 비(脾), 방광경(膀胱經)이다. 효능(效能)은 화담연견(化痰軟堅), 이인(利咽), 지해(止咳), 청열제번(淸熱除煩), 이수제습(利水除濕)이며 주치증(主治症)은 인후종통(咽喉腫痛), 해수(咳嗽), 번조실면(煩燥失眠), 각기(脚氣), 수종(水腫), 임통(淋痛), 사리(瀉痢) 등이다.

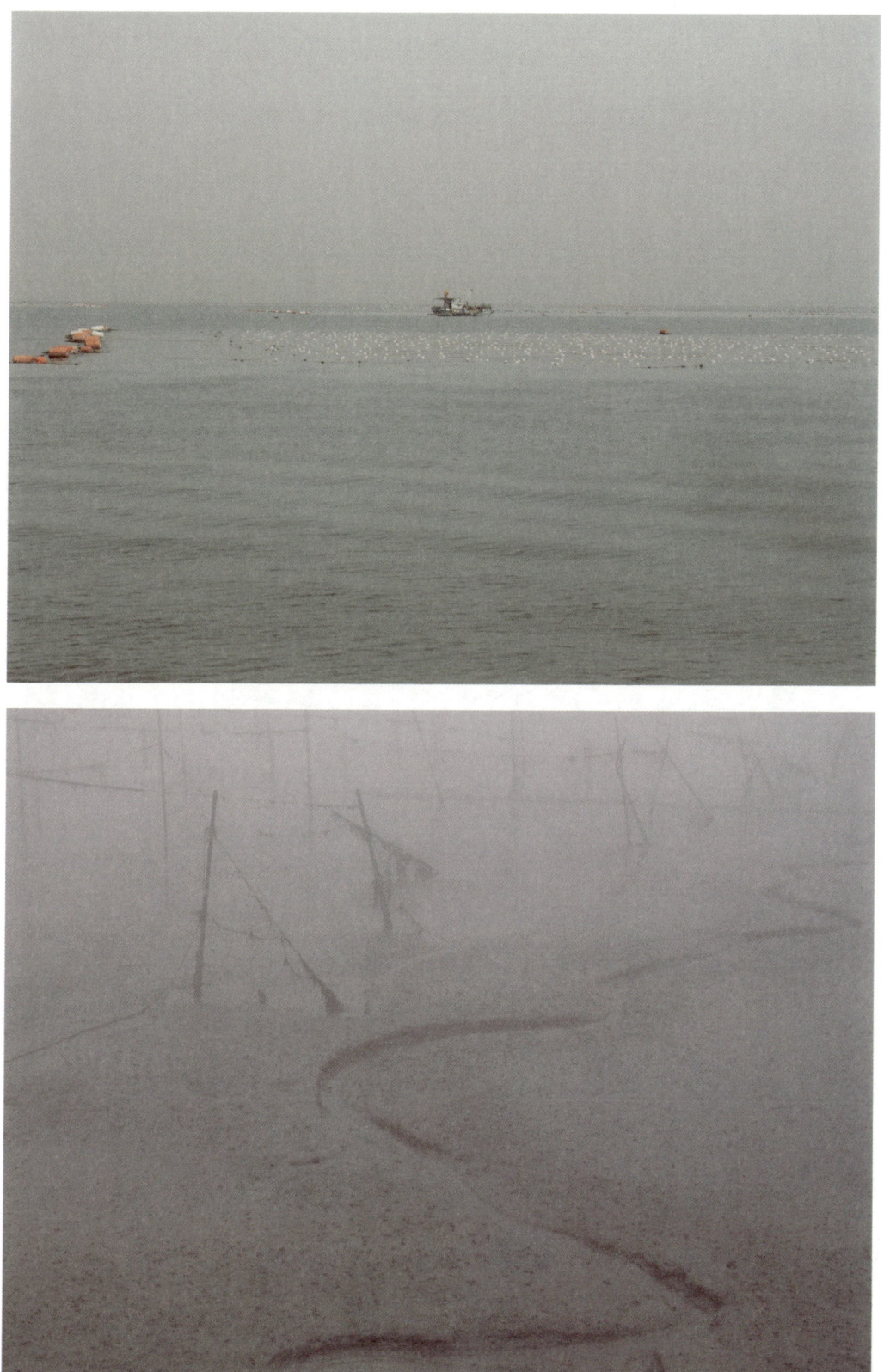

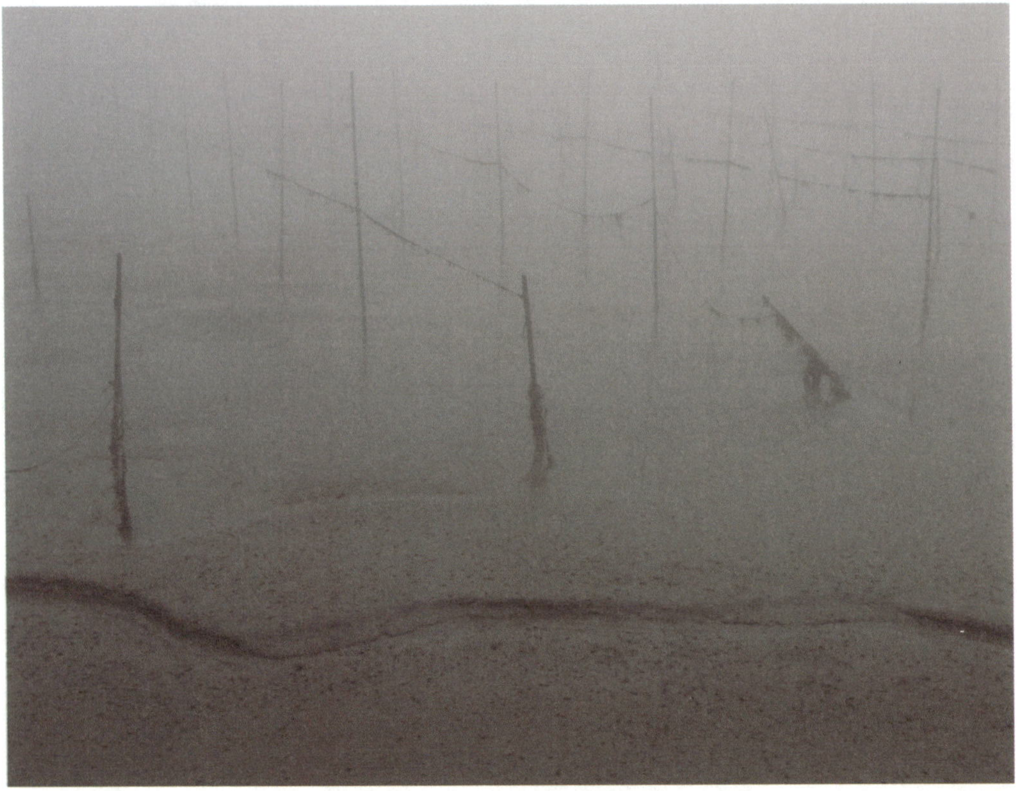

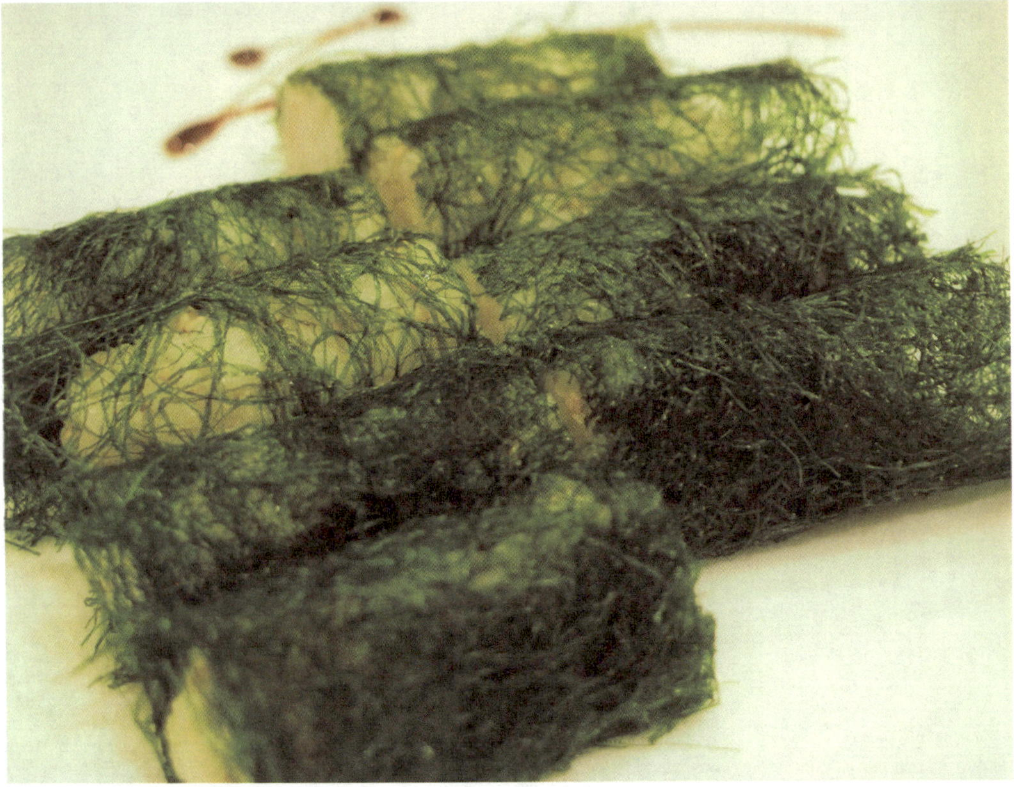

어촌에서 김을 틀에 넣고 한 장 한 장 햇빛에 말려 한 톳씩 만드는 작업은 매우 힘들다. 자식 대학 등록금을 마련하기 위해 물김에 밥 말아 먹으며 어머님들은 힘들게 일했다. 그때 그 김이 새까맣고 윤기가 흐르는 게 맛있었다.

요즘 공장에서 생산되는 정제염이 가미된 김하고는 맛이 상대가 되지 않는다. 일부 지역에서 김 농사에 농약을 쓴다는 소리도 들려온다. 유럽 여러 나라에서는 한국산 김을 수입하지 않는다고 한다. 조심하고 정직하게 김을 생산해야겠다.

얼마 전 서산에 사는 친구한테 감태를 선물 받았다. 감태를 살짝 구워 김처럼 네모 모양으로 포장한 것이다. 이 감태는 김과 비슷하지만 매생이처럼 가늘고 연두색을 띠었다. 이는 갈조류 해초인 감태가 아니라 갈파래과 다년생 해조류인 '가시파래'이다. 생김새가 김과 비슷하고 머리털같이 가느다라며 푸른색을 띤다. 성장 조건이 까다로워 양식이 불가능하고 12월에서 3월 사이 추운 겨울에 생산된다. 주로 서산시에서 생산된다. 극성(極性)은 무극(無極)이며, 노화 방지와 당뇨, 동맥경화, 지방간에 좋다고 한다. 면역력 강화에 좋다. 의약품이나 화장품에 응용한다. 밥에 싸 먹을 만하다.

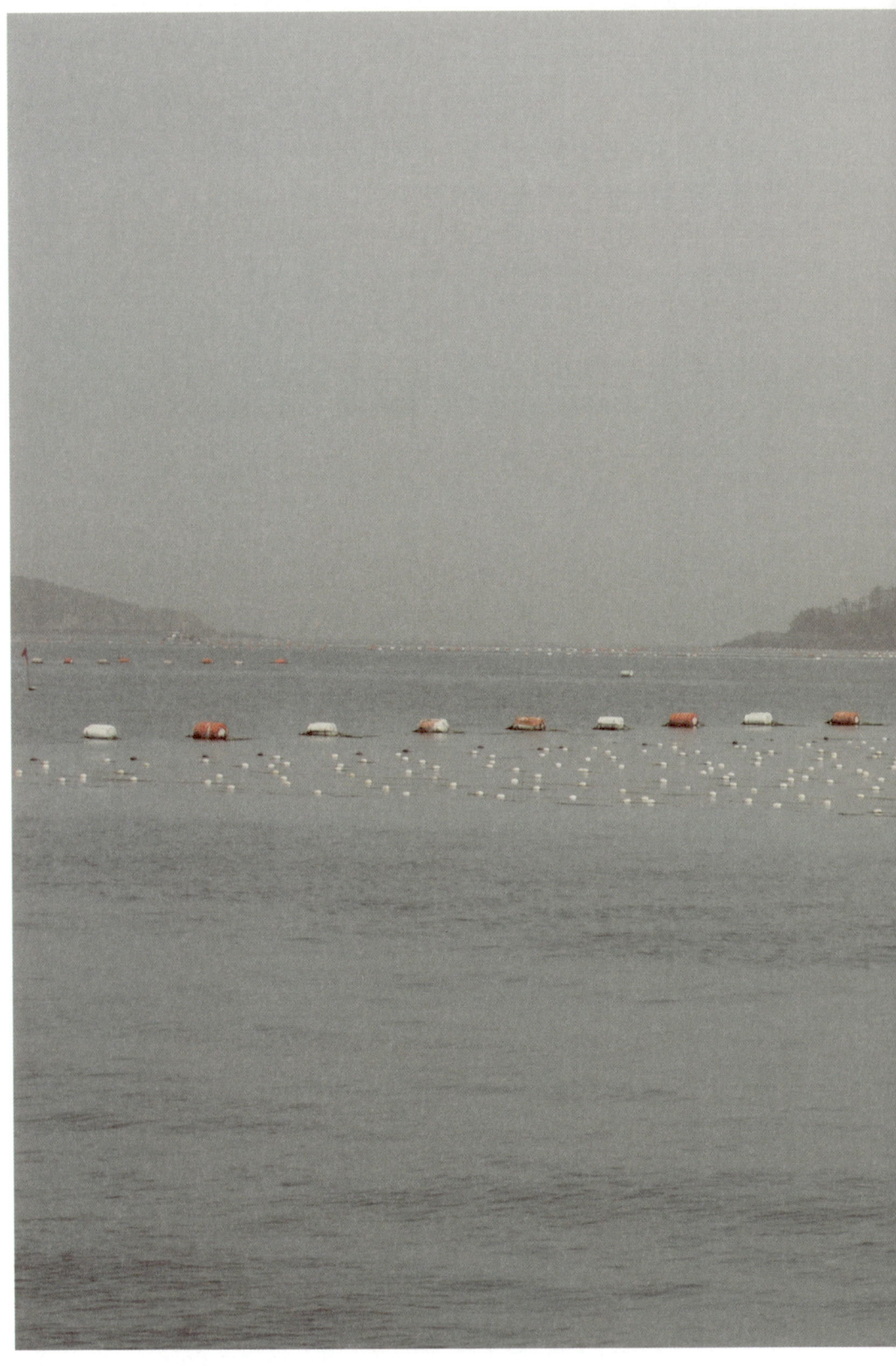

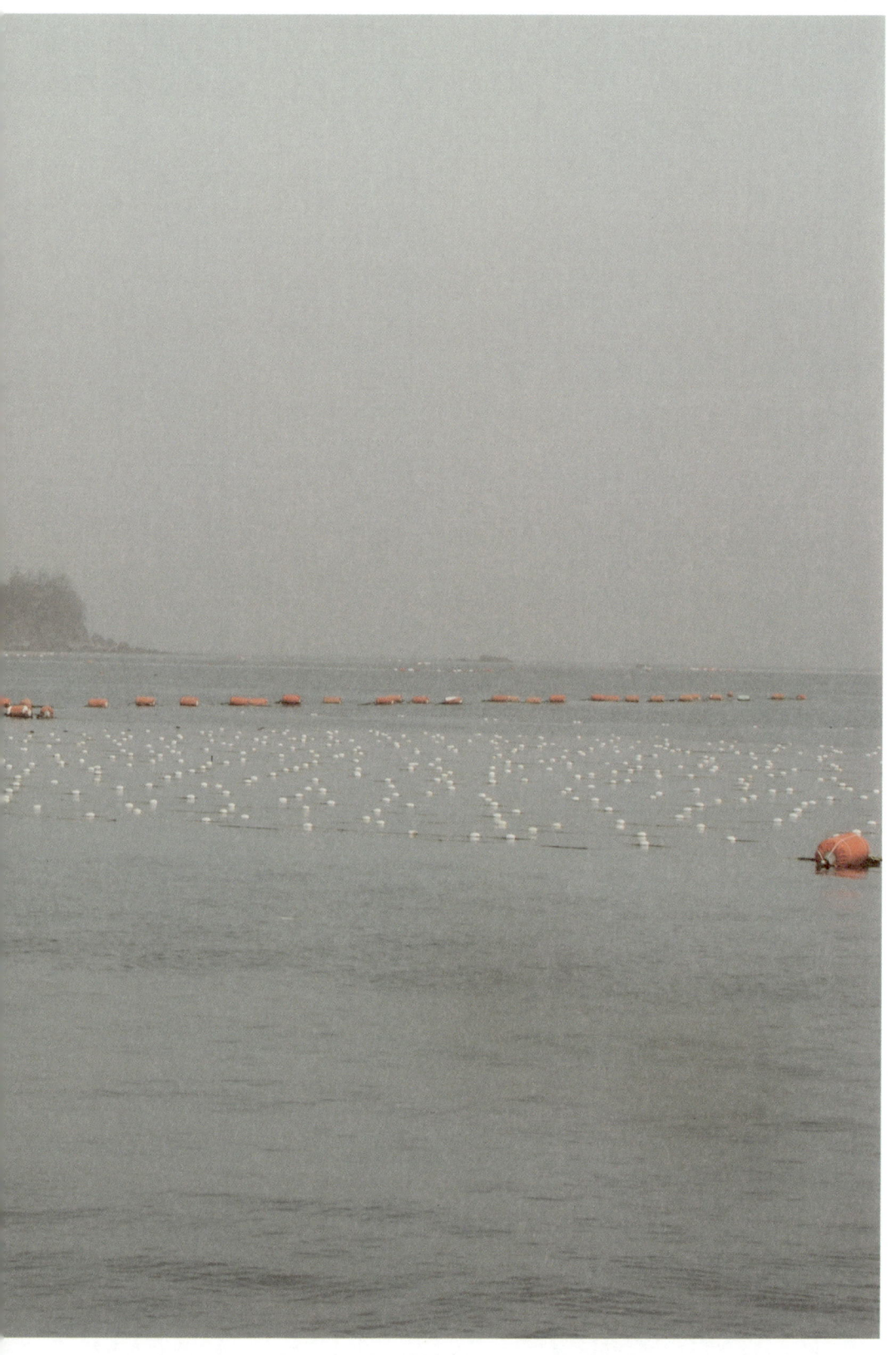

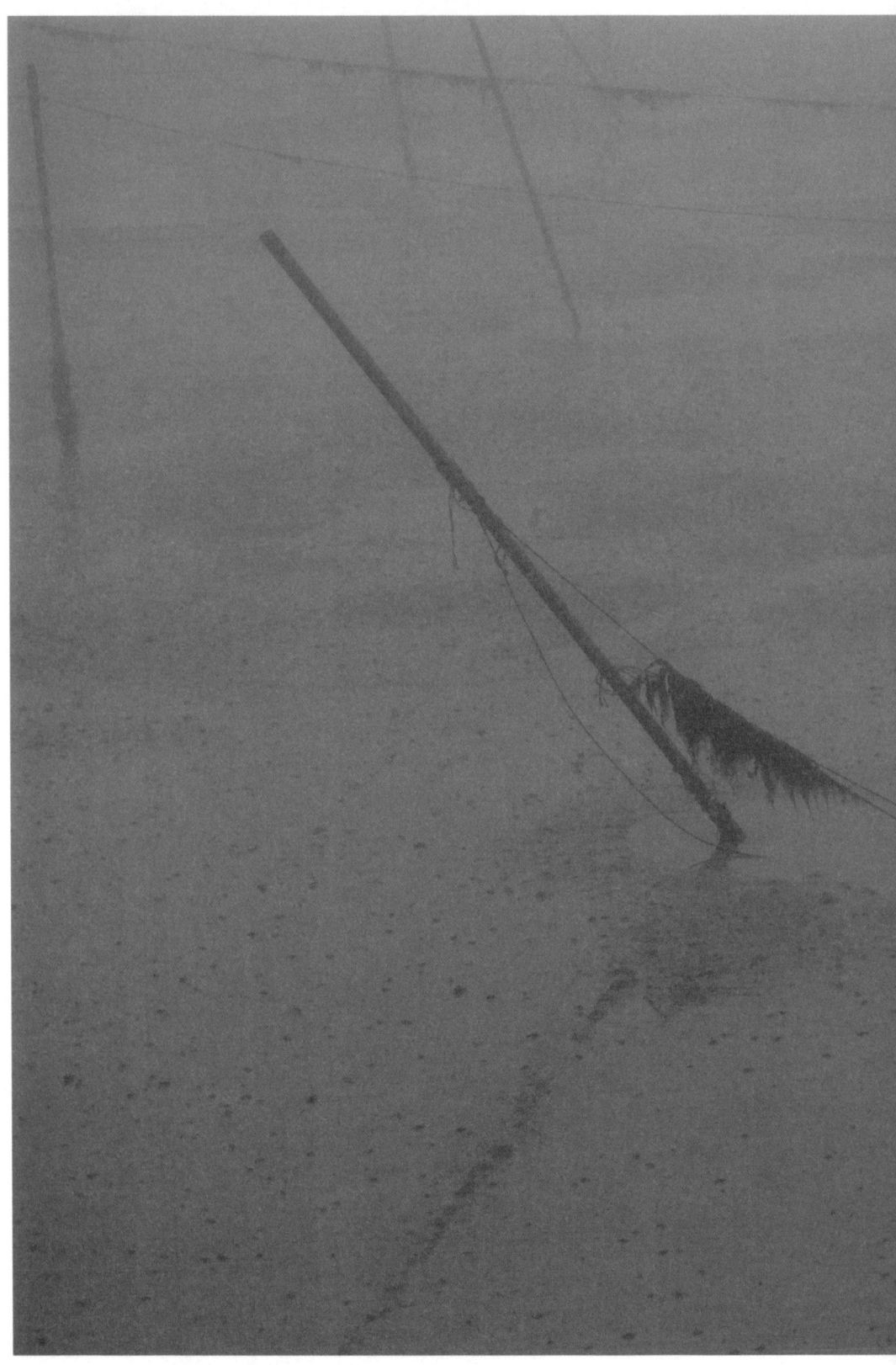

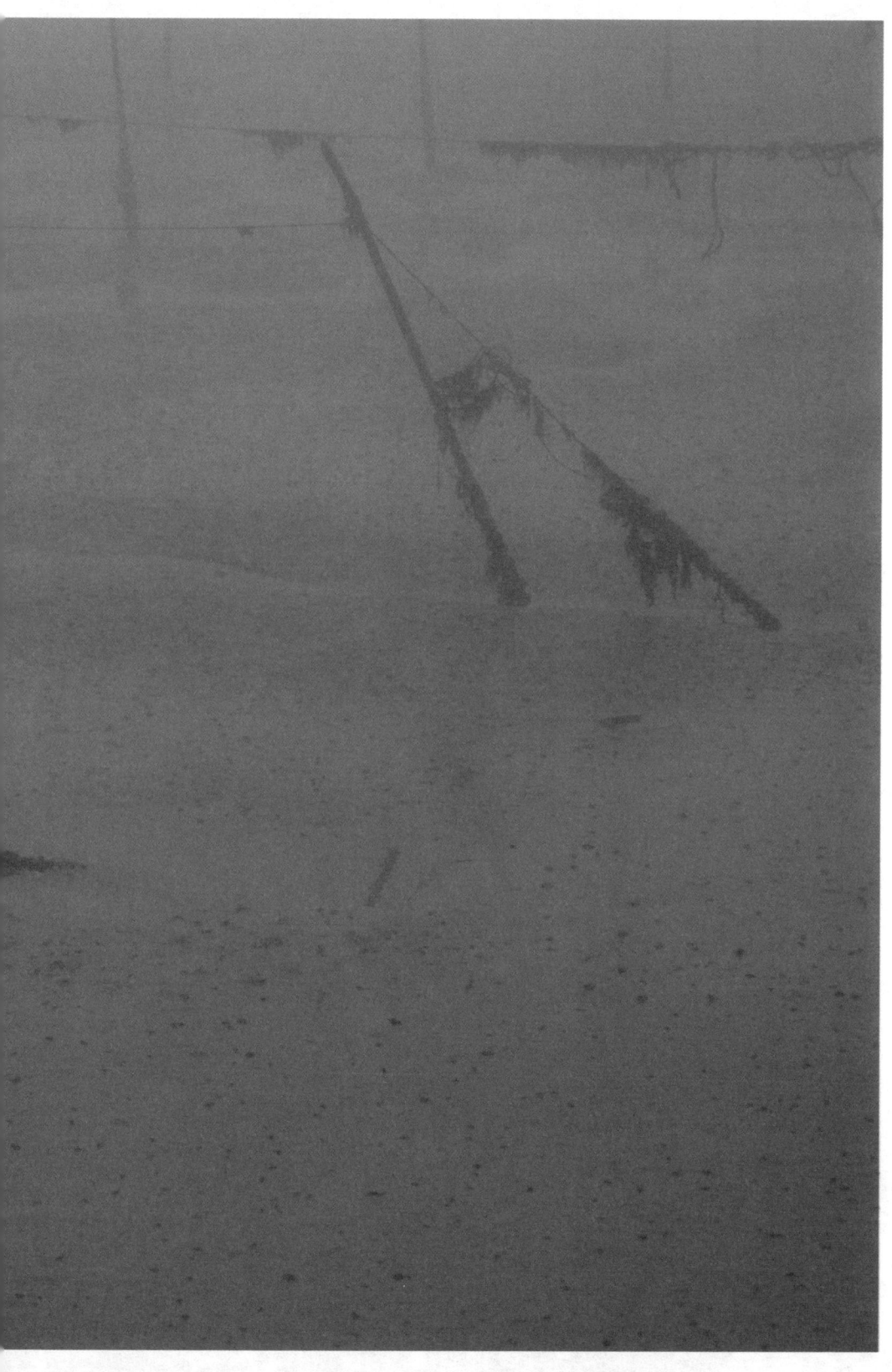

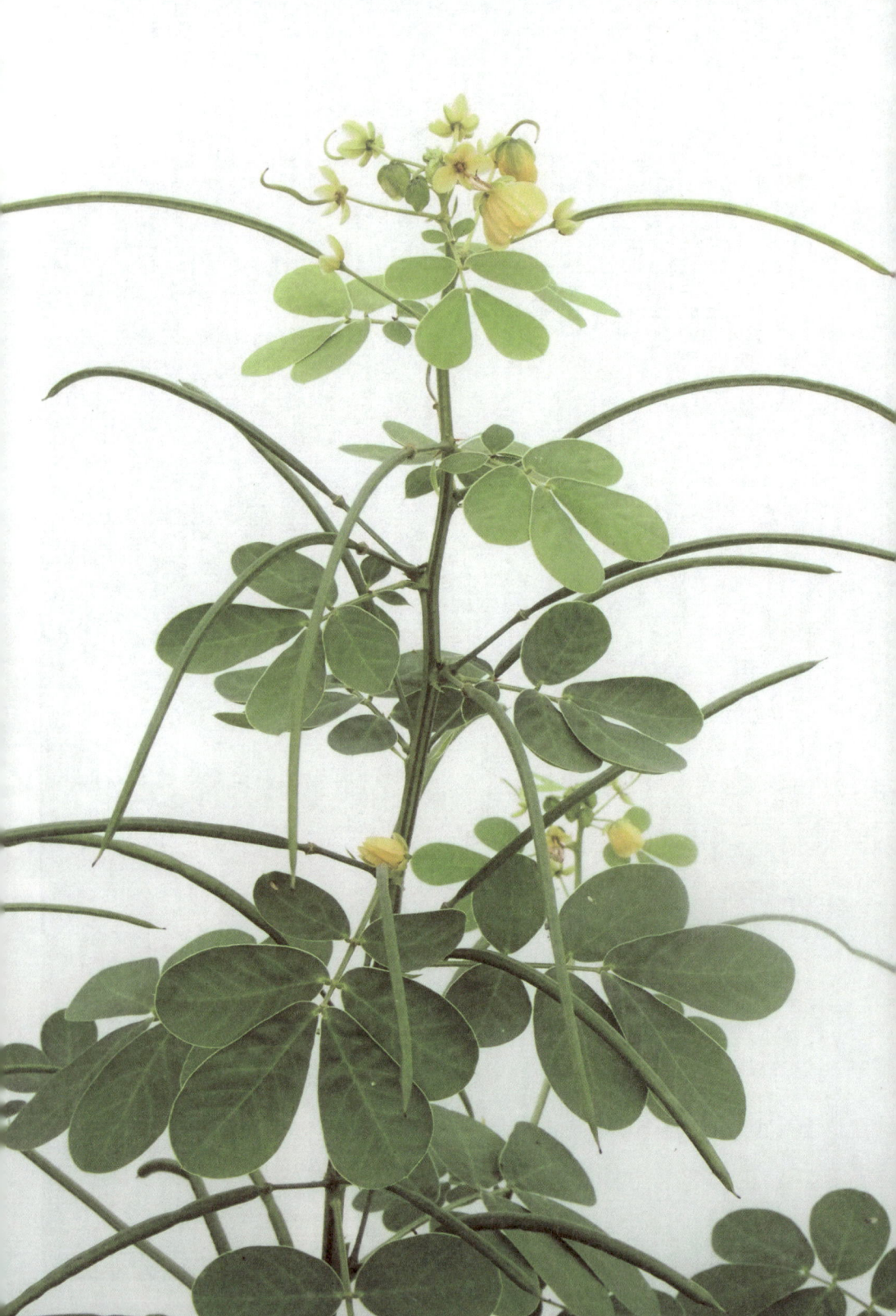

2. 사향노루

어의(御醫) 허준 선생이 어느 시골 동네를 지나가게 되었다. 주막에 들러 요기하고 있는데 허리 아픈 환자가 있어, 침 치료를 해주었다. 옆에 있던 발목 염좌 환자가

"의원이시군요. 저도 발목이 아픈데 치료 부탁드립니다."

발목 삔 데 침을 놓고, 찹쌀밥을 해서 면포에 넣어 통처(痛處)에 붙이라고 일러주신다. 주모도 옆구리가 아프다고 호소한다. 침 맞고 좋아지니 삽시간에 소문이 돌아 아픈 사람이 많이 모여든다.

"저는 눈병이 있는데요."

허준 선생은 눈병에 관한 침을 손등에 놓으시고 결명자(決明子)를 달여 먹으라 일러주신다.

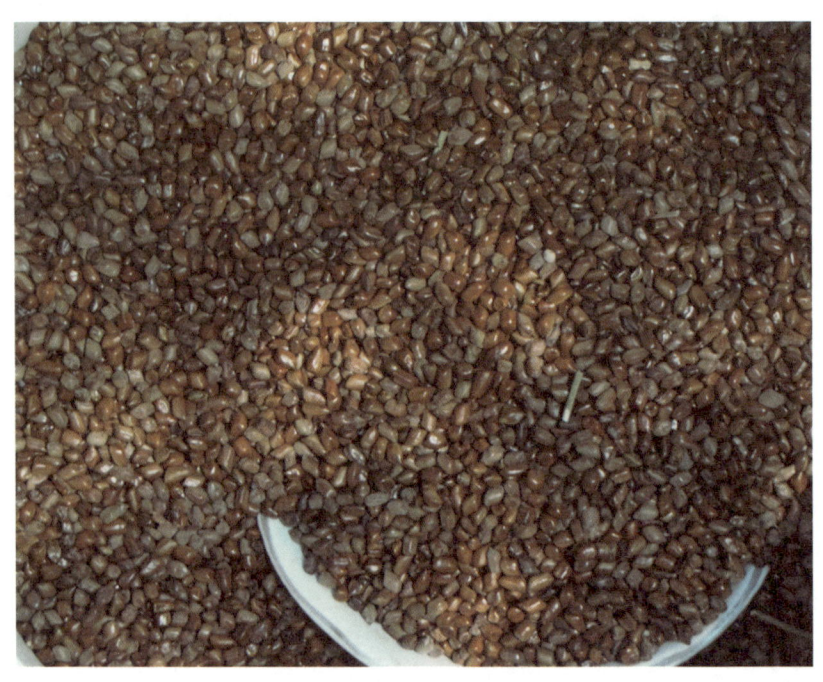

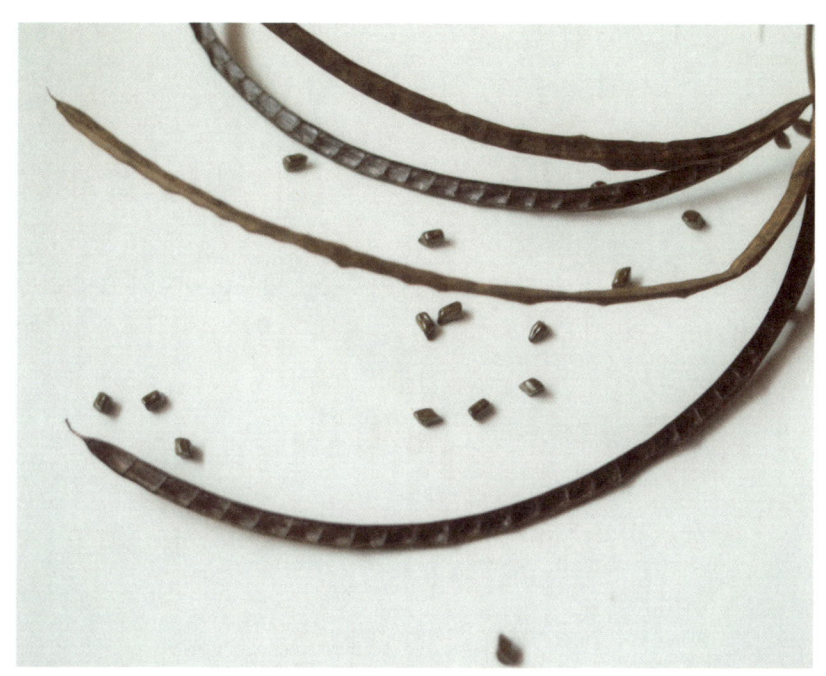

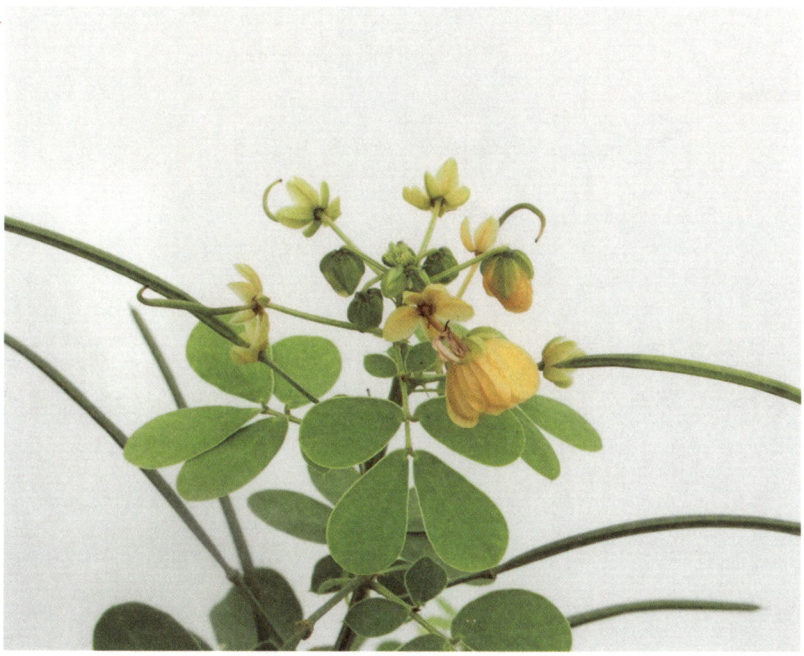

"3일간은 생 결명자를 달여 드시고 4일째부터는 볶아서 차처럼 드세요."

"저는 늘 아랫배가 차고 아파요."

침은 놔 줄 테니 집에 가서 오래된 기왓장을 달구어 아랫배에 올려놓으라 하신다.

"저는 딸꾹질이 자주 납니다."

"침 맞고 안 나으면 감꼭지를 달여 드세요. 따뜻한 꿀물도 좋고요."

"저는 머리가 아픕니다."

"저는 입이 돌아갔습니다."

"저는 종아리에 쥐가 잘 납니다."

"저는 머리가 흔들립니다."

등등 호소하는 증상이 다양하고 환자가 많아져 그날 자고 내일 떠날 생각이다. 허준 선생이 어의(御醫)인 줄도 모르고 용한 의원으로 동네에 소문이 자자해지기 시작했다.

다음 날 아침 일찍 동네 이 진사댁의 하인이 허준 선생을 모시러 왔다. 밖이 소란했다.

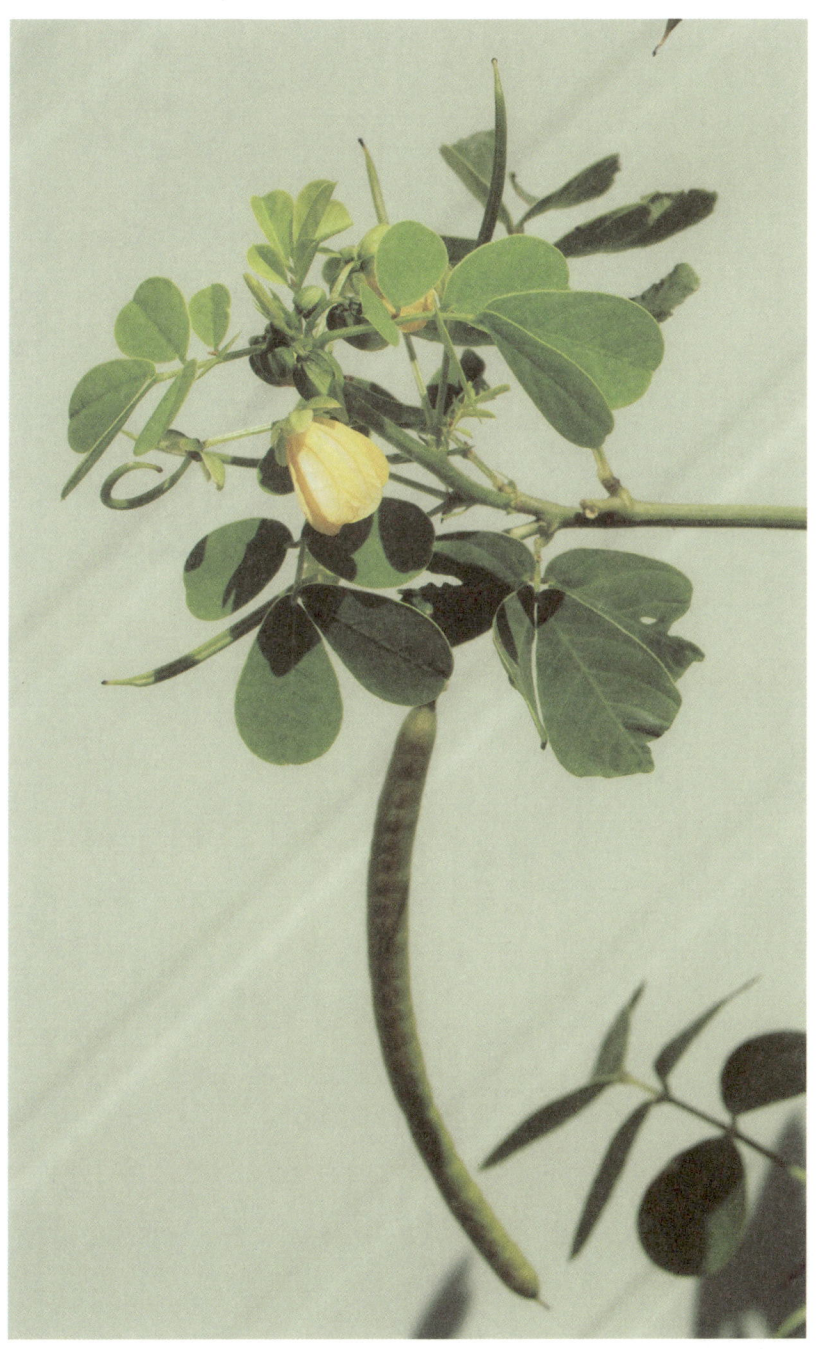

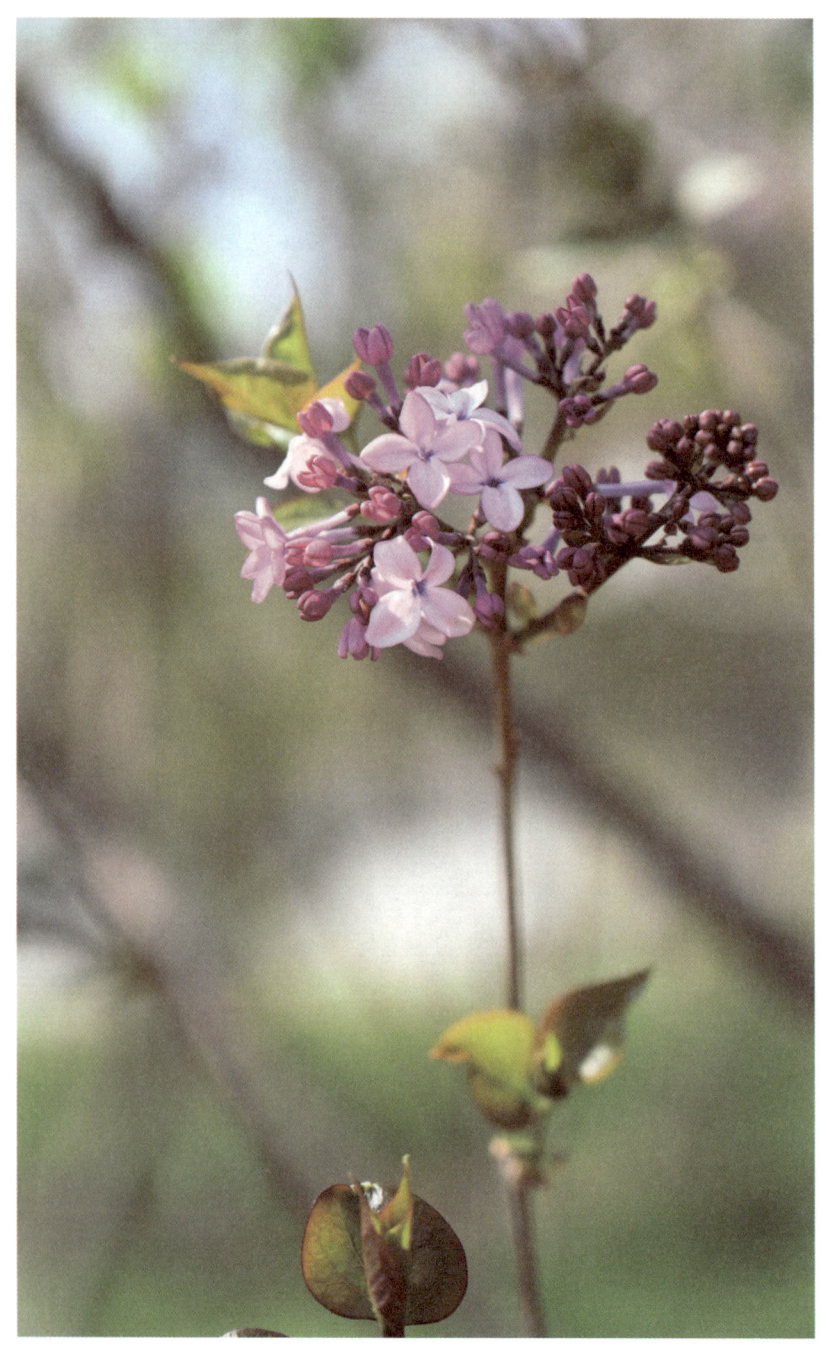

"무슨 일입니까?"

"의원님! 저희 집 도련님이 어제 장가를 들었는데 아침에 인기척이 없어 들어가 보니 신부와 같이 쓰러져 있습니다. 살려 주세요."

하인은 눈물을 글썽이며 다급히 말했다.

허준 선생은 하인 보고

"너는 빨리 똥뚜간에 가서 똥을 한 바가지 퍼서 신혼 방에 뿌려라."

하시고

"내가 곧 가마."

하신다.

그리고 주모한테 아침밥을 달랜다. 아니, 사람이 쓰러졌는데 아침밥을 달라고 하신다. 하인은 다시 묻는다.

"더러운 똥을요?"

"그래 이 녀석아, 빨리 가서 꼭 그렇게 해야 한다."

하인은 반신반의(半信半疑)하며 집에 와 대감에게 아뢰었다. 대감마님은 무릎을 '탁' 치며

"명처방(名處方)이다. 얼른 똥바가지를 가져와라."

하신다.

하인은 뭐가 옳은지 몰라 당황해한다. 신랑 신부는 깨어나고 조금 있다가 허준 선생은 이 진사 댁으로 오셨다. 허준 선생은 이 진사와 통성명을 하고 자제분이 어떠한지 물어봤다. 속으론 다 알고 계시면서 예의상 물으신다.

이 진사는

"아! 태의(太醫)시군요. 여러모로 폐를 끼쳐 죄송합니다."

인사하고

"완전히 깨어났습니다."

"다행입니다. 그럼 저는 이만"

"아닙니다. 며칠 머물다 가시죠?"

"저희 식솔들의 병(病)도 봐주시고요, 쉬었다 가시죠?"

허준 선생은 권유를 뿌리치고 길을 나선다. 왜 허준 선생은 똥을 처방했을까? 옛날 부잣집에서 혼례(婚禮)를 올리고 첫날밤에는 향낭(香囊)을 신혼 방에 넣어 뒀다. 향낭에는 천궁(川芎), 정향(丁香), 초두구(草豆蔲),

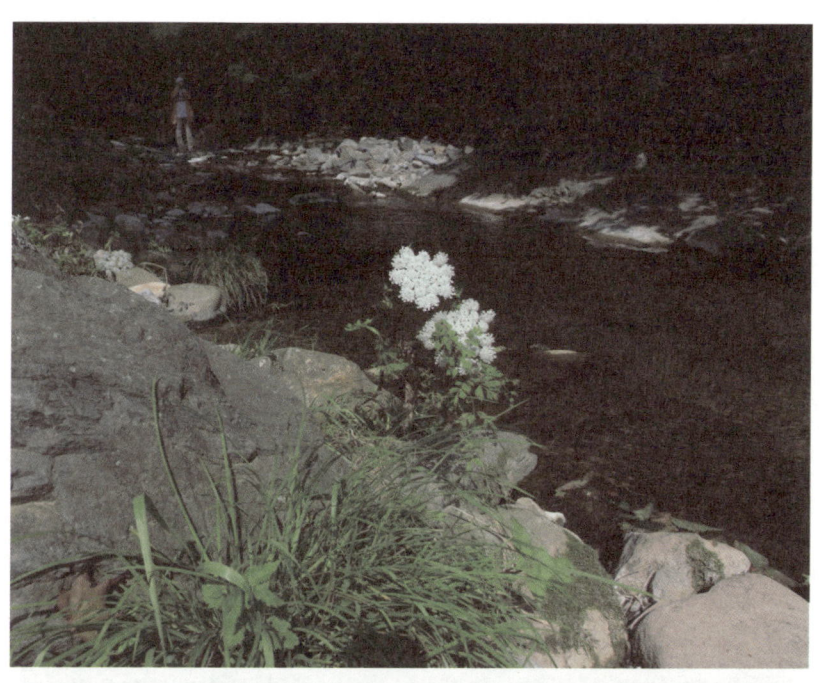

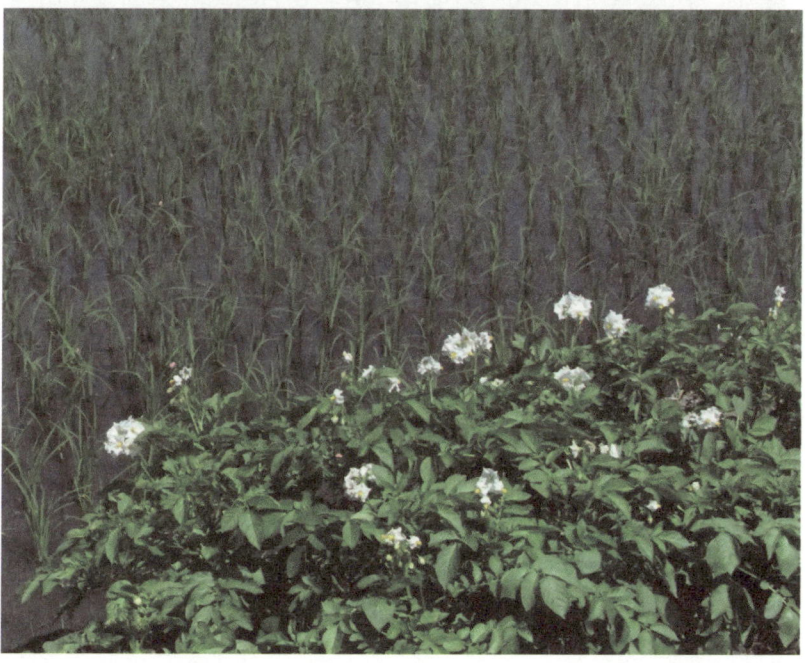

사향(麝香) 등이 들어 있다. 시어머니는 좋은 향이 나라고 향낭을 챙긴다. 신혼 첫날밤 이들은 좋은 향(香)에 취해 깨어나지 못했다. 허준 선생은 좋은 향에 반대되는 똥 냄새로 치료했다.

무엇보다 이 처방을 간파한 이 대감이 대단했다. 옛날 한학(漢學)을 하시는 분들은 한의학(韓醫學)을 기본으로 공부했다. 그리고 음양 사관이 뚜렷했다. 좋은 향이 양(陽)이고 똥 냄새는 음(陰)이다. 둘은 음양(陰陽)이 맞는다. 할머니는 '이상찬(李尙讚)'이라는 손주의 고귀한 이름을 부르지 않고 '똥강아지'라 불렀다. 크게 될 아이의 고귀한 이름 대신 '돈아(豚兒)', '똥장군', '무쇠 돌이', '똥강아지' 등으로 집에서는 낮추어 불렀고 밖에서는 좋은 아호와 이름을 불렀다.

너무 좋은 것만 다 얻으면 반드시 커서 다 좋은 것만은 아니다. 아이를 기를 때 사랑으로 기르지만 혼내기도 한다. 이것이 올바른 교육법이다. 무조건 좋은 면만 보여주는 사랑으로만 기르면 버르장머리가 없고 커서 대인관계에 문제가 생긴다.

상기(上記) 일화 중 나오는 본초(本草) '결명자(決明子)', '정향(丁香)', '천궁(川芎)', '육두구(肉荳蔲)', '사향(麝香)'에 관해 자세히 알아보자.

콩과에 속한 1년생 초본인 '긴강남차'의 종자(種子)를 '결명자(決明子)'라 한다. 성미(性味)는 고(苦), 감(甘), 량(凉)이고 귀경(歸經)은 간(肝), 신경(腎經)이다. 효능(效能)은 청간익신(淸肝益腎), 거풍명목(祛風明目), 강압통변(降壓通便)이며 주치증(主治症)은 목적삽통(目赤澁痛), 다루(多淚), 고혈압(高血壓), 두통(頭痛), 현훈(眩暈) 등이다.

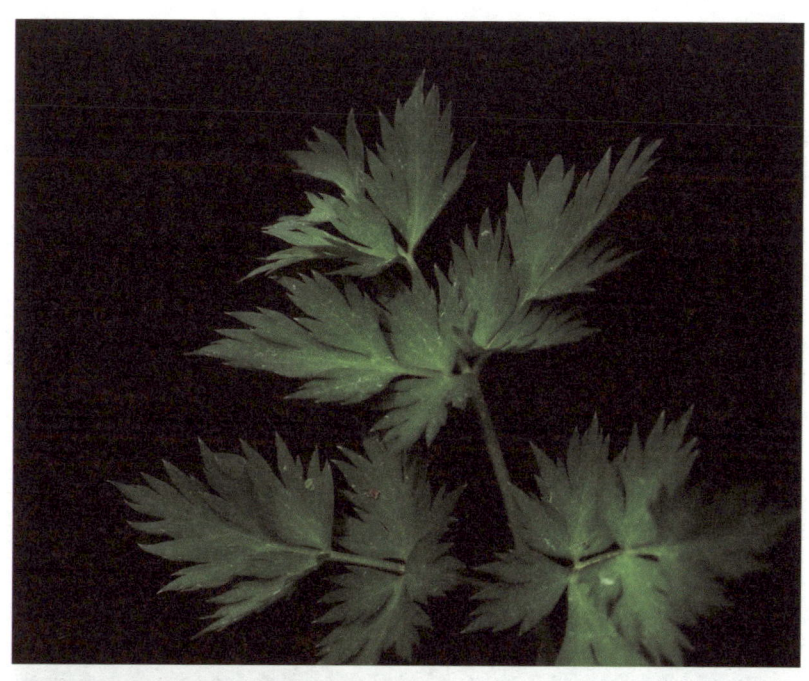
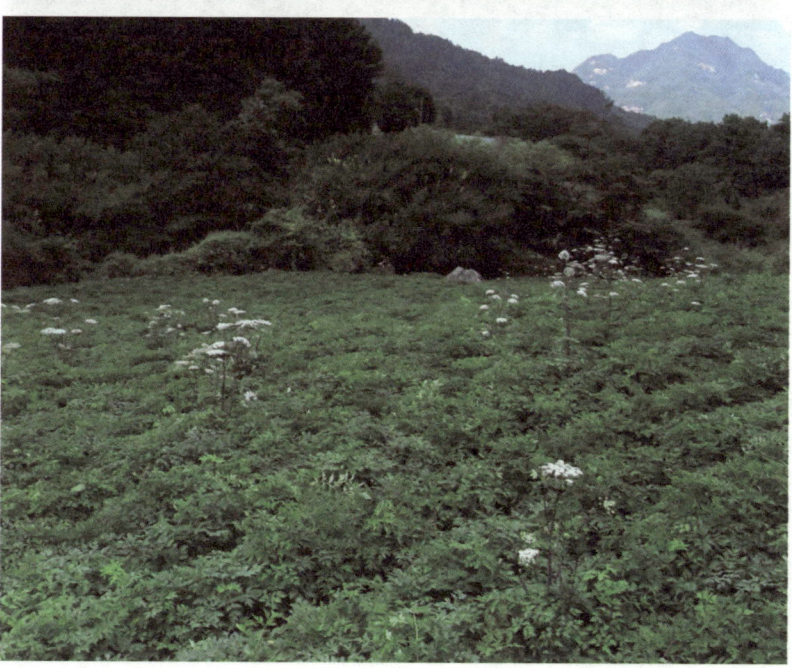

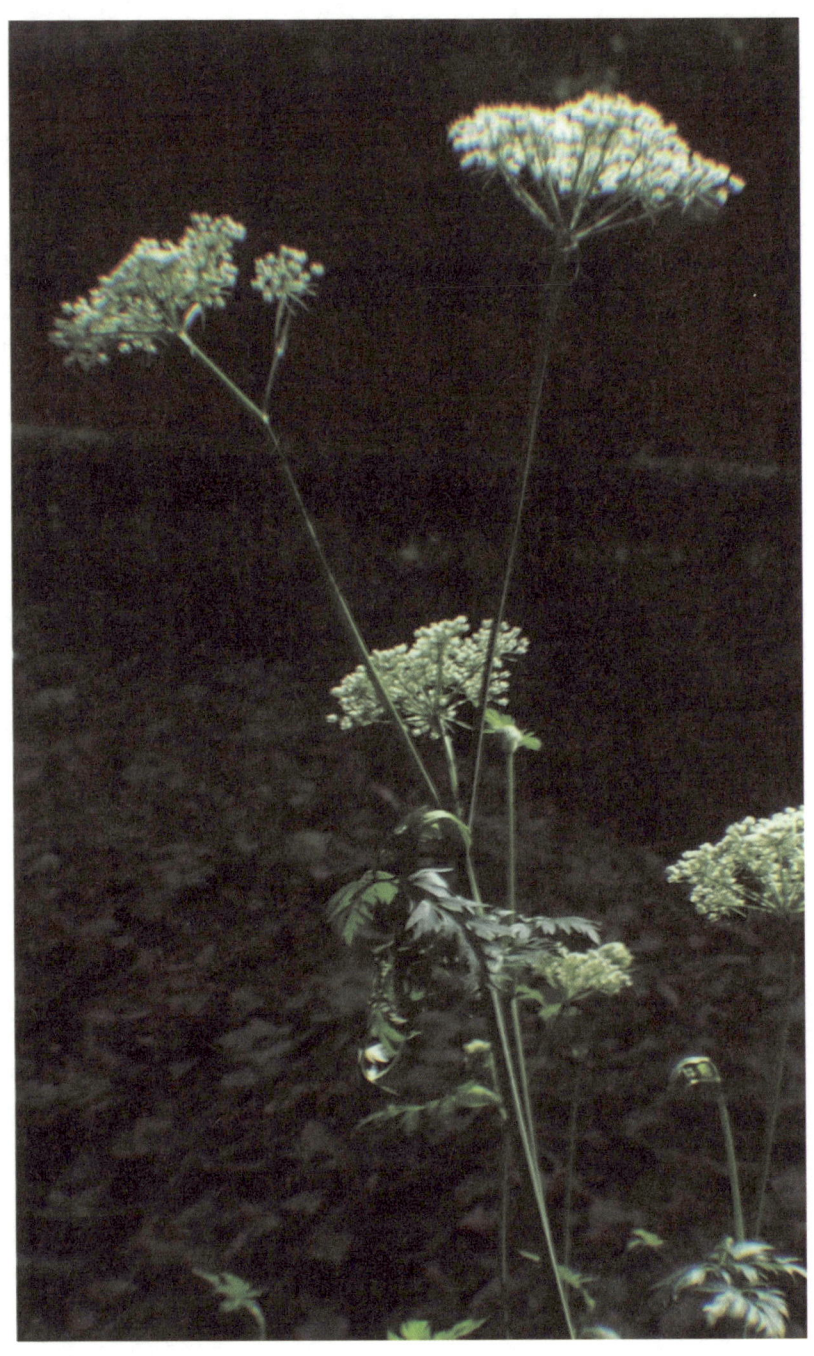

긴강남차를 '초결명(草決明)'이라고도 한다. 가을에 성숙한 과실을 채취하여 과각(果殼)을 제거하고 종자만을 채취하여 음건(陰乾)한다. 종자는 각(角)이 져 있다. 성미(性味)가 량(凉)하기에 장복할 때는 미초(微炒)하여 쓴다.

정향과에 속한 상록교목(常綠喬木)인 정향나무의 미개(未開)한 화뢰(花蕾)를 '정향(丁香)'이라 한다. 인도네시아 몰루카 제도가 원산지다. 성미(性味)는 신(辛), 온(溫)이고 귀경(歸經)은 비(脾), 위(胃), 신경(腎經)이다. 효능(效能)은 온중(溫中), 강역(降逆), 온신(溫腎), 조양(助陽)이며 주치증(主治症)은 위한구역(胃寒嘔逆), 음냉(陰冷), 양위(陽痿) 등이다.

산형과에 속한 다년생초본(多年生草本)인 천궁 및 일천궁의 근경(根莖)을 '천궁(川芎)'이라 하며 약용한다. 성미(性味)는 신(辛), 온(溫)이고 귀경(歸經)은 간(肝), 담경(膽經)이다. 효능(效能)은 활혈행기(活血行氣), 거풍지통(祛風止痛)이며 주치증(主治症)은 월경곤란(月經困難), 경폐(經閉), 복통(腹痛), 난산(難産), 포의불하(胞衣不下), 두통(頭痛), 신통(身痛), 풍습통(風濕痛) 등이다.

천궁(川芎)의 향은 매우 강해 좀 벌레를 제거하는데 쓴다. 친구는 차 안에 천궁을 항시 놓아 차 안의 공기를 향기롭게 한다. 방향제로 쓰면 유용하다.

생강과에 속한 다년생초본(多年生草本)인 육두구의 종자를 '육두구(肉荳蔲)'라 하며 약용한다. 성미(性味)는 신(辛), 온(溫)이고 귀경(歸經)은 비(脾), 대장경(大腸經)(大藏經)이다. 효능(效能)은 삽장지사(澁腸止瀉), 온중지구(溫中止嘔)이며 주치증(主治症)은 설사(泄瀉), 비위허약(脾胃虛弱),

습울한체(濕鬱寒滯), 불사음식(不思飮食), 구역(嘔逆), 복통(腹痛) 등이다.

육두구는 양자강 이남에서 자라는 남쪽 생강과 식물이다. 씨앗을 잘 말리면 껍질과 분리되어 달그락거리는 소리가 나는데 이 알맹이가 육두구다. 향도 좋고 속을 따뜻하게 해 주니 요즘 냉장고에 바로 꺼낸 음료수를 즐겨 마시는 청소년들에게 응용하면 좋다.

사슴과에 속한 척추동물인 사향노루의 수컷의 제부(臍部)와 음경(陰莖) 사이에 있는 선낭(腺囊), 즉 향낭(香囊)에서 분비하는 분비물을 말린 것을 '사향(麝香)'이라 한다. 성미(性味)는 신(辛), 온(溫) 이고 귀경(歸經)은 심(心), 비(脾), 간경(肝經)이다. 효능(效能)은 개규회소(開竅回蘇), 활혈산결(活血散結), 최생하태(催生下胎)이며 주치증(主治症)은 중풍혼미(中風昏迷), 경련(痙攣), 신혼(神昏), 섬어(譫語), 옹저창양(癰疽瘡瘍), 포의불하(胞衣不下) 등이다.

질병을 향(香)으로 예방하고 치료도 한다. 이 중 동물성 향료는 식물에 비해 오래간다. 그중 사향(麝香)은 적은 양으로 최대의 효과를 볼 수 있다. 하지만 전 세계에 사향노루가 그리 많지 않다.

중국 사천성에서는 사향노루를 번식시키고 있다. 사향노루는 사람을 꺼리고 잘 숨는다. 그래서 보기도 힘들다. 몇 년 전 두 번째로 학생들을 데리고 사천성 사육장에 갔을 때 안타깝게 장마로 일부 사육장이 쓸려 가서 보지 못하고 그냥 돌아왔다. 몸체에 비해 다리가 길고 가냘파 보이는 사향노루는 옛날에는 우리나라 오대산 부근에 자생하고 있었다고 원로 교수님에게 들었다. 우리나라도 사향노루를 복원하고 연구하는 연구소가 있었으면 좋겠다. 보고 싶다. 사향노루!

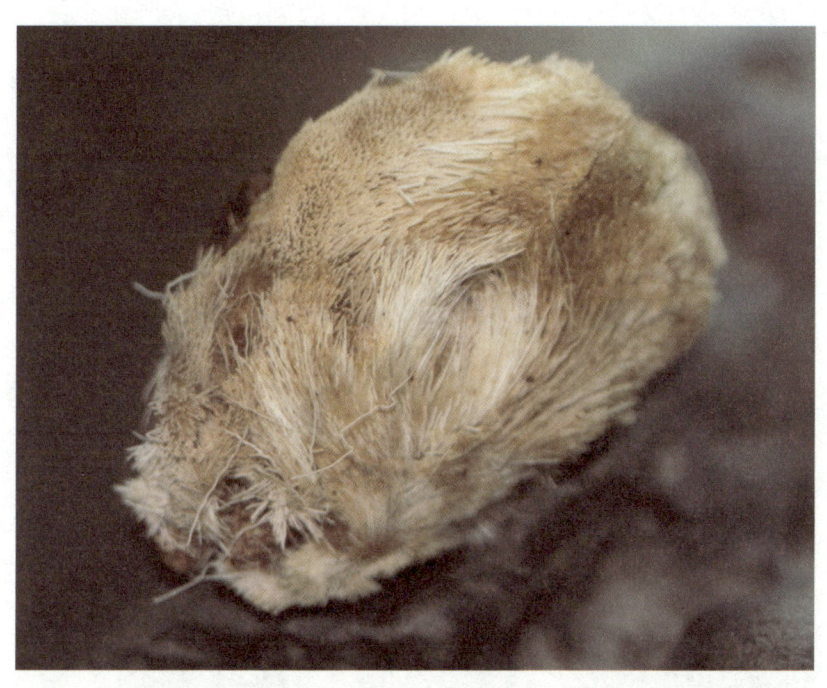

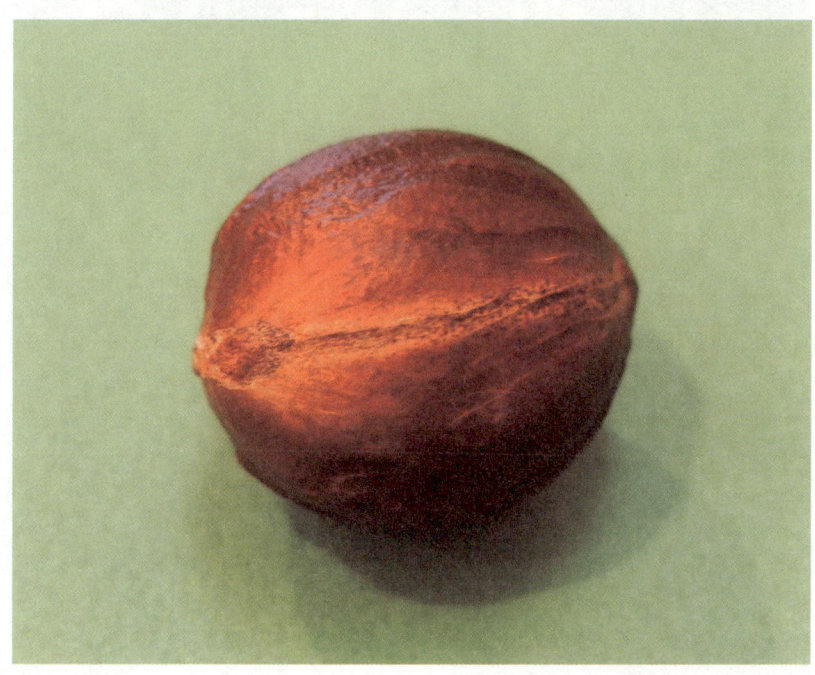

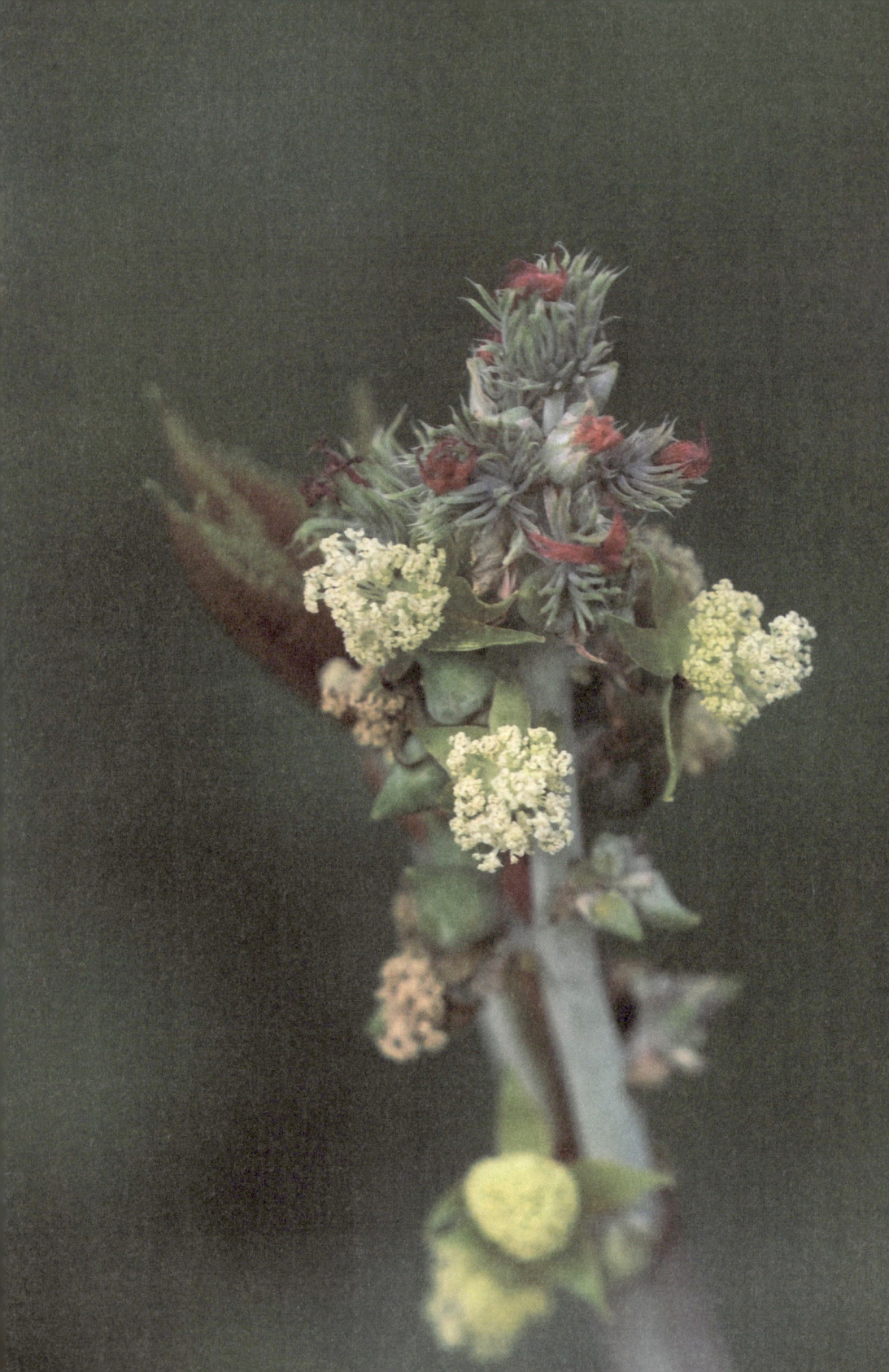

3. 피마자(萆麻子)

대보름 전날 저녁 동네 친구와 함께 누나들을 따라다녔다. 누나들은 큰 바가지를 들고 이집 저집 다니면서 밥과 나물을 얻어 비벼 먹었다. 여럿이 먹으니 참 맛있었다. 집집마다 조금씩 밥과 나물을 주었는데 나물은 주로 다양한 묵나물이었다. 든든히 먹고 사촌 형님과 뒷동산에 올라 망우리를 돌리는 시간을 가졌다.

지금 와서 생각해 보면 여러 종류의 묵나물 중 아주까리 묵나물이 많았던 것 같다. 아주까리 묵나물은 독특하게 맛있었다. 여러 집에서 줬다. 인도와 아프리카 원산의 아주까리는 줄기가 붉은색을 띠어 약간 혐오스럽고 이국(異國)적인 식물이라 평소에 꺼렸던 식물이다. 토종 식물이랑 많이 달랐다. 선조들은 이 이국적인 아주까리를 다양하게 이용했다. 특히 잎을 묵나물로 해서 먹는 것은 탁월했다. 아주까리에 대해 자세히 알아보자.

대극과의 아주까리를 '피마자(蓖麻子)'라고도 하며 약용한다. 아주까리는 한해살이풀로 높이 2m 정도 자란다. 인도와 아프리카 원산으로 밭 근처에서 자란다. 잎은 어긋나고 잎몸이 손바닥처럼 5~11갈래로 깊게 갈라진다. 암수한그루로 8~9월에 윗부분 잎겨드랑이의 송이 꽃차례에 노란색 꽃이 핀다. 둥근 열매는 가시 같은 털로 덮여 있다.

피마자의 종자, 잎, 뿌리, 피마자 종자유(種子油)를 식용·약용한다.

'피마엽(蓖麻葉)'의 성미(性味)는 고(苦), 신(辛), 평(平), 소독(小毒)이며 효능(效能)은 거풍제습(祛風除濕), 발독소종(拔毒消腫)이고 주치증(主治症)은 각기(脚氣), 풍습비통(風濕痺痛), 기부마비(肌膚麻痺), 옹창종독(癰瘡腫毒), 개선소양(疥癬瘙痒), 자궁하수(子宮下垂), 탈항(脫肛), 해수담천(咳嗽痰喘) 등이다. 주로 각기풍종(脚氣風腫)일 때 쪄서 하루 3~4차례 바꾸어 싸매 준다. 구더기를 없애는 데도 이용한다. 그리고 풍습(風濕)으로 인해 목이 뻣뻣해진 것을 치료한다. 늘 붙여주면 효과가 신묘(神妙)하다.

'피마근(蓖麻根)'의 성미(性味)는 신(辛), 평(平), 소독(小毒)이고 효능(效能)은 거풍해경(祛風解痙), 활혈소종(活血消腫)이며 주치증(主治症)은 파상풍(破傷風), 전간(癲癎), 풍습비통(風濕痺痛), 풍란(風蘭), 옹종나력(癰腫瘰癧), 질타손상(跌打損傷), 탈항(脫肛), 자궁탈수(子宮脫垂), 외상출혈(外傷出血) 등이다. 정신분열증(精神分裂症)에도 이용한다.

'피마자(蓖麻子)'는 아주까리의 종자(種子)로 약용한다. 가을철 열매가 갈색으로 변하고 과피(果皮)가 벌어지지 않았을 때 여러 번에 걸쳐 따서 햇빛에 말리고 과피를 제거한다. 두드려서 종자의 겉껍질을 부수고 종인

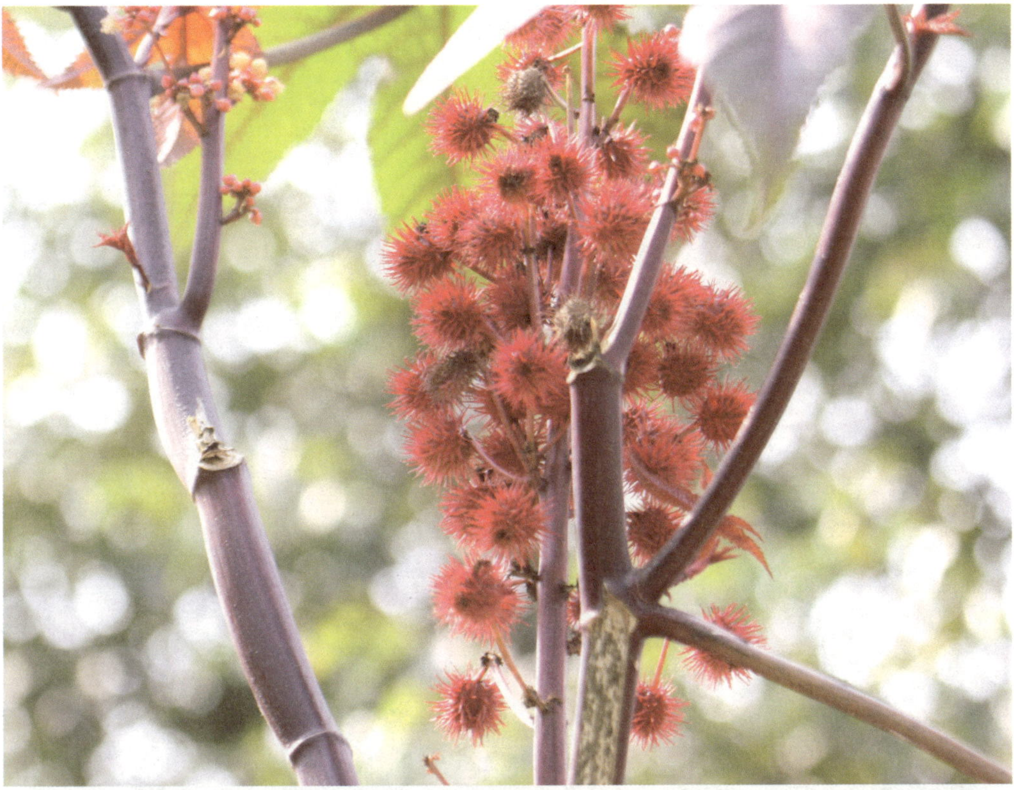

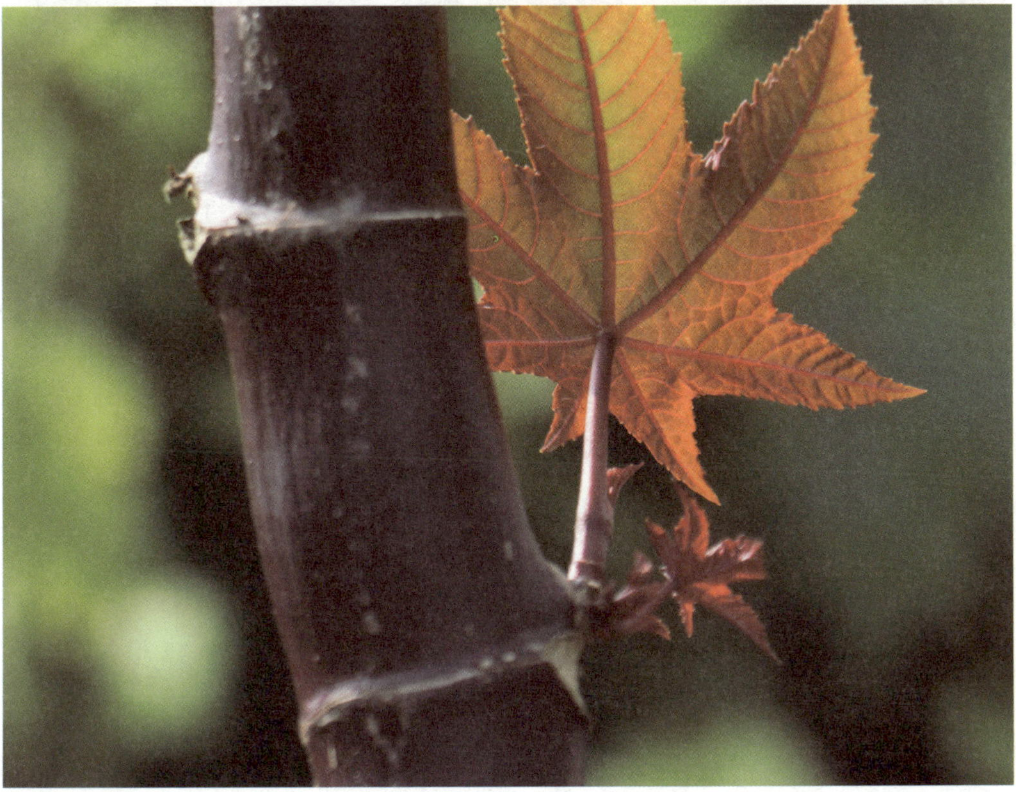

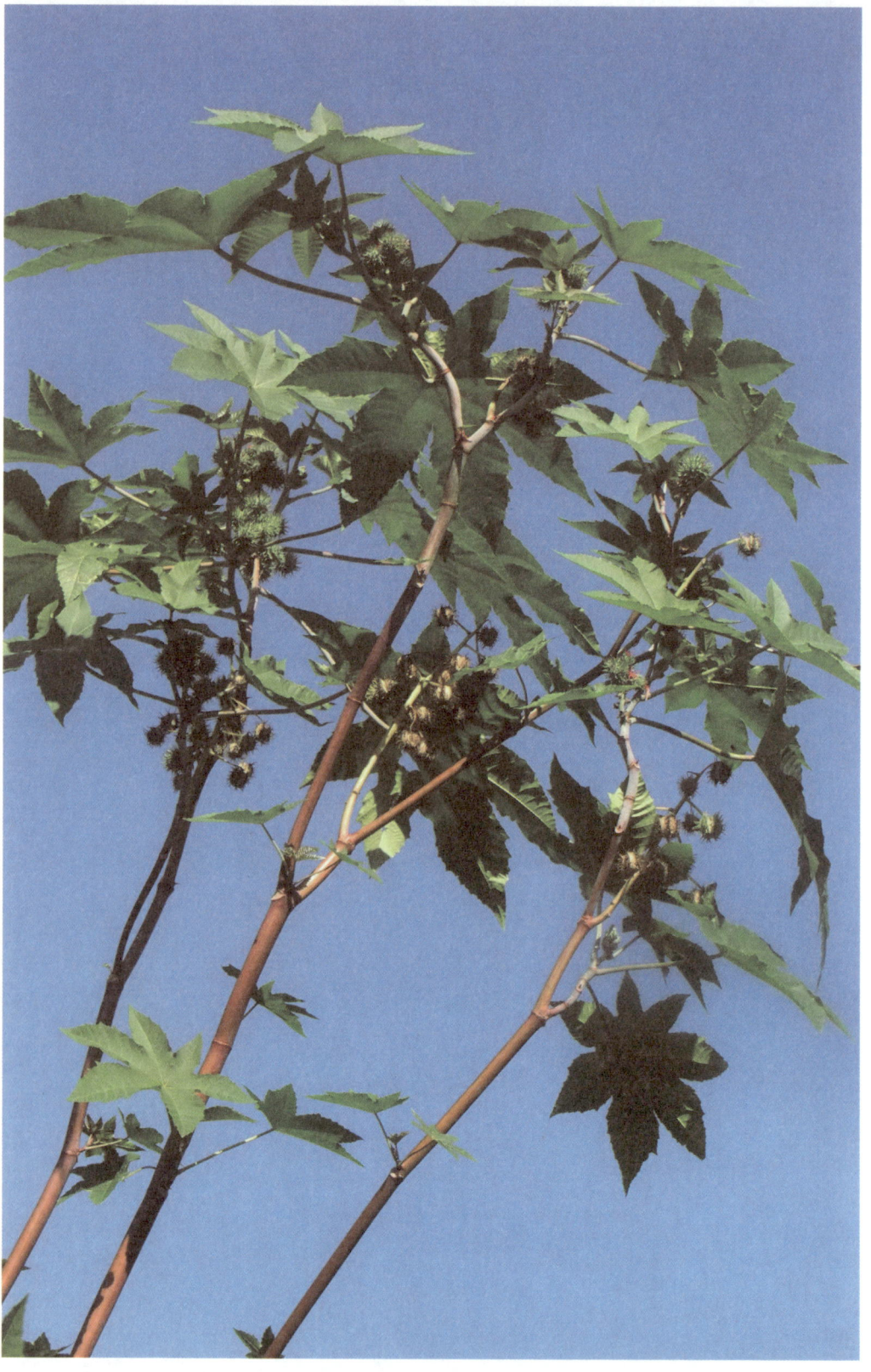

(種仁)을 꺼내어 쓴다. 성미(性味)는 감(甘), 신(辛), 평(平), 소독(小毒)이고 귀경(歸經)은 간(肝), 비(脾), 폐(肺), 대장경(大腸經)이다. 효능(效能)은 발독(拔毒), 도체(導滯), 통락이규(通絡利竅)이며 주치증(主治症)은 옹저종독(癰疽腫毒), 나력(瘰癧), 유옹(乳癰), 후비(喉痺), 개라선창(疥癩癬瘡), 탕상(燙傷), 수종창만(水腫脹滿), 대변조결(大便燥結), 구안왜사(口眼歪斜), 질타손상(跌打損傷) 등이다.

그리고 옛 문헌에 이롱(耳聾)과 이명(耳鳴)을 치료한다고 적혀있다. 껍질을 제거한 피마자 49알과 대추 살 10알에 젖을 넣고 짓찧어 고루 섞이게 한다. 이것을 매번 대추 씨만큼 솜에 싸서 귓구멍을 막아 두되 귀에서 열이 날 때까지 한다. 또한 개한테 물려서 상한 데 쓴다. 50알을 껍질을 벗기고 고약처럼 되게 갈아서 붙인다.

'피마유(蓖麻油)'는 아주까리 종자(種子)의 지방유(脂肪油)로 약용한다. 효능(效能)은 활장(滑腸), 윤부(潤膚)이며 주치증(主治症)은 장내적체(腸內積滯), 복창(腹脹), 변비(便祕), 개선선창(疥癬癬瘡), 탕상(燙傷) 등이다. 주로 풍증(風症)으로 말을 못 하는 데 사용하고 설사(泄瀉)를 시키는 데 이용한다.

피마자는 약간의 독(毒)이 있어 소금물에 삶아서 씨를 발라내어 사용한다. 피마자의 효능을 요약하면 다음과 같다. 첫째 통변축수(通便逐水) 작용이다. 수종창만(水腫脹滿), 소변불리(小便不利), 장내적체(腸內積滯) 등의 증후에 단방(單方)으로 사용하거나 다른 약물과 배합하여 사용한다. 둘째로 발독배농(拔毒排膿)·거풍지통(祛風止痛) 작용이다. 옹저(癰疽), 창독(瘡毒), 정절종독(疔癤腫毒)에 의하여 궤양(潰瘍)이 형성된 증후에는 유향(乳香), 경분(輕粉) 등과 배합하여 외오(外敖)하고, 나력(瘰

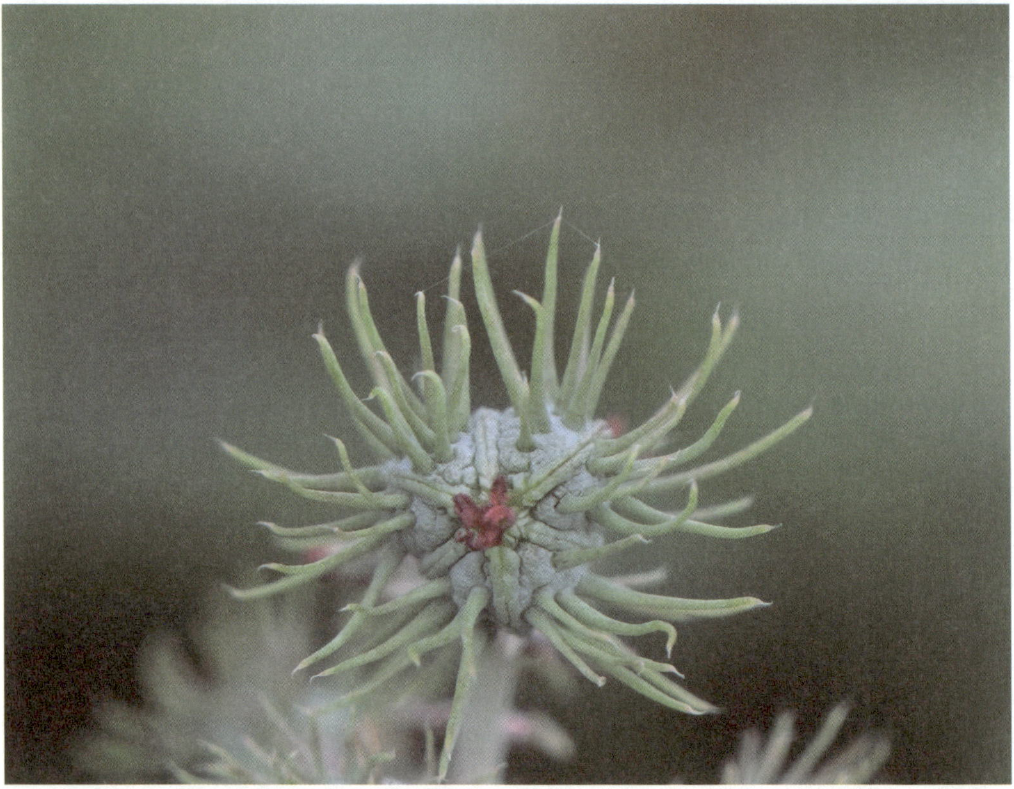

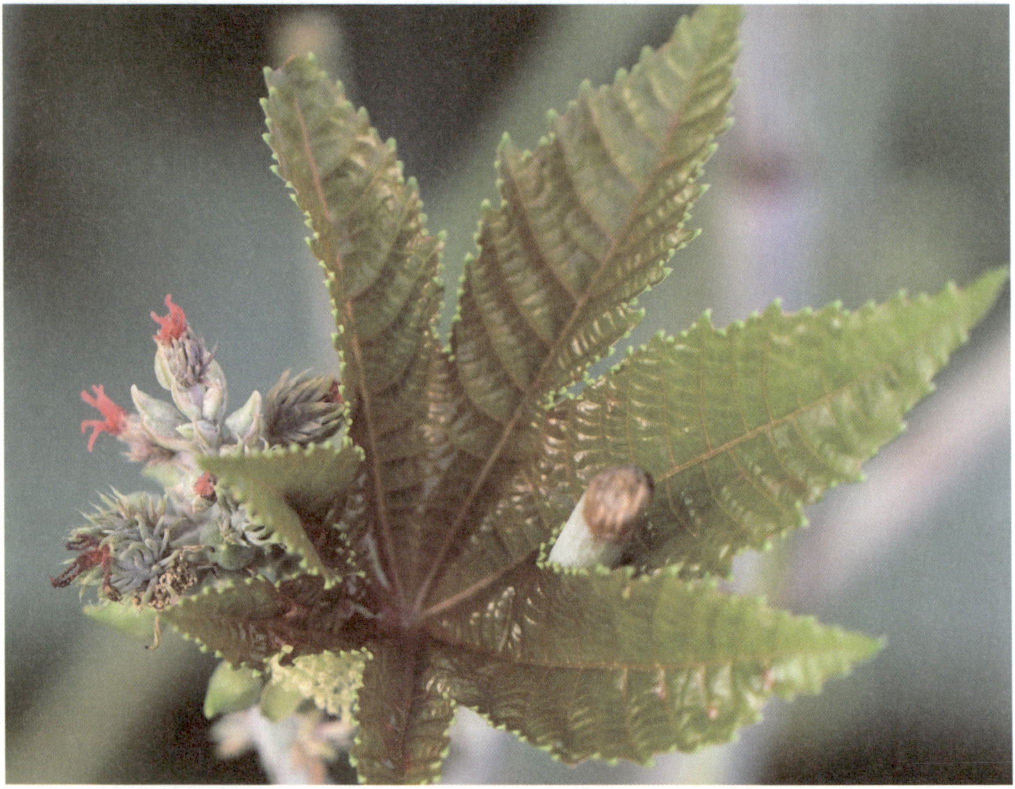

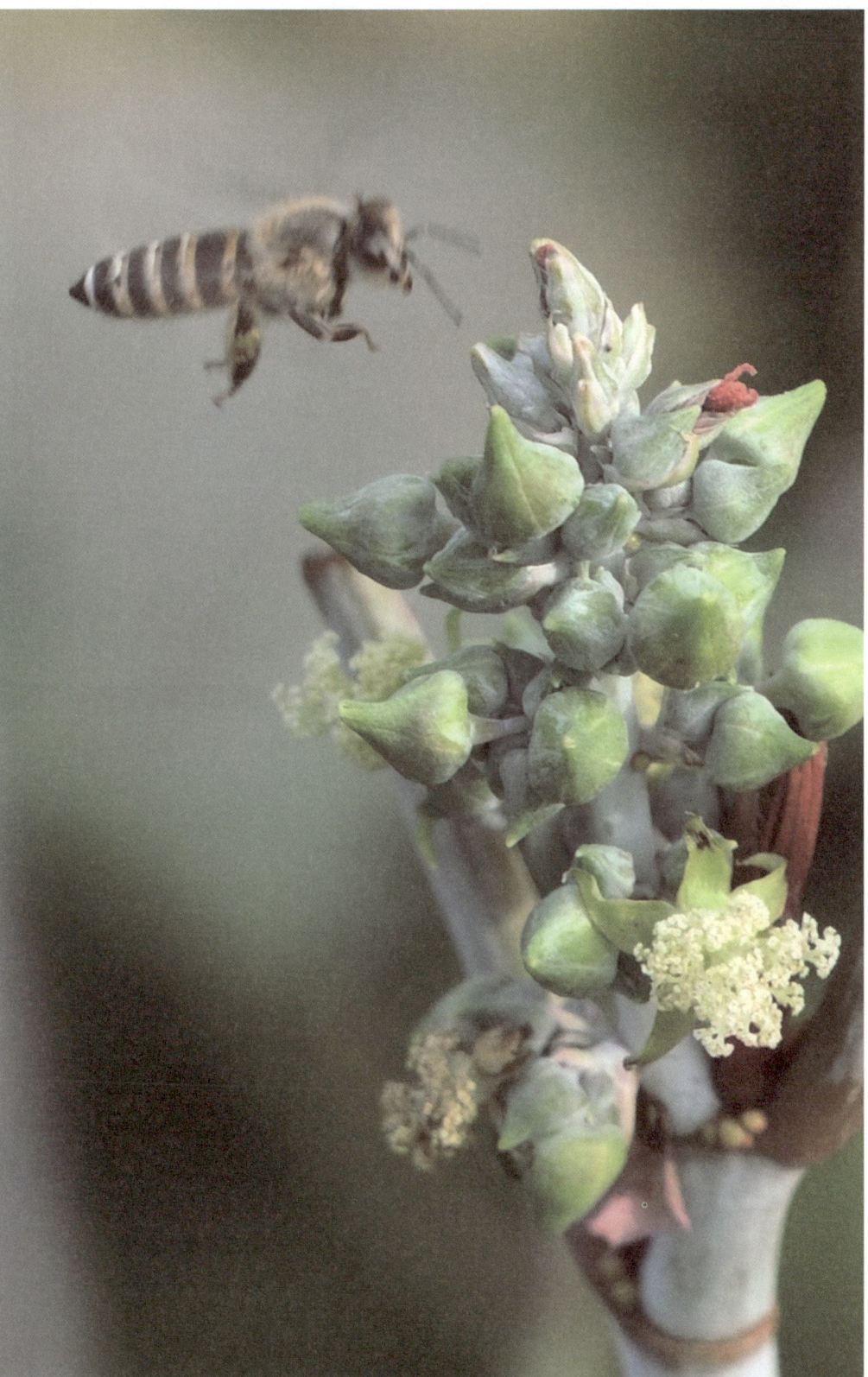

癃)에는 초숙거각(炒熟去殼)하여 취침 시에 2~3매씩 복용하다가 점차 증량하여 10매씩 복용한다. 셋째로 인후종창(咽喉腫脹)에는 1매를 초(炒)하여 현명분(玄明粉) 3g과 분말(粉末)하여 온수(溫水)로 1일 2~3회 복용한다. 넷째로 통락서비(通絡徐痺) 작용이다. 구안왜사(口眼歪斜)인 경우, 오른쪽 왜사(歪斜)에는 왼쪽에 바르고 왼쪽 왜사에는 오른쪽에 바른다. 또한 자궁하수(子宮下垂)에는 두정(頭頂)에 발라 흡입력(吸入力)을 이용한다.

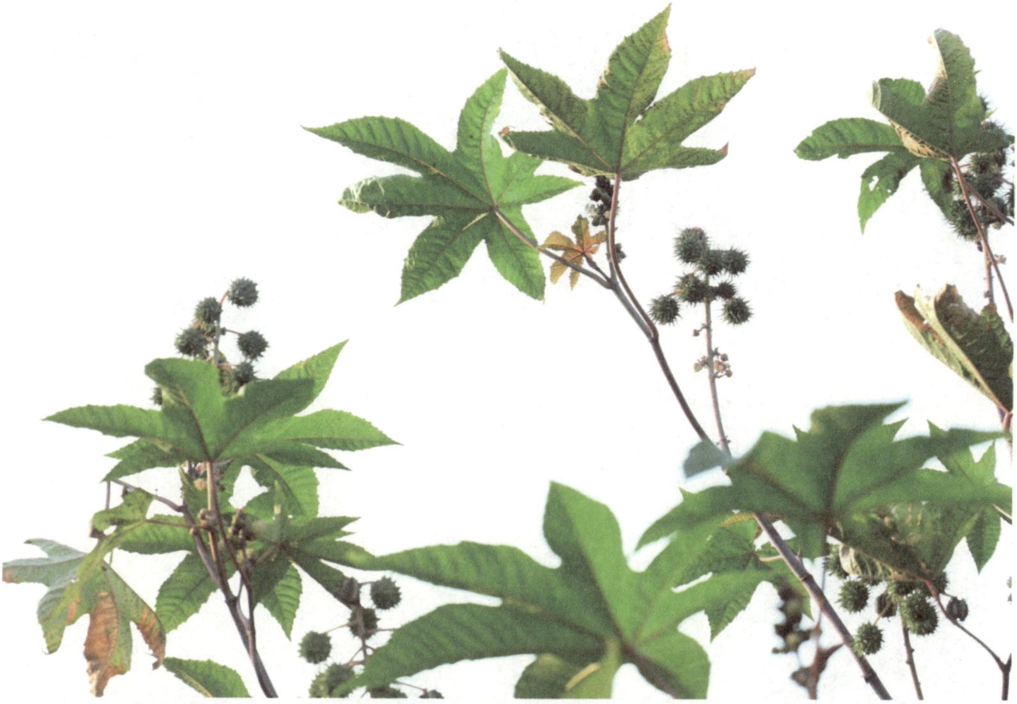

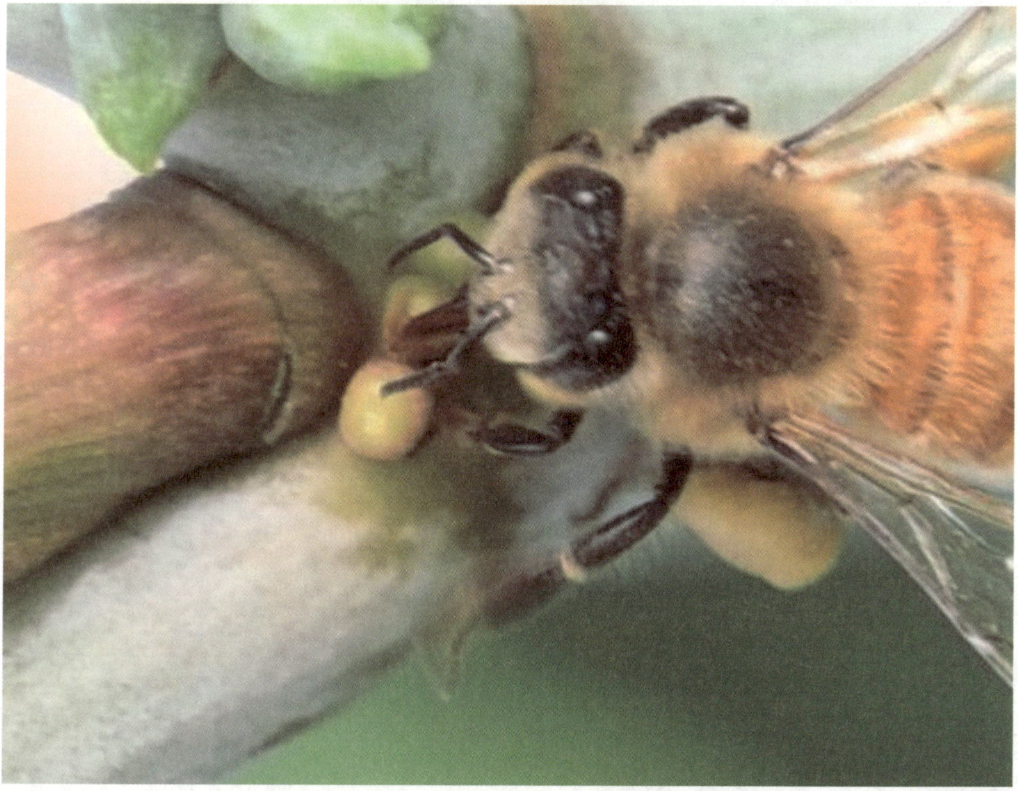

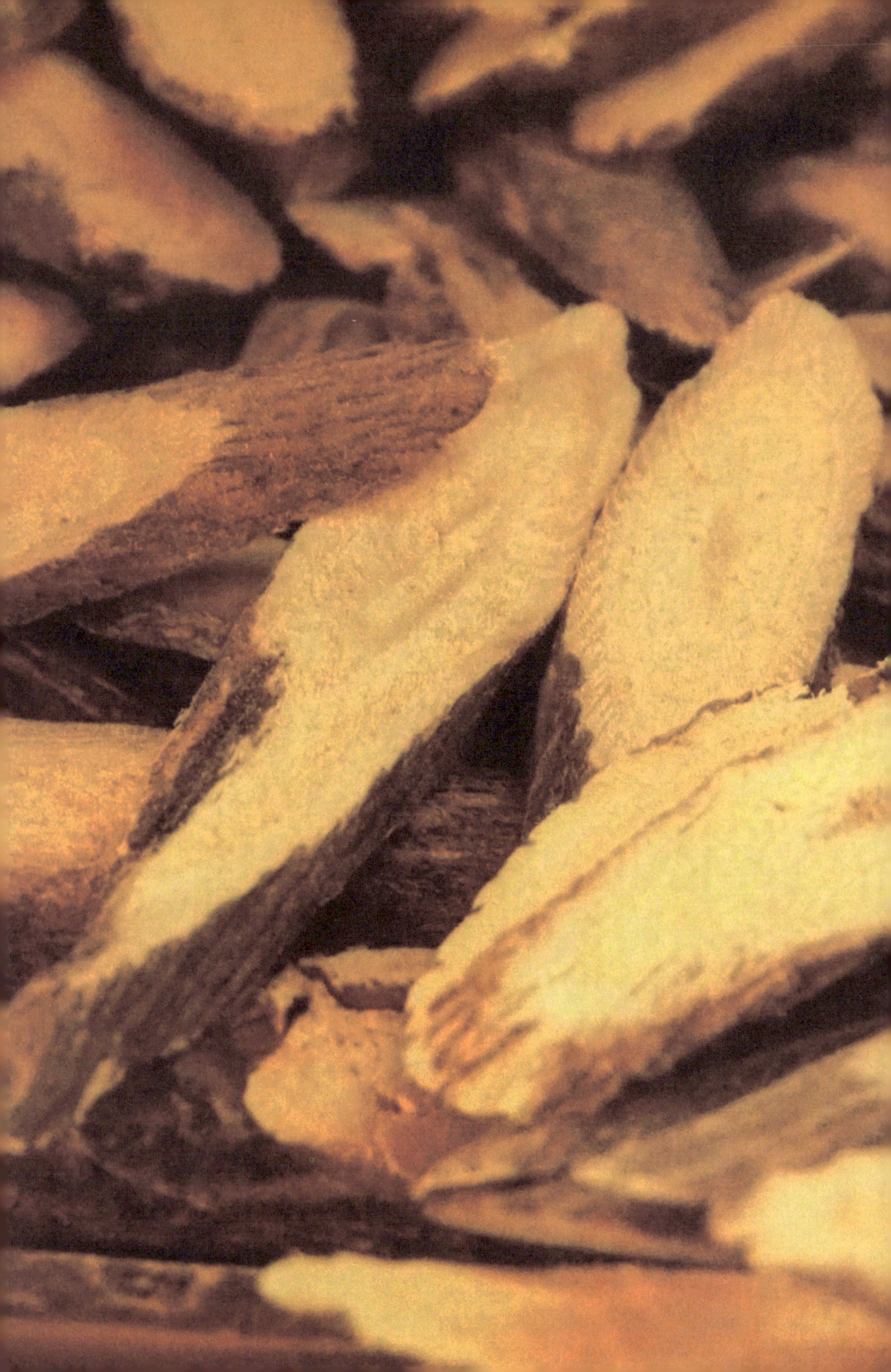

4. 자감초(炙甘草) · 구감초(久甘草)

결론적으로 포제법 중 자감초(炙甘草)는 꿀을 넣고 불에 볶는 것이고, 구감초(久甘草)는 아무것도 넣지 않고 불에 볶는 것이다. 한의학에서 약물을 일차 가공하는 것을 포제(炮製), 수치(修治), 법제(法製)라고 한다.

본초학 총론에 한약의 포제법(炮製法) 중 화제법(火製法)이 있다. 화제법 중 청초법(淸炒法)은 어떠한 보료(輔料)도 가하지 않고 약물을 일정한 정도로 초(炒)한 후에 꺼내는 방법으로써, 초(炒)하는 정도에 따라서 초황(炒黃), 초초(炒焦), 초탄(炒炭) 등이 있다. 구감초(久甘草)는 주로 초황(炒黃)을 하여 쓴다. 초황(炒黃)은 약물을 과내(鍋內)에 넣고 미화(微火)로 가열하면서 번동(翻動)하여 표면이 황색이 되게 한다. 약물에서 발산(發散)되는 고유한 냄새를 맡을 수 있을 정도까지 초(炒)하는 것이다. 이렇게 하는 주요 목적은 약물로 하여금 교취(矯臭) 및 팽창(膨脹)토록 하여 유효성분이 쉽게 우러나도록 하는 것이다. 감초(甘草)의 방향성(芳香

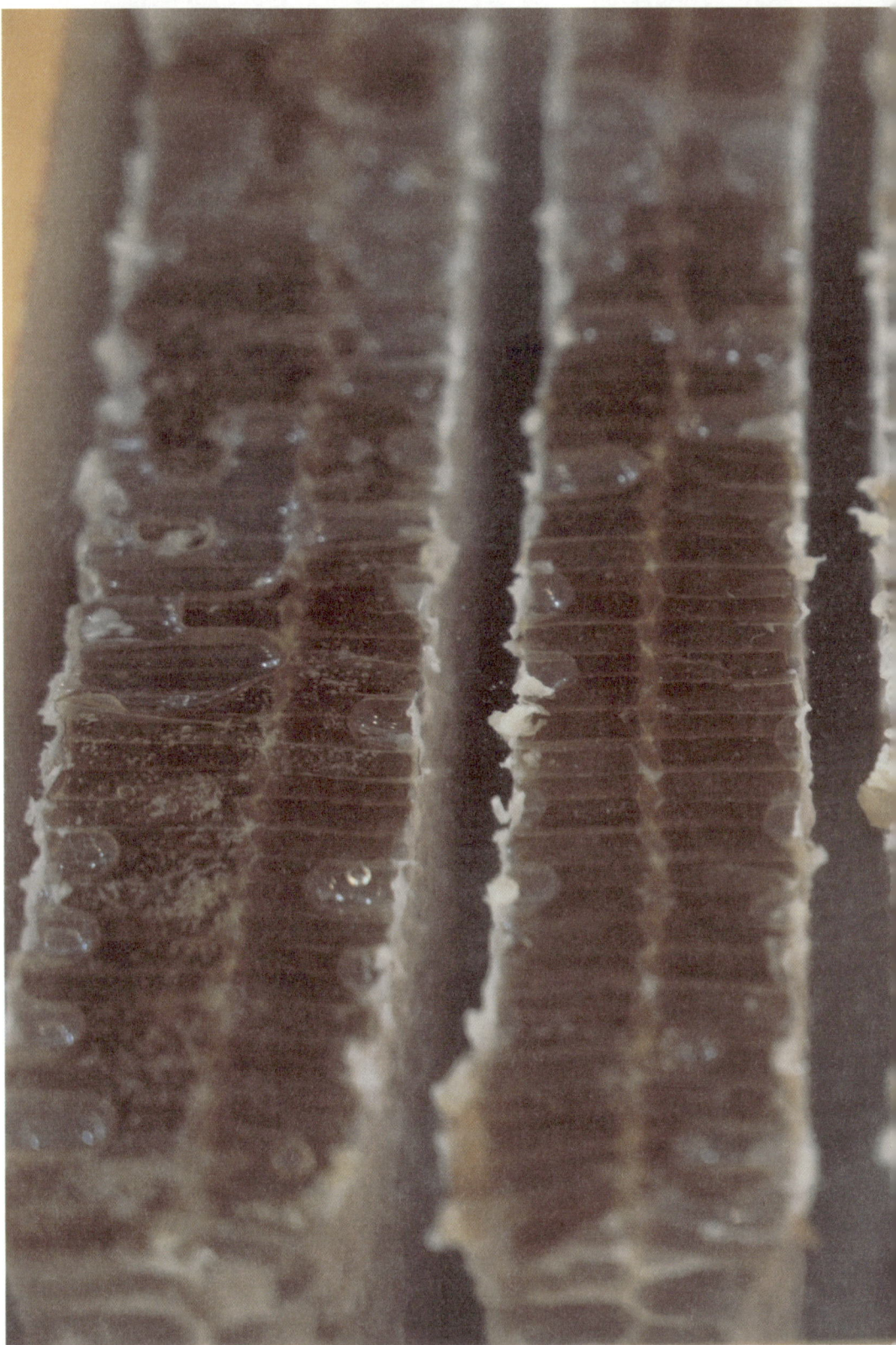

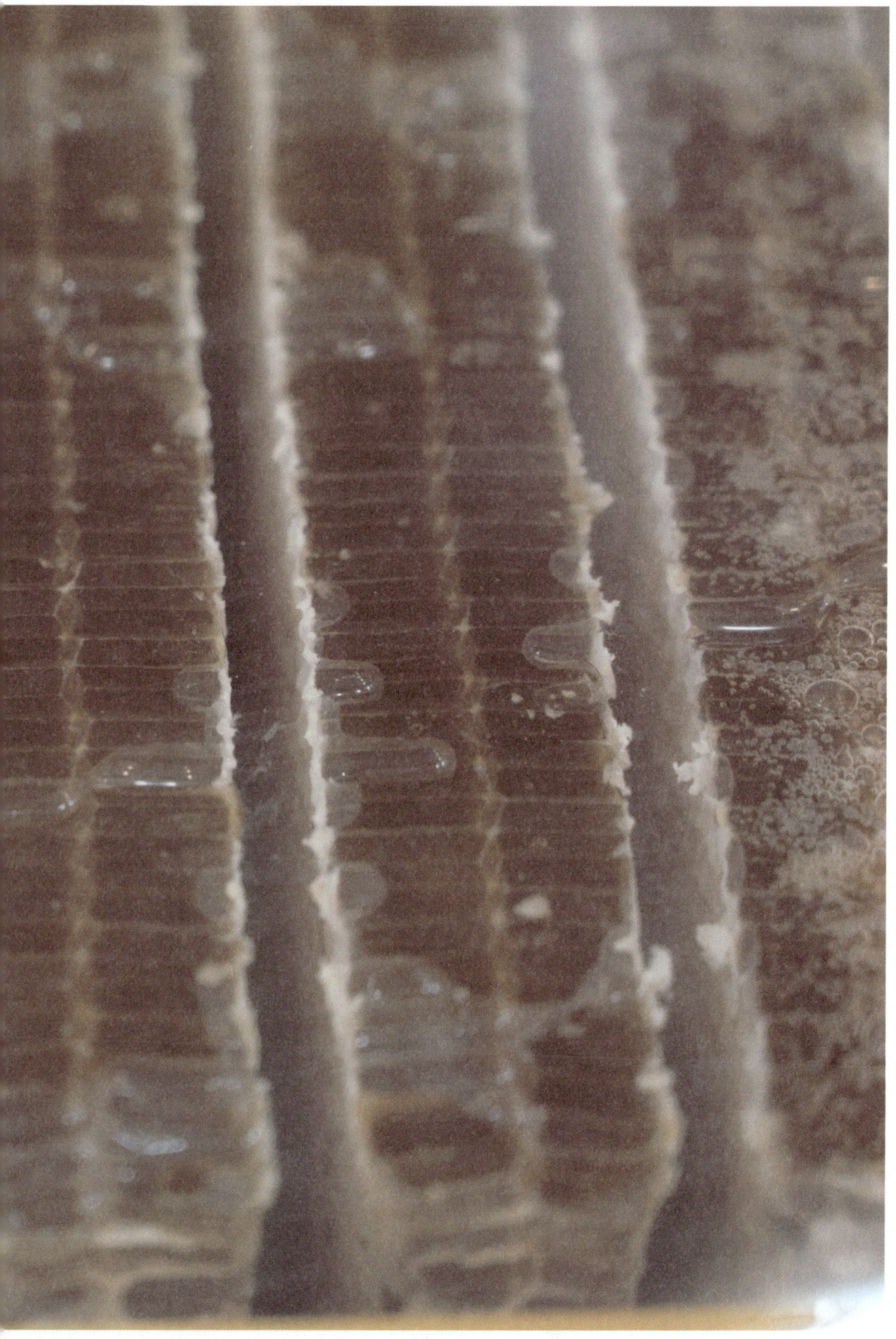

性) 기미(氣味)를 증가시킴으로써 건위(健胃), 소식(消食) 작용을 증강하도록 해 준다.

화제법(火製法) 중 보료초(輔料炒)가 있다. 이는 약물에다 다른 보료(輔料)를 가입(加入)하여 동초(同炒)하는 것이다. 가입(加入)하는 보료(輔料)에 따라 토초(土炒), 부초(麩炒), 미초(米炒) 등이 있다. 또한 자제법(炙製法)이 있다. 이는 약물에 액체보료(液體輔料)를 가입(加入)해서 과내(鍋內)에 넣고 반초(拌炒)하는 것이다. 이렇게 약물을 자(炙)하면 이화학(理化學) 성질상에 많은 변화를 가져올 수 있으므로 유효성분을 우려내는데 편리하게 되고, 약물의 치료효과(治療效果)를 증강시킬 수가 있으며, 동시에 교미(矯味)·교취(矯臭)·해독(解毒)·방부(防腐) 등의 작용도 있게 된다. 그 방법은 일반적으로 먼저 약물과 액체보료(液體輔料)를 골고루 섞어서 일정한 시간이 경과한 후 과내(鍋內)에 넣고 적당히 초(炒)하면 된다. 사용하는 보료(輔料)가 여러 종류이기에 밀자(蜜炙)·초자(醋炙)·주자(酒炙)·염자(鹽炙)·강자(薑炙)·유자(油炙) 등으로 구분한다.

이 중 '자감초(炙甘草)'는 밀자(蜜炙) 하는 것을 말한다. 즉 봉밀(蜂蜜)을 보료(輔料)로 하여 약물과 함께 초(炒)하는 방법이다. 봉밀을 보료로 쓰는 이유는 봉밀(蜂蜜)의 성미(性味)가 감(甘)·평(平)하여 감완익원(甘緩益元)·윤폐영수(潤肺寧嗽) 및 해독교미(解毒矯味)의 작용을 할 수 있기 때문이며, 약과 동제(同製)하면 약물의 과편(過偏)한 성질을 완화(緩和)시킬 수 있고, 아울러 약물과 협동작용을 일으킬 수가 있어서 치료효과를 증강시키고, 약물의 성분 함량에 대해서도 변화를 일으키게 해서 약물로 하여금 더욱 좋은 치료 작용을 발휘하도록 할 수 있다.

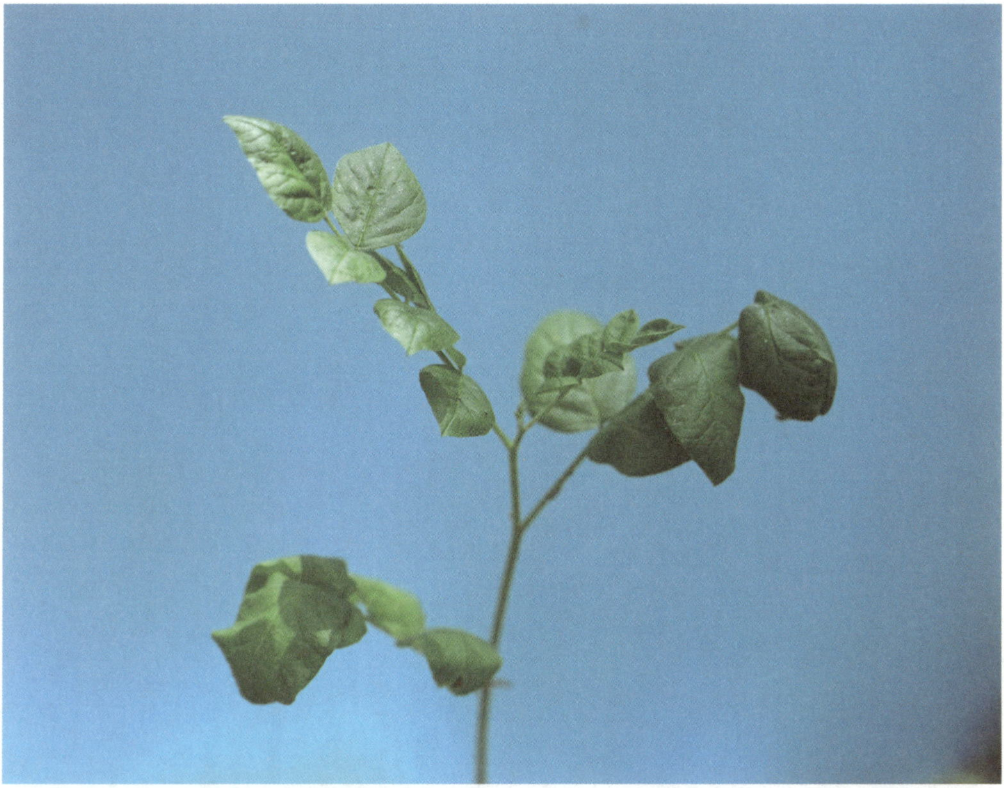

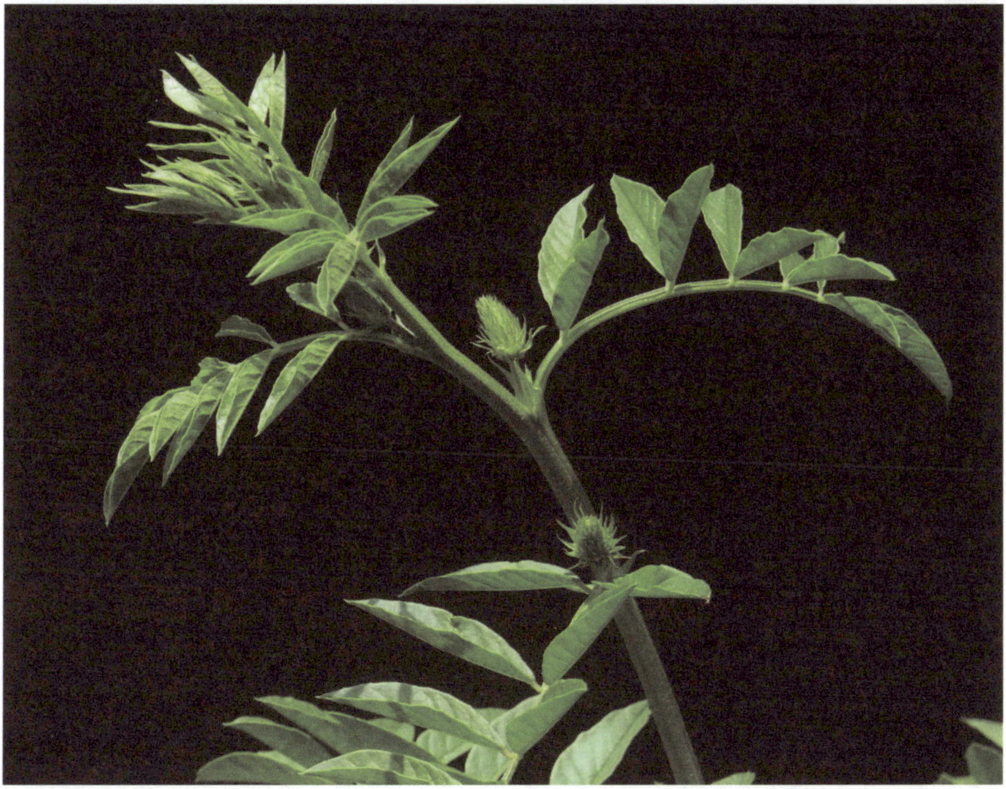

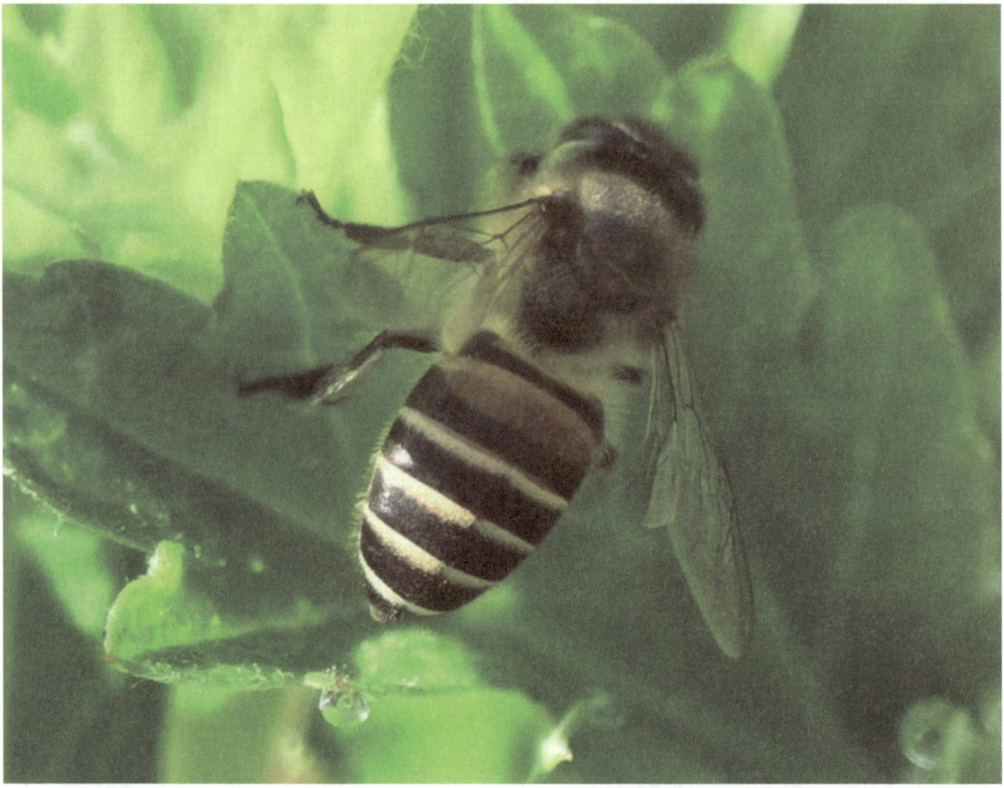

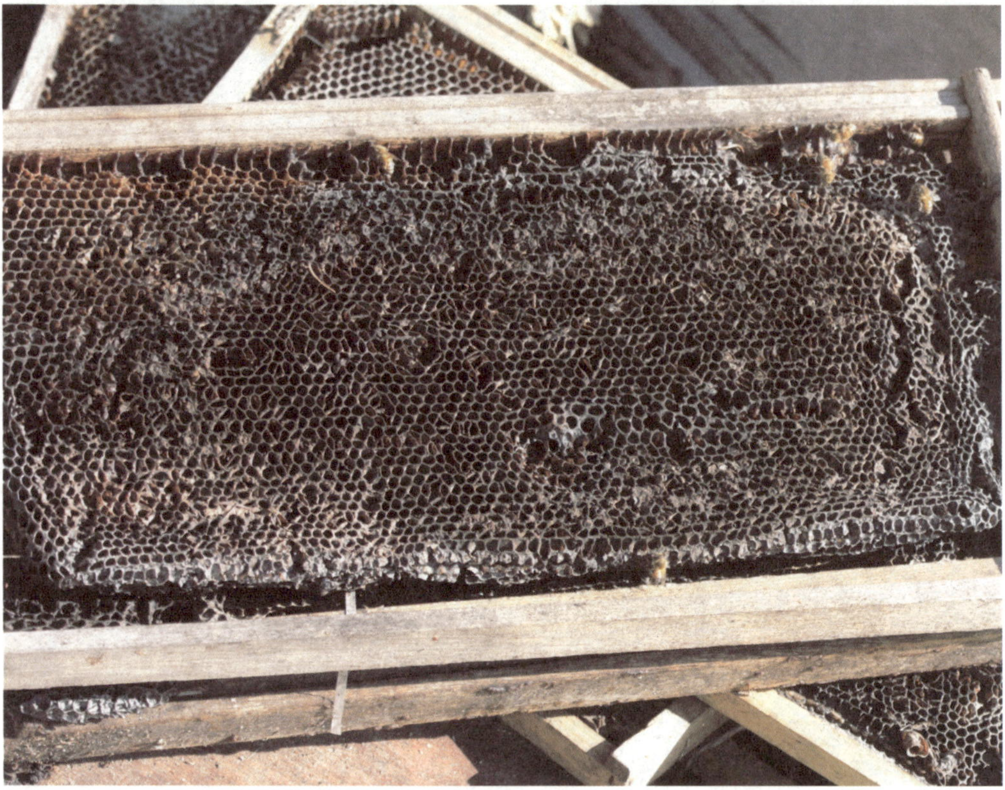

그리고 자약(炙藥)으로 봉밀(蜂蜜)을 사용할 때는 반드시 먼저 연제(煉製)를 하여야 한다. 즉, 생밀(生蜜)을 과중(鍋中)에 넣고 만화(慢火)로 가열해서 서서히 비등(沸騰)하도록 하여 부황(浮黃)한 잡질(雜質)을 떠서 버리고 재차 비등(沸騰)해질 때까지 계속 오련(熬煉) 하면 되는 것이다. 이것을 '눈밀(嫩蜜)'이라고 칭하며, 꺼내어 즉시 자약(炙藥)으로 사용할 수 있다. 자감초(炙甘草)에는 일반적으로 약물 매(每) 500g당 연밀(煉蜜) 120g 내외(內外)를 사용한다.

자(炙) 할 때 주의 사항으로 불의 세기를 적당히 조절하여야 한다. 화력(火力)을 과대(過大)하게 하면 약물이 초초(炒焦)하기 쉽고, 과소(過少)하면 초(炒)한 후에 본 약물들이 서로 붙어서 흐트러지지 않게 되기 때문이다.

자(炙)와 초(炒)의 목적은 기본적으로 유사(類似)하나, 다만 자(炙)할 때 액체(液體)를 보료(輔料)로 하여 약물의 내부로 서서히 삼입(滲入)할 수 있도록 하는 것이 초제법(炒製法) 중의 보료초(輔料炒)다. 청초법(淸炒法)과 약간의 차이가 있다. 방약합편에 자감초탕(炙甘草湯)이라는 처방이 있다. 백작약(白芍藥)과 감초(甘草) 두 종류의 약재로 구성되어 있는데 이 약물 모두가 건조한 느낌이 든다. 그래서 감초를 밀자(蜜炙)하여 사용하므로 자양성(滋養性)이 증가한다. 이때는 반드시 구감초(久甘草)를 쓰지 말고 자감초(炙甘草)를 써야 한다. 혹자는 꿀 대신 물엿으로 수치(修治)하는데 그것은 바람직하지 못하다. 자감초(炙甘草)에는 꿀이다.

감초와 꿀의 본초학적 소견은 다음과 같다.

콩과 다년생초본(多年生草本)인 '감초(甘草)'의 근(根) 및 근상경(根狀

莖)을 약용·식용한다. 성미(性味)는 감(甘), 평(平), 무독(無毒)인데 자(炙)한 후(後)는 미온(微溫)이다. 귀경(歸經)은 비(脾), 위(胃), 폐경(肺經)이지만 십이경(十二經) 두루 통행(通行)한다. 효능(效能)은 보비익기(補脾益氣), 청열해독(淸熱解毒), 윤폐지해(潤肺止咳), 조화제약(調和諸藥)이며 주치증(主治症)은 비허(脾虛), 위약(胃藥), 혈허(血虛), 창양(瘡瘍), 종독(腫毒), 인통(咽痛), 해수(咳嗽), 천식(喘息), 음경중통(陰莖中痛) 등이다. 개감초, 유엽수감초(柳葉水甘草), 자과감초(刺果甘草) 등이 있다.

꿀벌과 재래 꿀벌 및 양봉 꿀벌의 정제된 꿀을 '봉밀(蜂蜜)'이라 하며 약용·식용한다. 성미(性味)는 감(甘), 미온(微溫), 무독(無毒)이고 귀경(歸經)은 폐(肺), 비(脾), 대장경(大腸經) 이다. 효능(效能)은 윤폐보중(潤肺補中), 활장(滑腸), 완급(緩急), 해독(解毒)이며 주치증(主治症)은 장조변비(腸燥便祕), 해수(咳嗽), 복통(腹痛), 수족궐냉(手足厥冷) 등이다.

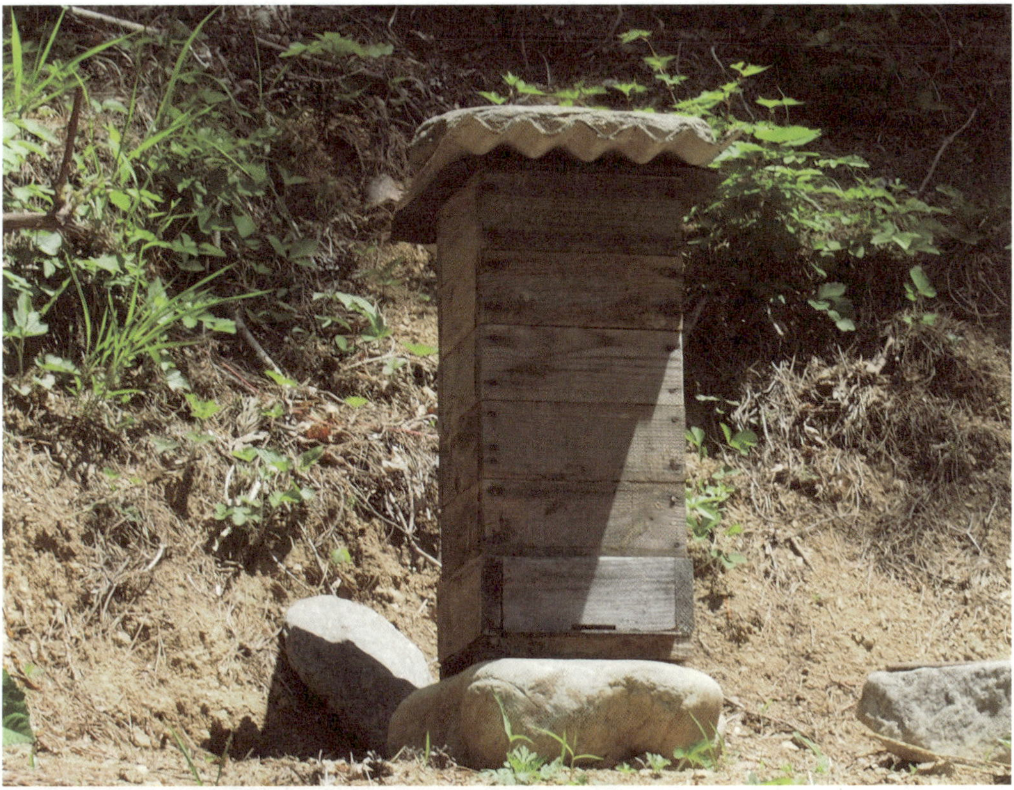

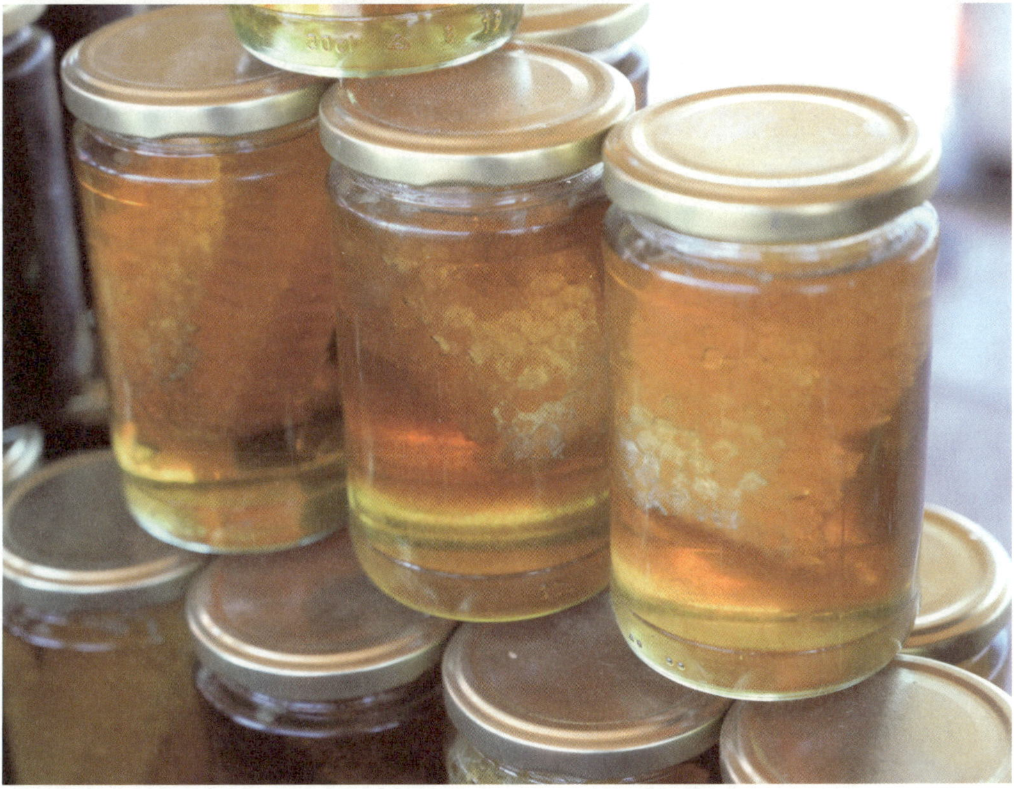

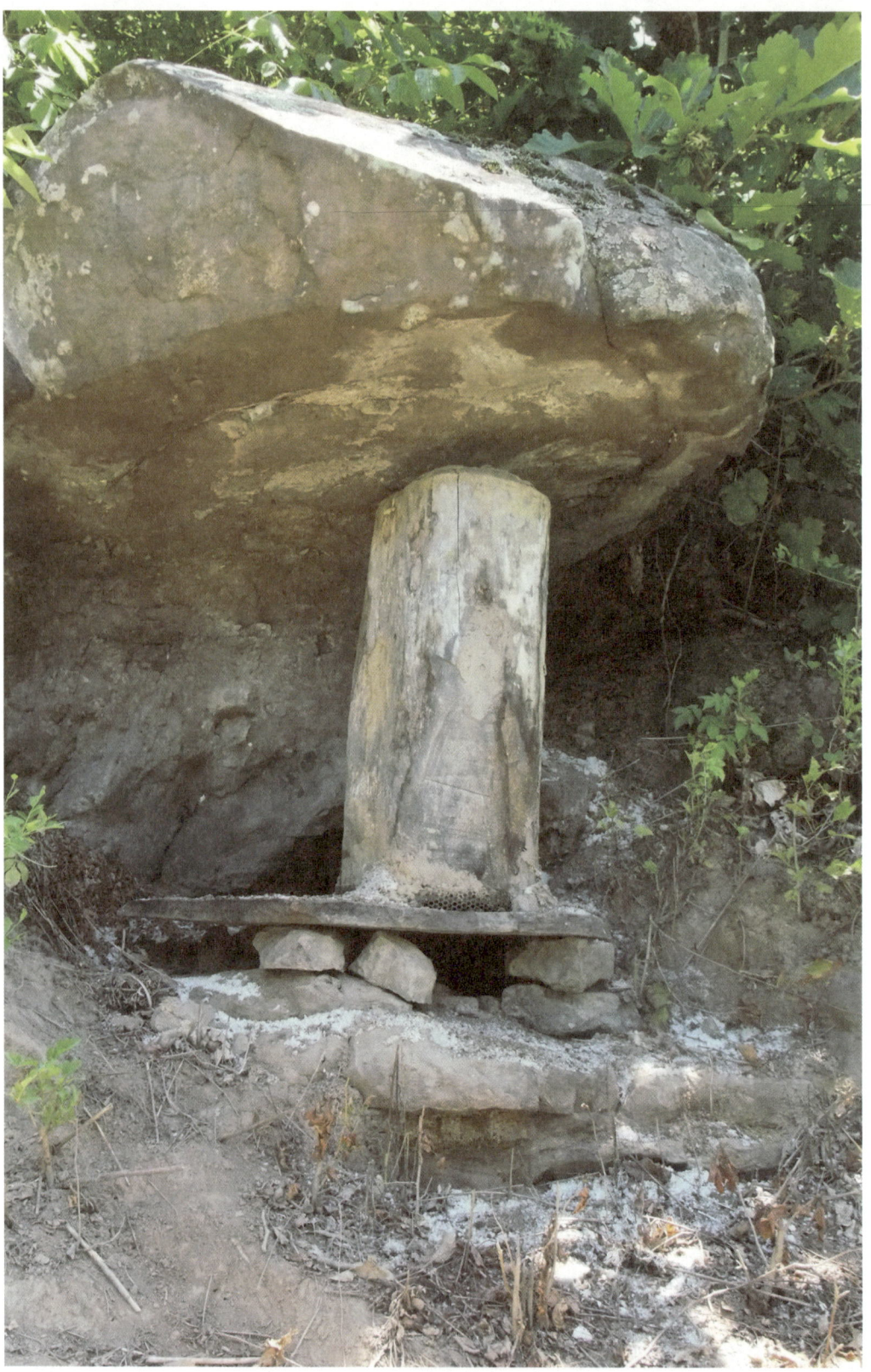

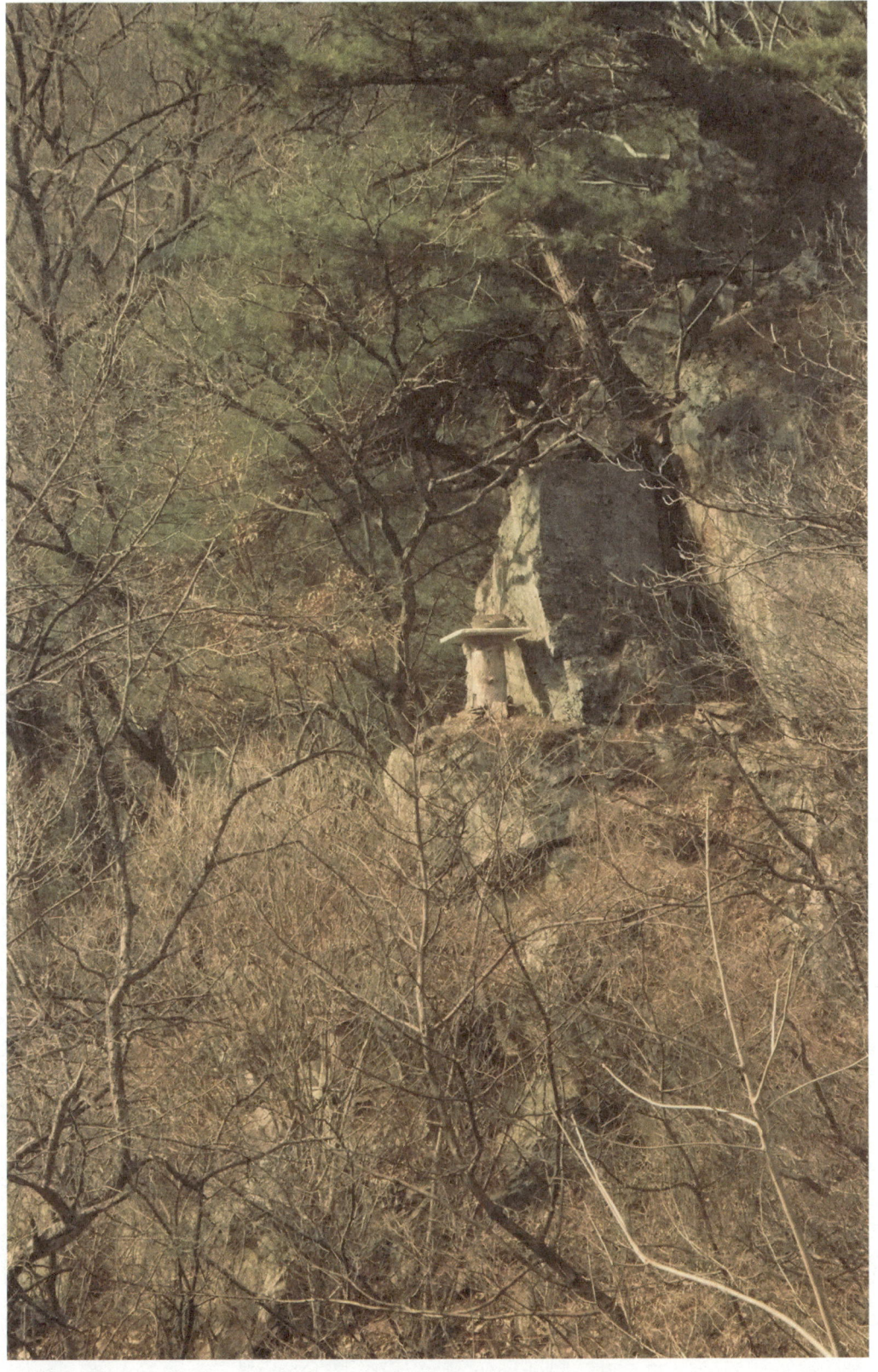

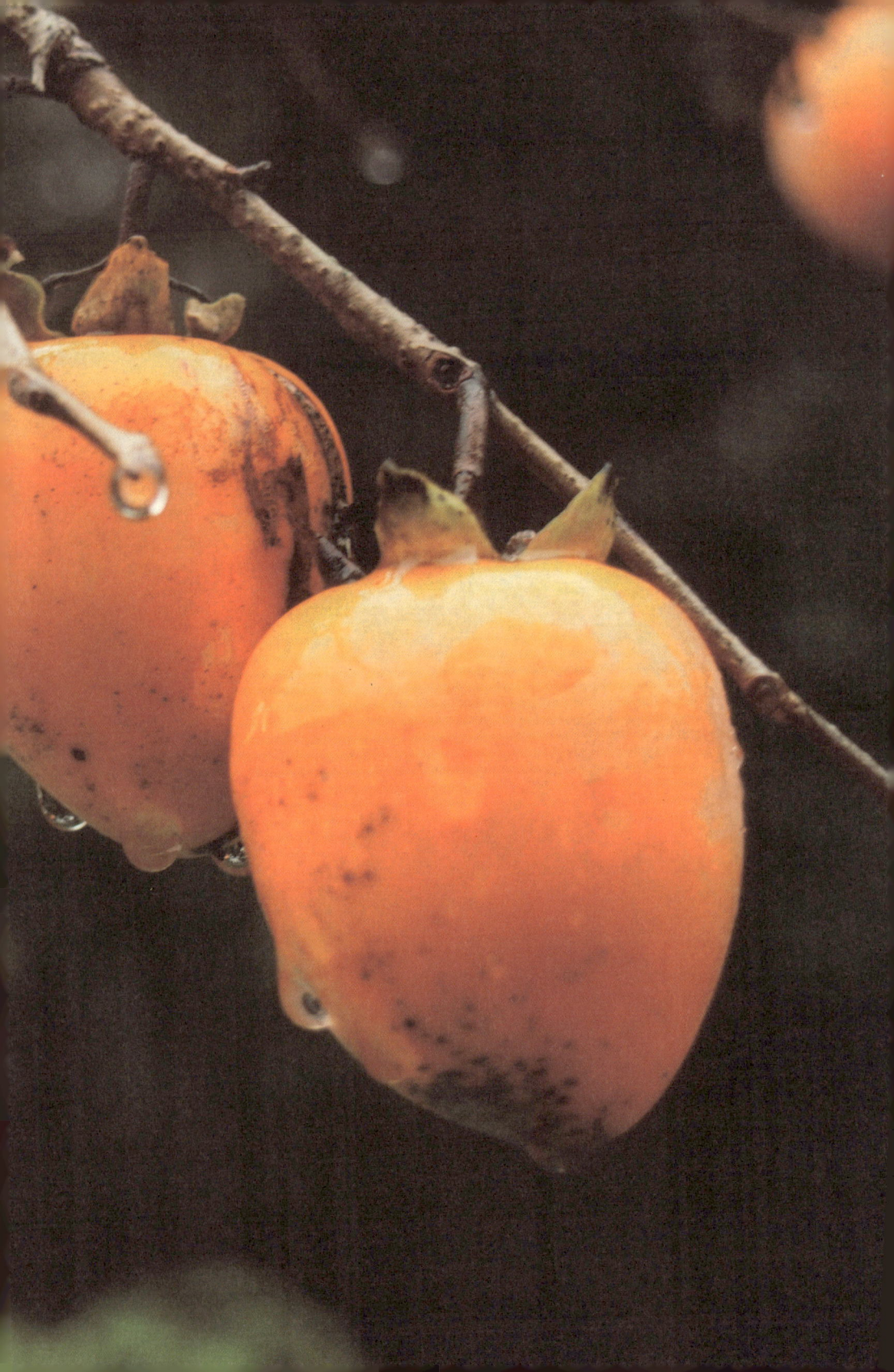

5. 시체(柿蒂)

시체(柿蒂)는 감꼭지를 말한다. 우리가 소홀히 다루고 있는 감꼭지도 약으로 쓰인다. 감나무를 살펴보면 감꽃이 노랗고, 덜 익은 감은 푸르고, 익은 감은 주황색이다 못해 붉게 보인다. 단풍 든 감잎도 붉은색이 보인다. 줄기는 검고, 곶감은 하얀색 분이 있다. 감나무에서 얻을 수 있는 색은 오방색(五方色)이고 각각 약용·식용·염료로 이용한다. 버릴 게 없다.

감나무과 감나무는 양쯔강 계곡이 원산지다. 낙엽 소교목(小喬木) 또는 교목(喬木)으로 높이 10~20m 정도로 자란다. 잎은 어긋나며 길이 6~12cm의 타원형 또는 장타원형이다. 끝은 짧게 뾰족하고 밑 부분은 둥글거나 쐐기형이며, 가장자리가 밋밋하다. 표면은 짙은 녹색이고 회백색의 뒷면은 부드러운 털이 밀생한다. 꽃은 5~6월에 새 가지 끝에 황백색 혹은 황적색으로 핀다. 열매는 장과(漿果)로 구형이며 황적색으로 익는다. 종자는 짙은 갈색이며 길이 1.3~1.4mm의 납작한 장타원상 난형

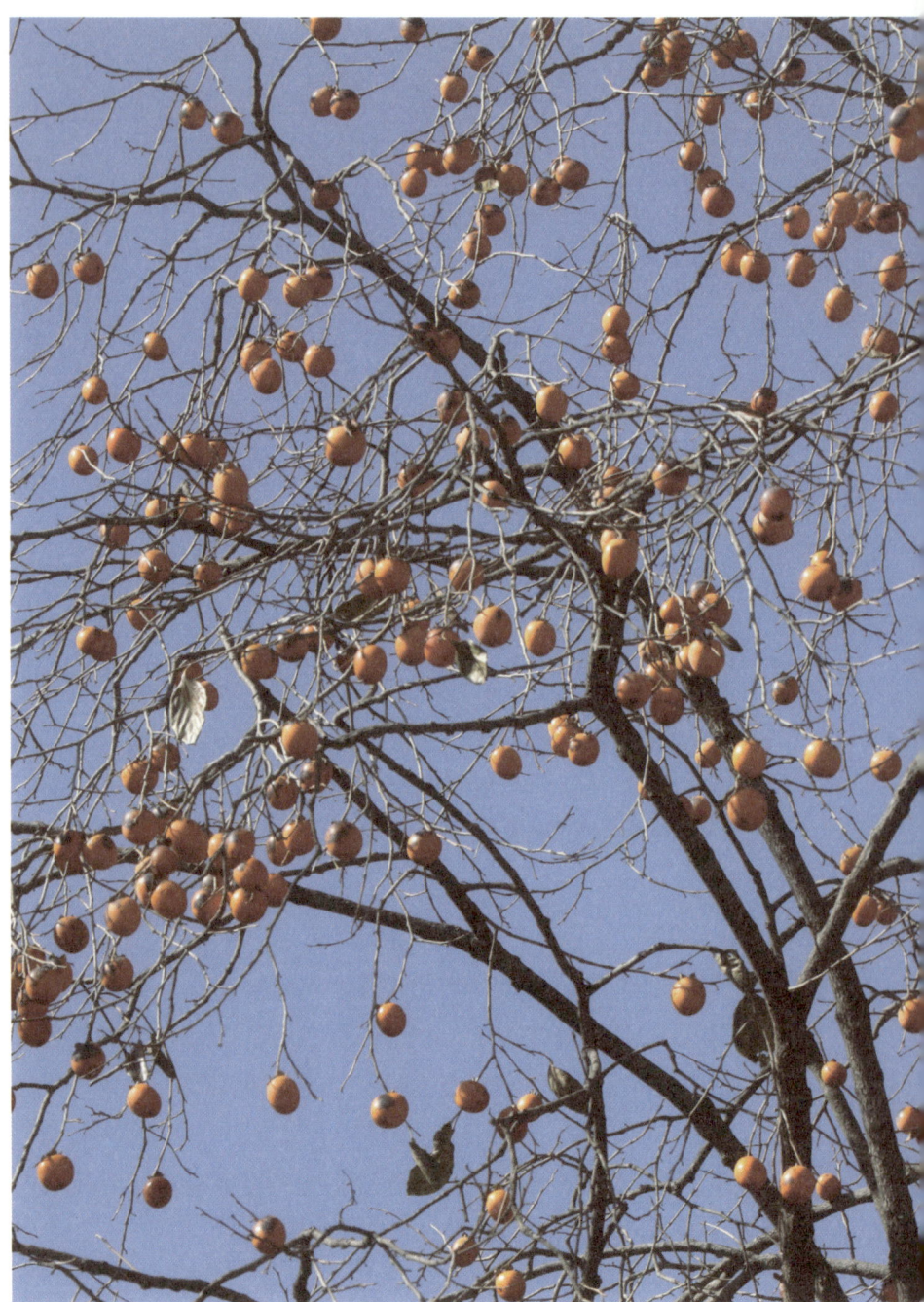

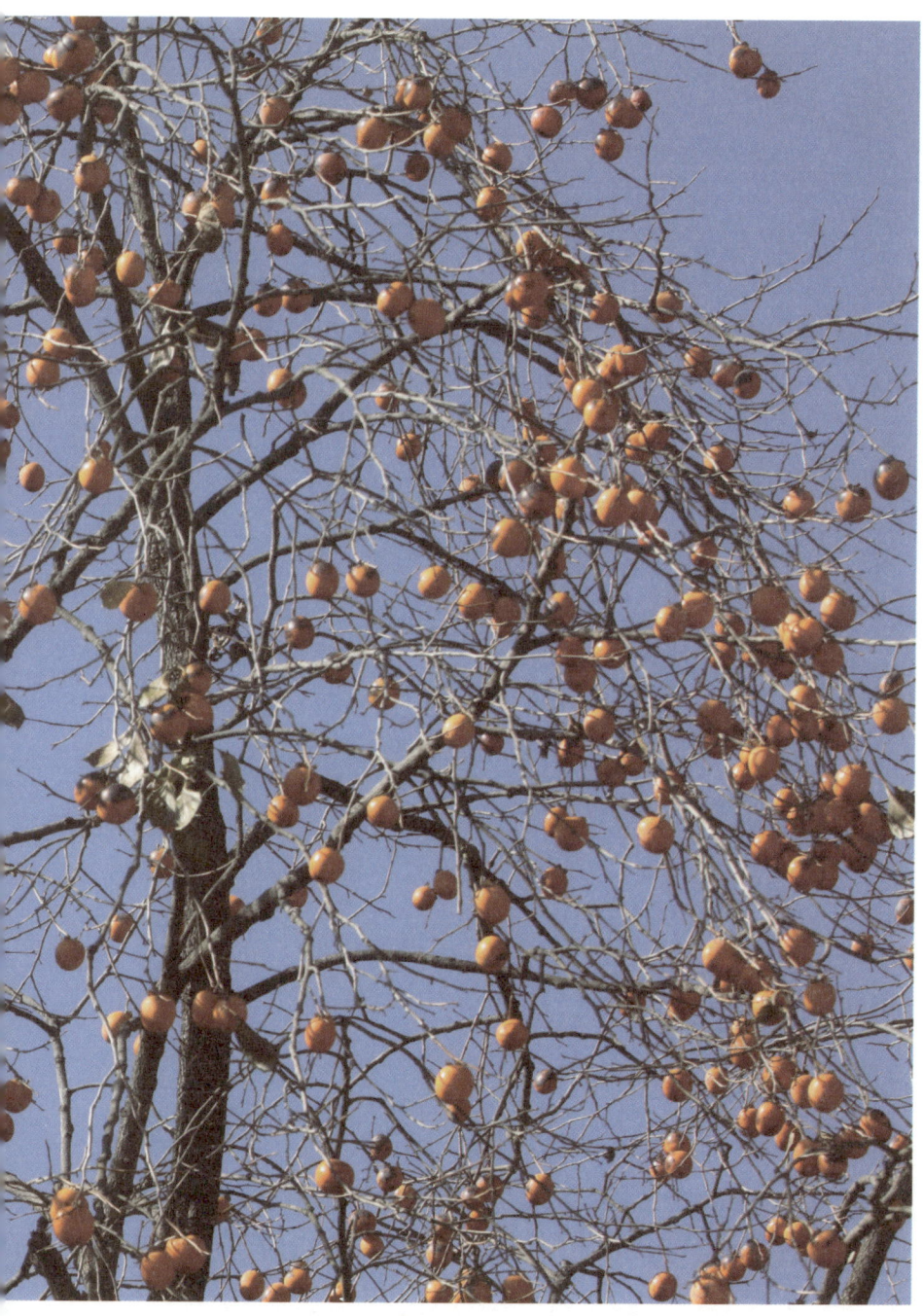

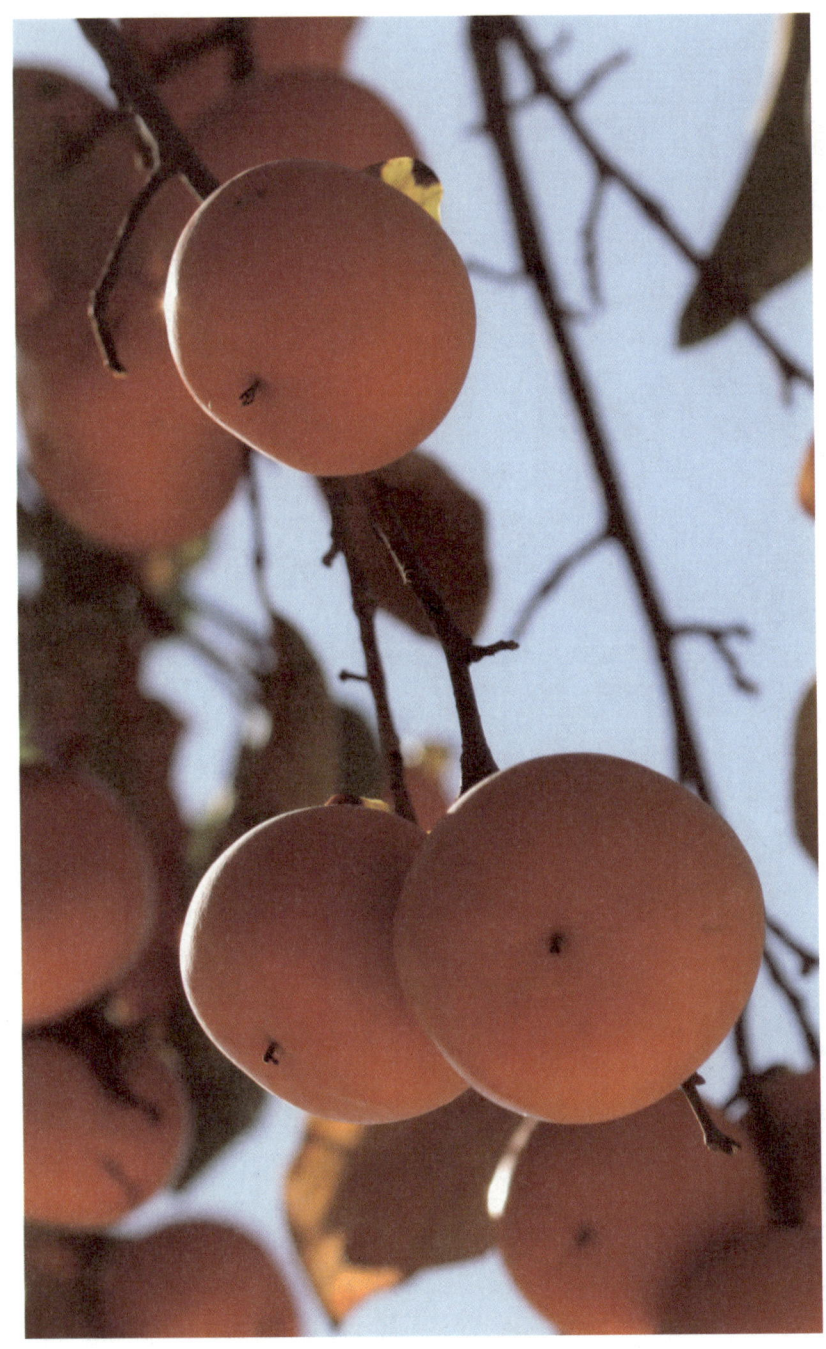

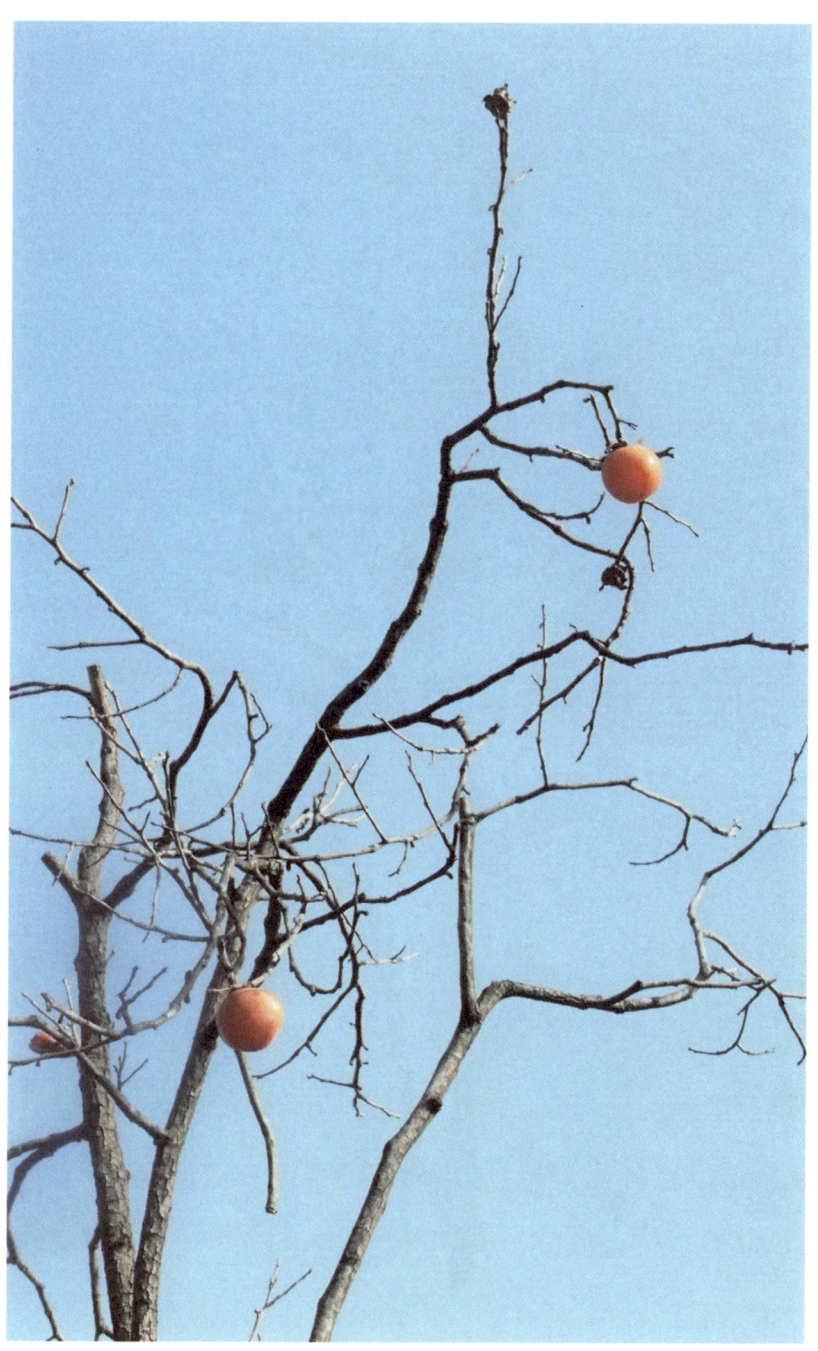

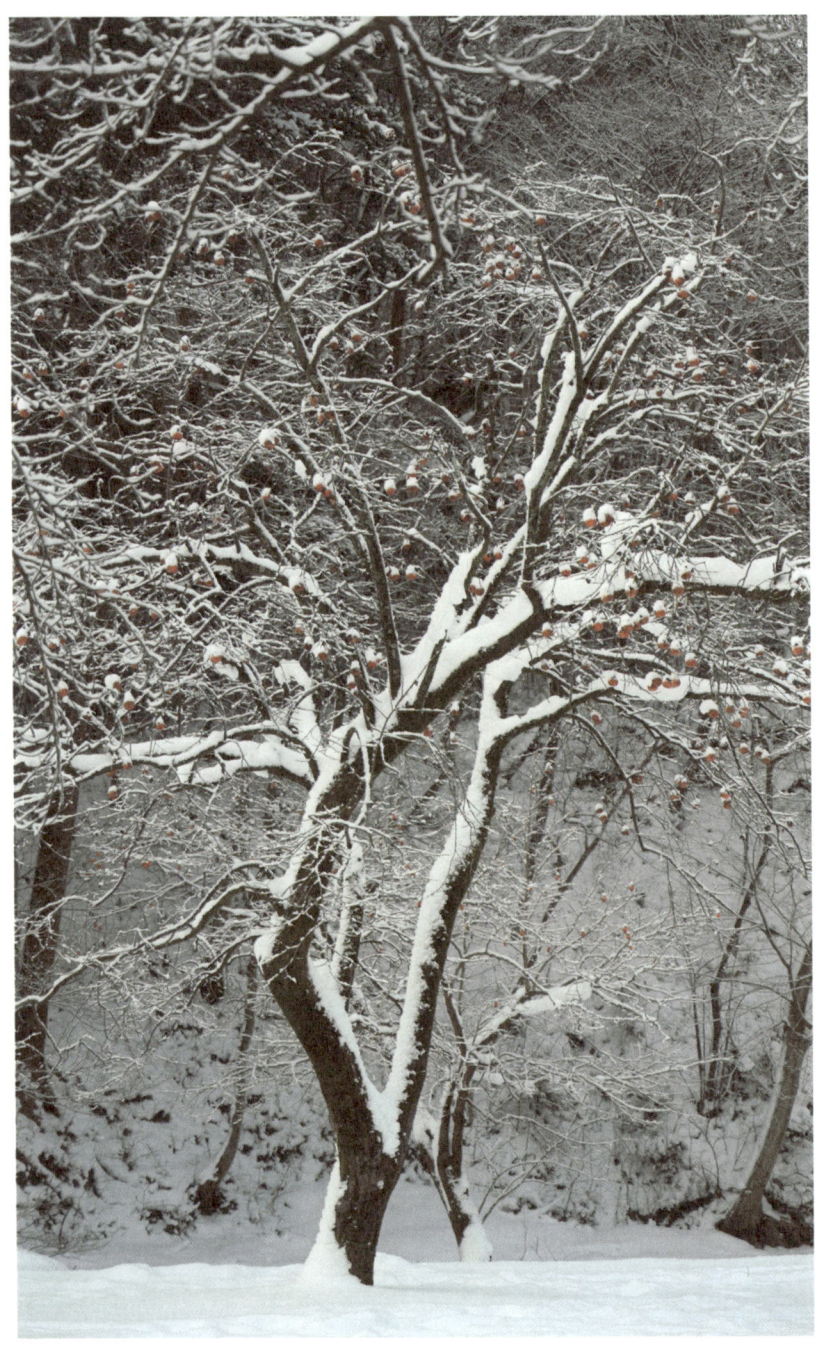

이다. 고욤나무에 비해 어린 가지에 갈색 털이 밀생하고 열매가 크다.

감, 감잎, 감 껍질, 감꽃, 감의 병상식품(餠狀食品), 감나무 뿌리, 감꼭지, 미성숙 감의 교상액(膠狀液), 감의 백색분상(白色粉霜), 감나무의 수피(樹皮) 등을 약용하고, 덜 익은 감을 염료로 쓰며, 깨진 성숙한 감은 식초를 담가 먹고, 성숙한 감은 곶감 만들어 먹는다.

감을 '시자(柿子)'라 하며 식용·약용한다. 성미(性味)는 감(甘), 삽(澁), 한(寒)이고 귀경(歸經)은 심(心), 폐(肺), 대장경(大腸經)이다. 이질(痢疾)을 낫게 하고 갈증(渴症)을 멎게 하며 가래를 삭인다. 감잎의 성미(性味)는 고(苦), 한(寒)이고 귀경(歸經)은 폐경(肺經)이다. 효능(效能)은 지해정천(止咳定喘), 생진(生津), 지혈(止血)이며 주치증(主治症)은 해천(咳喘), 소갈(消渴), 각종 출혈(出血) 등에 쓴다. '감의 외과피(外果皮)'는 정창(疔瘡), 무명종독(無名腫毒)에 응용한다. '감꽃'은 성미(性味)가 감(甘), 평(平)이고 귀경(歸經)은 비(脾), 폐경(肺經)이다.

주치증은 구토(嘔吐), 탄산유액(吞酸流液) 등이다. '시병(柿餠)'의 성미(性味)는 감(甘), 평(平), 미온(微溫)이며 효능(效能)은 윤폐(潤肺), 지혈(止血), 건비(健脾), 삽장(澁腸)이고 주치증(主治症)은 후건음아(喉乾音啞), 객혈(喀血), 토혈(吐血), 변혈(便血), 뇨혈(尿血), 소화불량(消化不良), 반위(反胃), 설사(泄瀉), 이질(痢疾), 안면흑반(顔面黑斑), 열삽임통(熱澁淋痛) 등이다.

'시근(柿根)'의 성미(性味)는 삽(澁), 평(平)이다. 효능(效能)은 청열해독(淸熱解毒), 량혈지혈(凉血止血)이며 주치증(主治症)은 혈붕(血崩), 혈리(血痢), 치창(痔瘡) 등이다. 감꼭지를 '시체(柿蔕)'라 하며 약용한다. 성미(性味)는 고(苦), 삽(澁), 평(平)이고 귀경(歸經)은 위경(胃經)이다. 효능(效能)은 강역하기(降逆下氣)이며 주치증(主治症)은 애역(呃逆), 애기(噯氣), 반위(反胃) 등이다. 감의 미성숙한 과실을 가공한 교상액(膠狀液)을 '시칠(柿漆)'이라 하며 약용한다. 성미(性味)는 삽(澁), 고(苦)이며 주치증(主治症)은 고혈압병(高血壓病)이다.

시병(柿餠)을 만들 때 생기는 외부 표면의 백색분상(白色粉霜)을 '시상(柿霜)'이라 하며 약용한다. 성미(性味)는 감(甘), 량(凉)이고 귀경(歸經)은 폐(肺), 심경(心經)이다. 효능(效能)은 윤폐지해(潤肺止咳), 생진이인(生津利咽), 지혈(止血)이며 주치증(主治症)은 폐열해수(肺熱咳嗽), 인건후통(咽乾喉痛), 구설생창(口舌生瘡), 토혈(吐血), 객혈(喀血), 소갈(消渴) 등이다. 감나무 수피(樹皮)는 '시목피(柿木皮)'라 하며 약용한다. 효능(效能)은 청열해독(淸熱解毒), 지혈(止血)이고 주치증(主治症)은 하혈(下血), 탕화상(燙火傷) 등이다.

횡격막 경련을 완화시키려면 감미(甘味)와 삽미(澁味)의 작용이 필요하다. 감미(甘味)의 능완(能緩)·능보(能補)·능화(能和) 작용과 삽미(澁味)의 수렴(收斂) 작용으로 경련을 멈추게 한다. 감에는 감미(甘味)와 삽미(澁味)가 있어 딸꾹질에 유효하다. 우리가 딸꾹질 증상에 꿀물을 타 먹거나 설탕물을 마신다. 이 또한 감미의 능완(能緩) 작용을 이용한 것이다. 감초(甘草)가 약성(藥性)을 조화(調和)하고 완급지통(緩急止痛) 하는 것과 같다. 감꼭지는 단감을 꼭 쥐고 있다. 단감은 감꼭지에 매달려 있다. 그래서인지 감꼭지는 딸꾹질을 멎게 한다.

제주 재래 감에는 풋감, 고래감, 베개감, 쇠불감, 종자감 등 다양한 종이 있다. 떫은 맛을 빼는 탈삽 방법으로는 가을에 과육이 딴딴하고 푸른

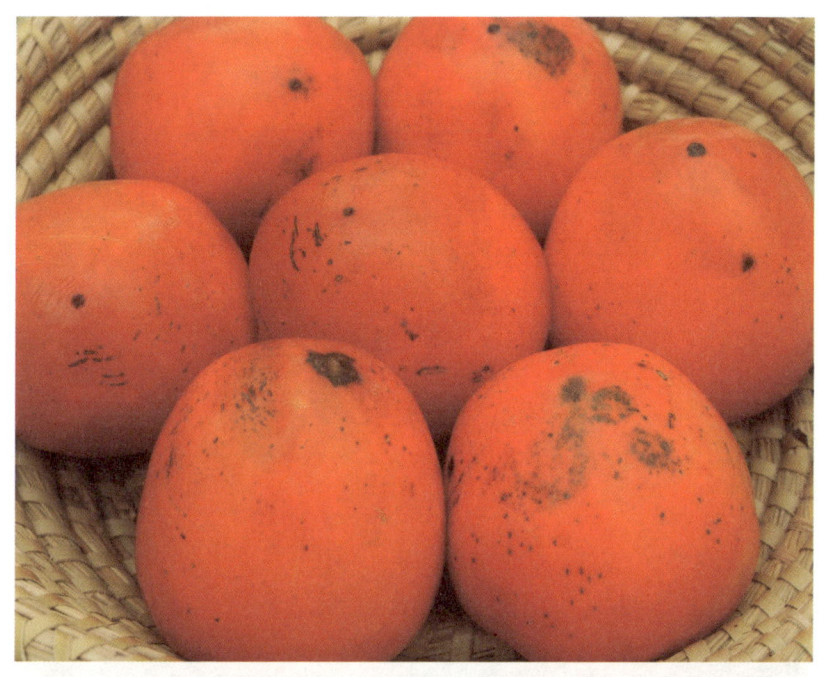

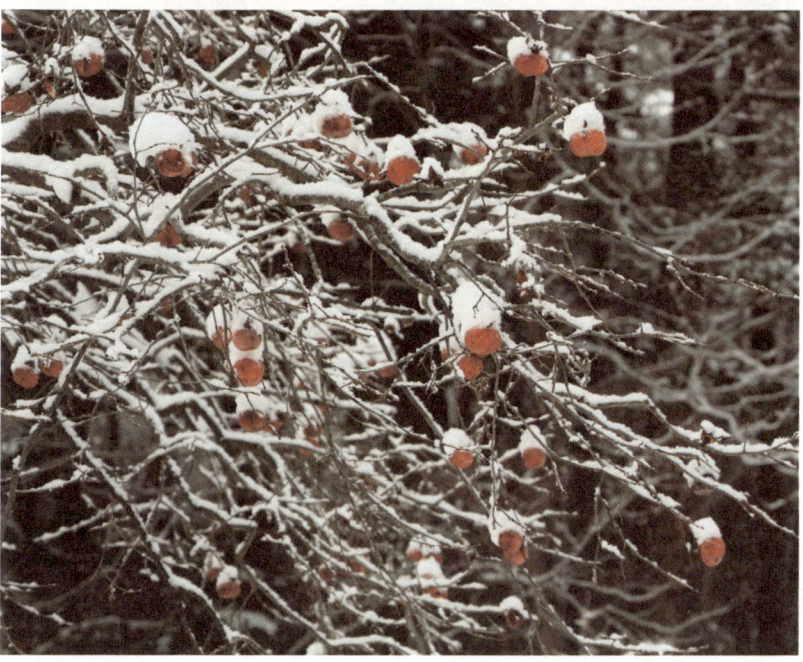

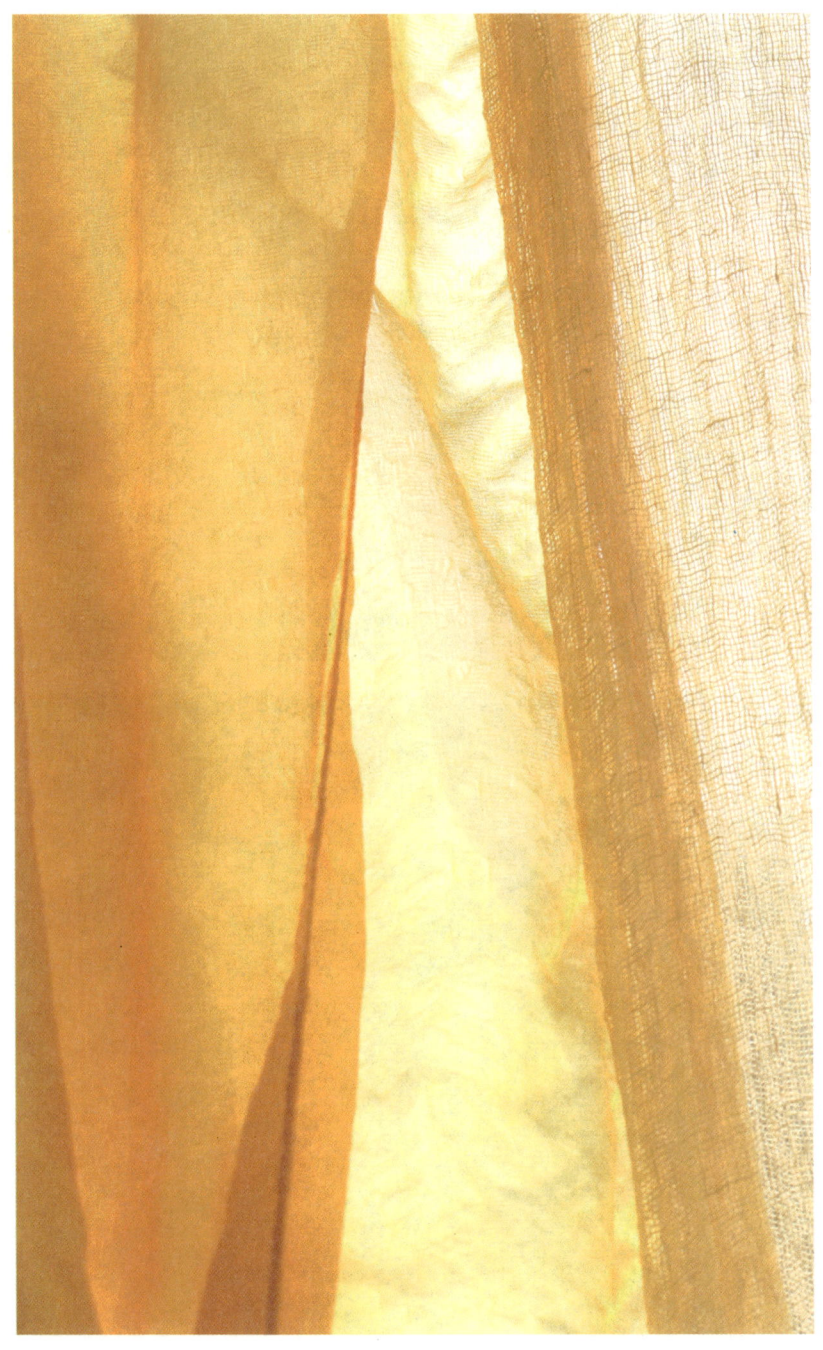

기미가 있을 때 따뜻한 소금물에 뜨지 않게 담가 놓고 매일 물을 갈아주며 3~4일 정도 놔두었다. 이런 방식으로 1970년대까지 가을 운동회의 간식으로 이용했다. 말랑말랑하고 달콤해 인기가 좋았다. 감은 제주도에서 '갈'이라 한다. 감으로 염색한 옷을 '갈옷'이라 한다. 갈옷은 작업복으로도 훌륭했다. 막일을 해도 잘 헤지지 않았다. 먹기도 하고 옷 염색도 하던 제주 재래 감은 제주의 식문화와 의복 문화를 나타내주는 귀중한 우리의 자산이 되었다.

감나무는 가지가 약한데, 감이 많이 달린다. 그래서 일차로 노란 감꽃을 비바람에 많이 떨어뜨린다. 그리고 2차로 덜 익은 감을 많이 떨어뜨린다. 이때 덜 익은 감을 주워 감물을 들이는 염료로 이용한다. 곱고 질긴 황토색의 천을 얻을 수 있다. 꽃과 열매가 작게 달리는 고욤나무가 있다. 이 나무에 감나무 눈을 접붙이면 커다란 감이 열린다. 혹자는 사람을 감나무와 고욤나무에 빗대 교육을 잘 받으면 고욤나무가 감나무가 되는 것과 같다고 한다. 교육의 중요성을 고욤나무에 감나무 눈을 접붙이는 것으로 이야기하고 있다. 작은 감이 자라 커다란 감으로 변한다. 교육을 잘 받으면 큰사람이 될 수 있다. 늦은 봄 감꽃이 많이 떨어졌다. 장만호 시인의 감꽃을 감상해 보자. …그리움 하나가 말없이, 달처럼 매달려 있다….

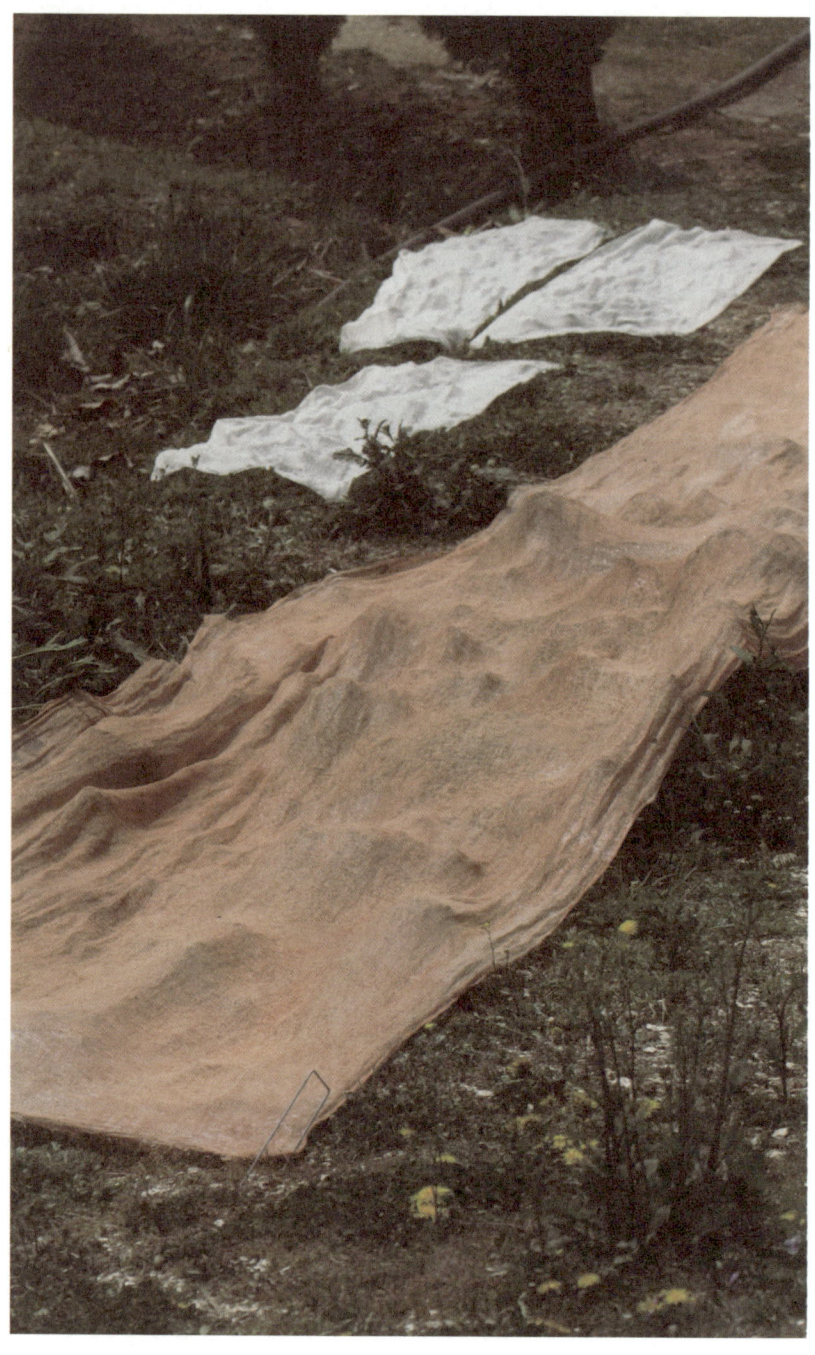

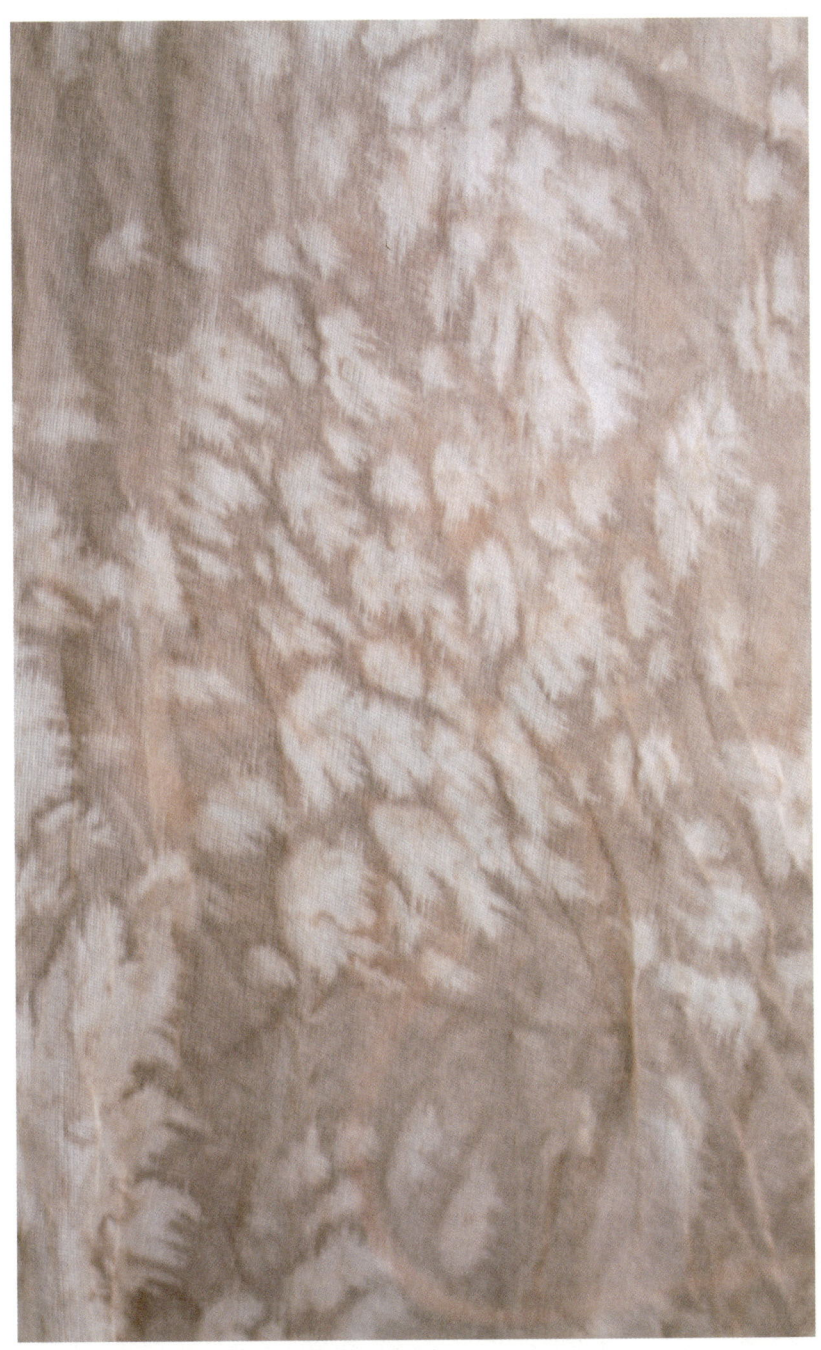

감꽃

한 줌 바람에도
우수수 지던 감꽃
골목마다
지저분하다고
어른들은 빗자루를
들었지만

나는 그 꽃들이
참 귀여웠다
조그만 잎
겨드랑이마다
어디선가 꼭꼭 숨어
있던
노란별들

떨어진 자리에
작은 감 하나씩 맺힐
때면
마법 같았지
어떻게 꽃이 열매가
되는지
몰랐던 시절

감꽃은

그 시절 기억처럼
지고
그리움 하나가
말없이, 달처럼
매달렸다

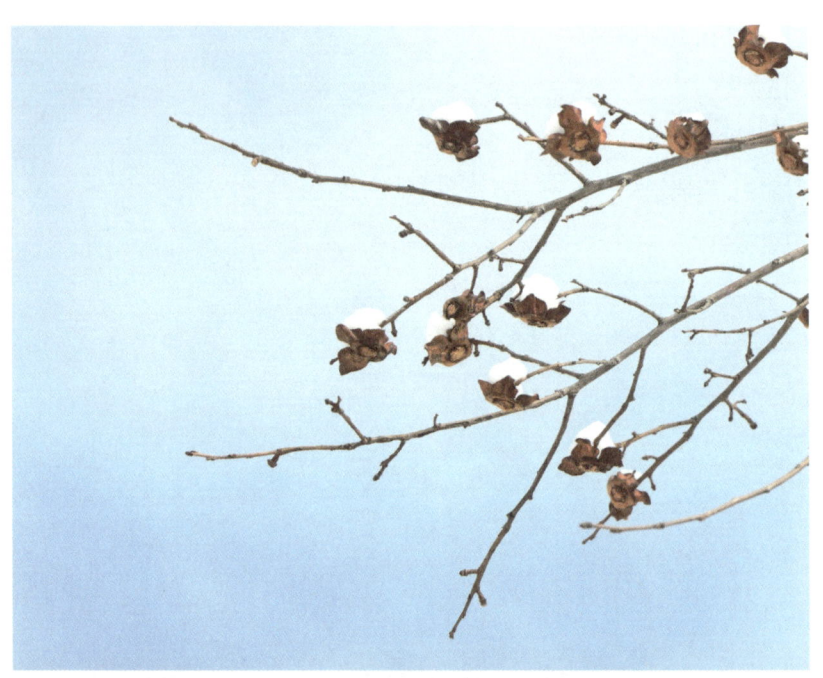
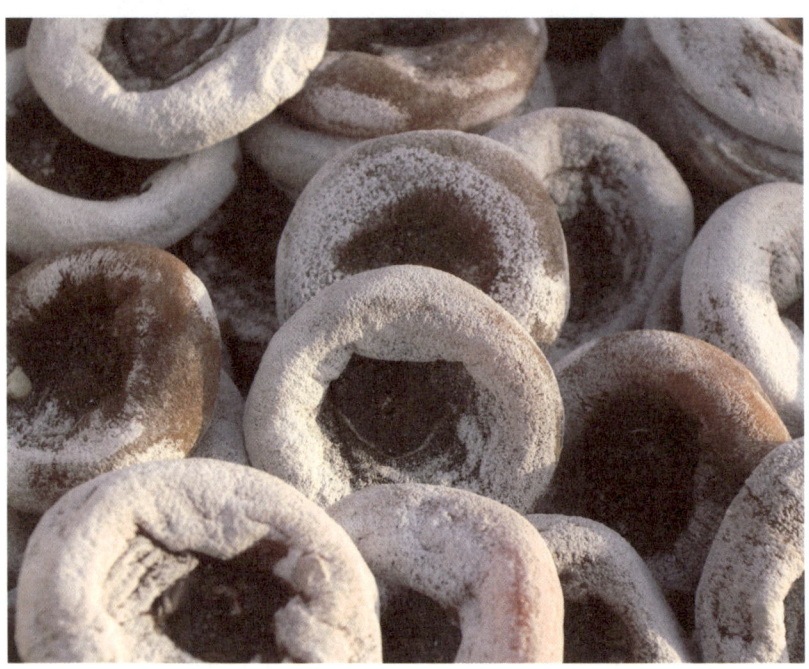

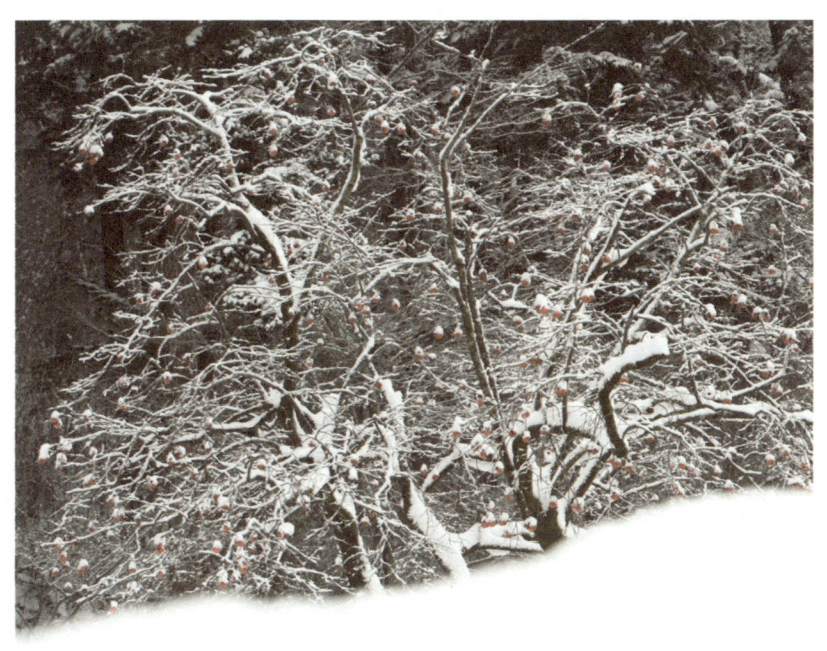

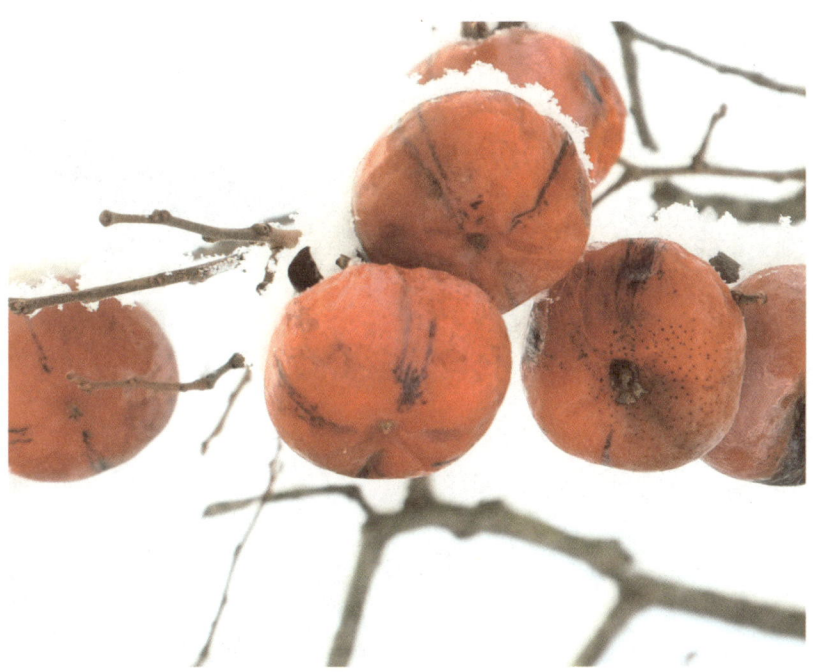

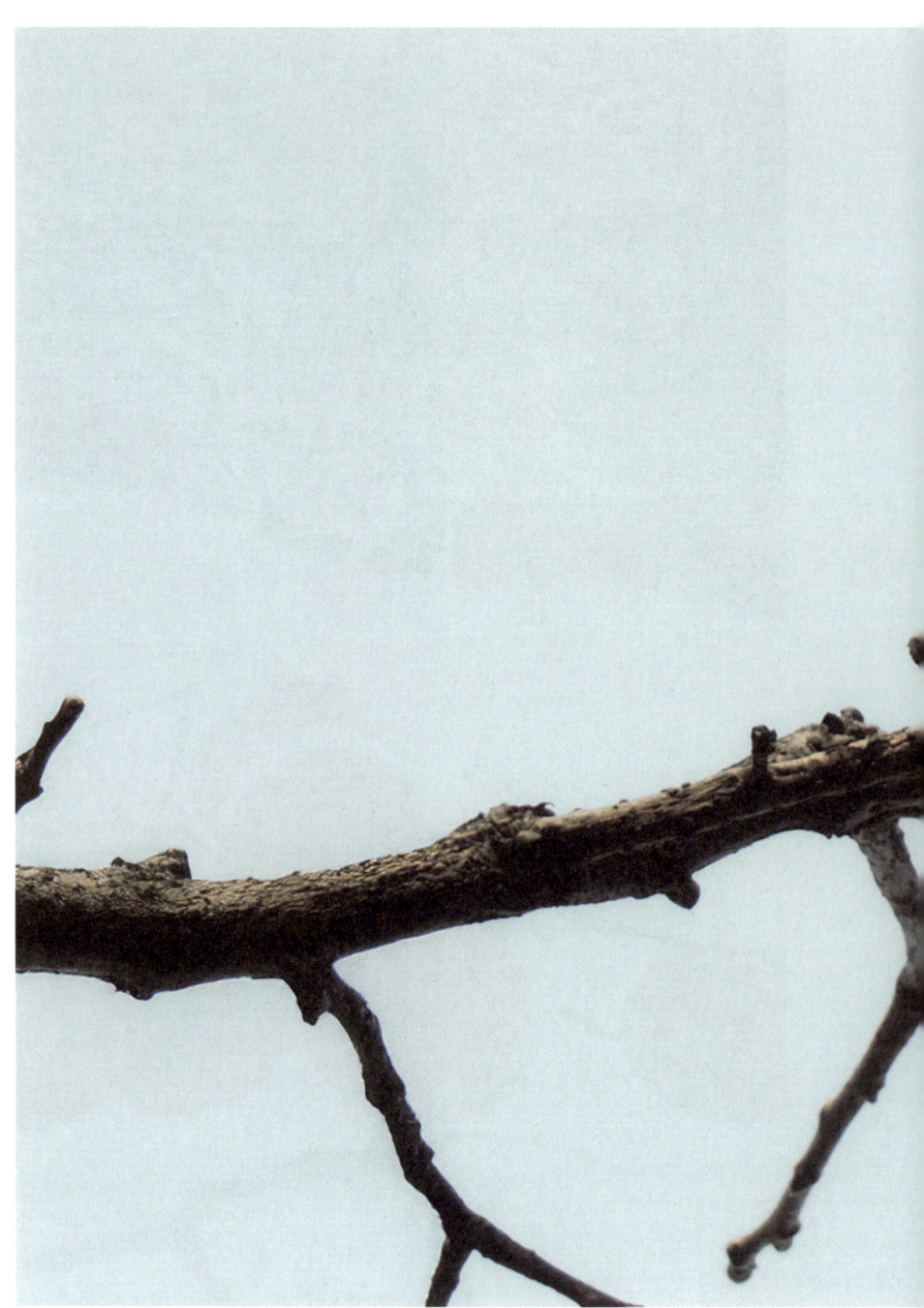

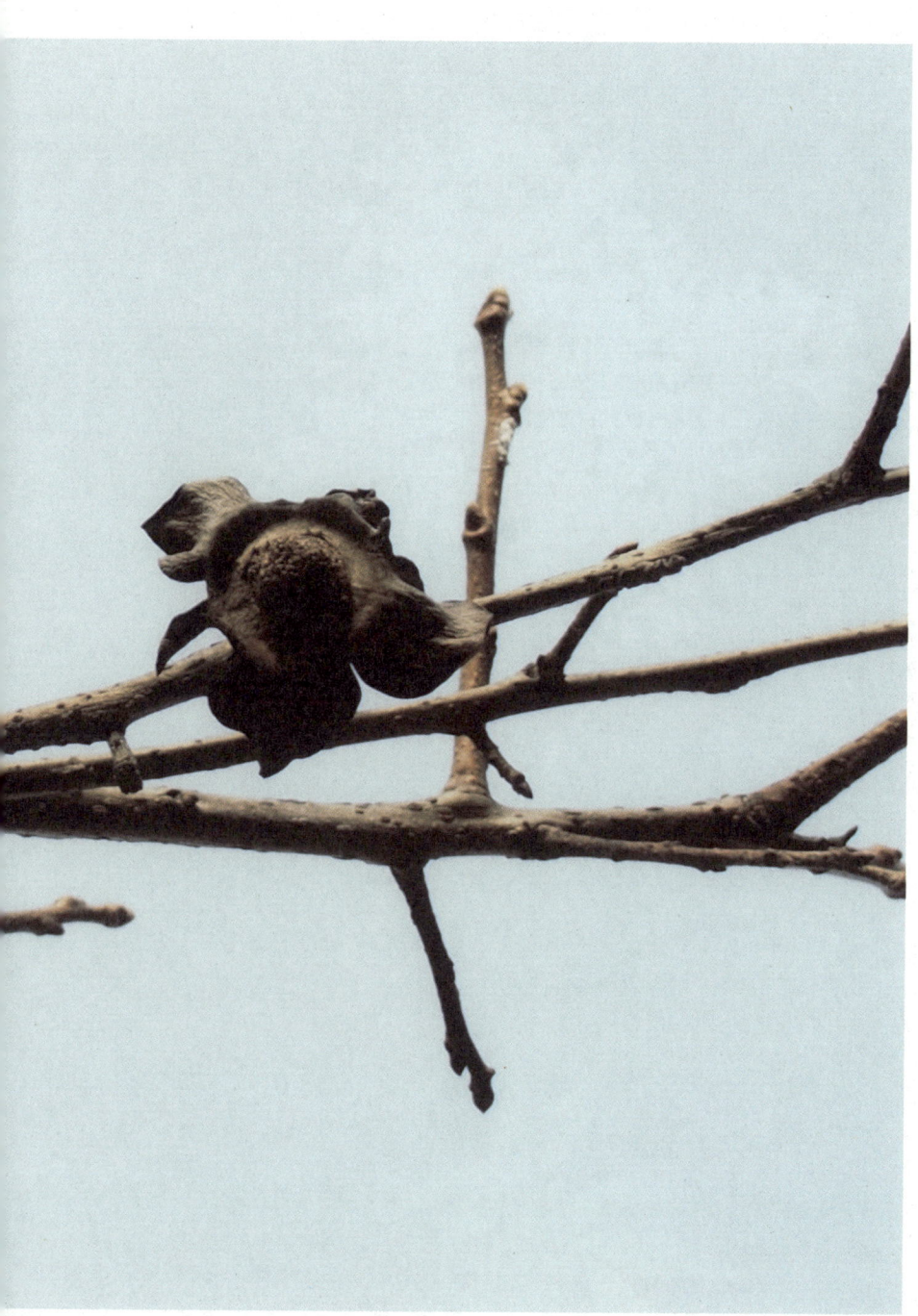

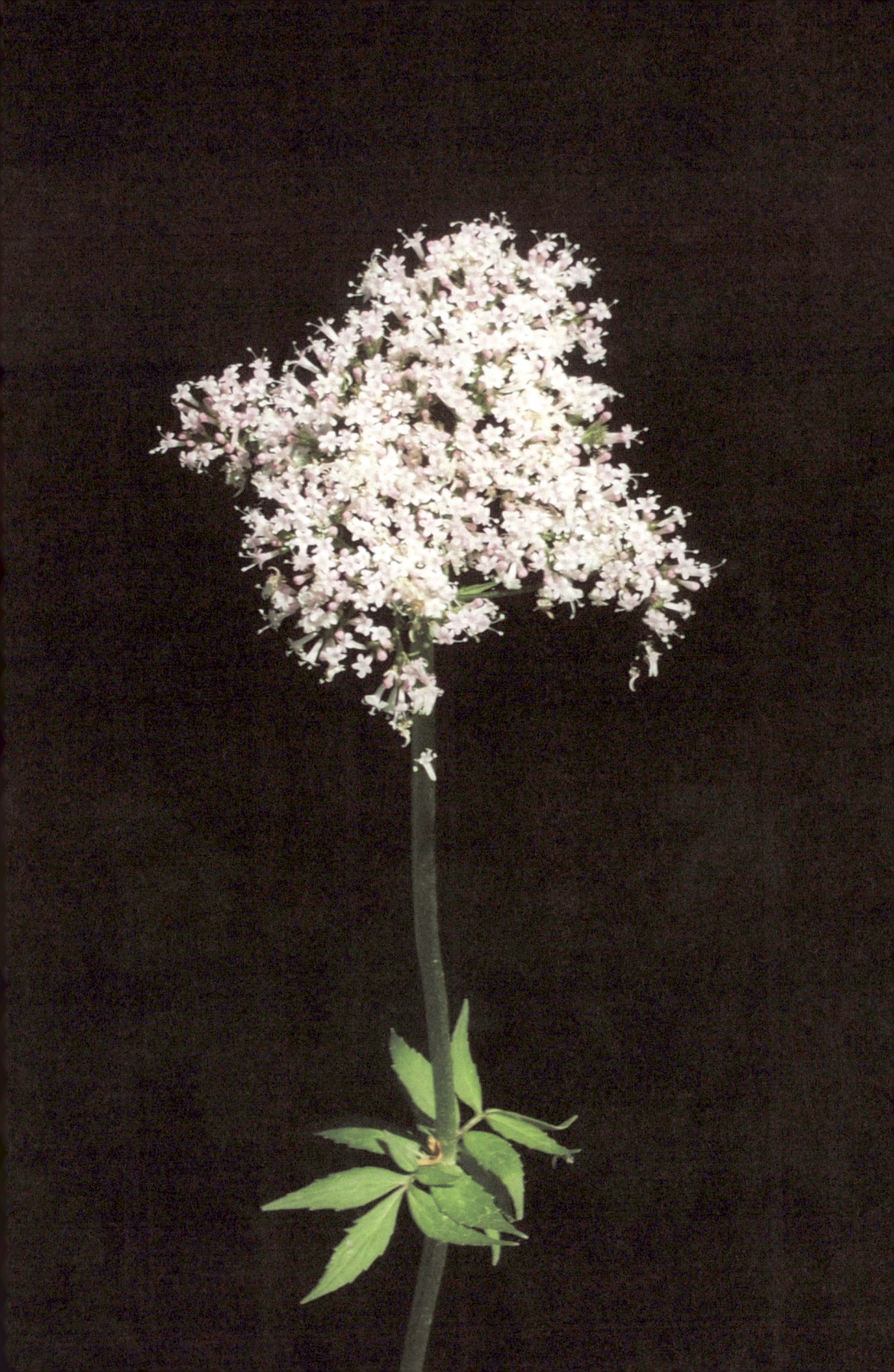

6. 쥐오줌풀

쥐오줌풀은 우리나라 중부지방에서 부인과 질병에 많이 쓰였던 본초(本草)이다. 요즘 서양 식물학자들이 약효가 좋다고 애용한다. 따라서 우리나라 식품 전공자들 사이에서도 많이 회자(膾炙)한다. 한의학에서는 쥐오줌풀을 어떻게 활용했는지 알아보자. 아울러 사진도 감상하는 기회를 갖자. 주로 경북 영주 지방에서 찍은 사진이다.

한반도에는 3종류의 쥐오줌풀이 있다. 한반도 고유종인 '넓은잎쥐오줌풀', 전국의 습한 풀밭에서 자라는 '쥐오줌풀', 강원도 이북 습한 풀밭에서 자라는 '설령쥐오줌풀'이 있다. 흔히 전국에 자생하는 '쥐오줌풀'에 대해 알아보자.

인동과 '쥐오줌풀'은 다년생초본(多年生草本)으로 높이 50~100cm이고 곧추 자라며 상반부에 털이 약간 있거나 밀생한다. 줄기잎은 마주나며 위로 올라갈수록 작아진다. 가장자리는 깃털 모양으로 깊게 갈라진

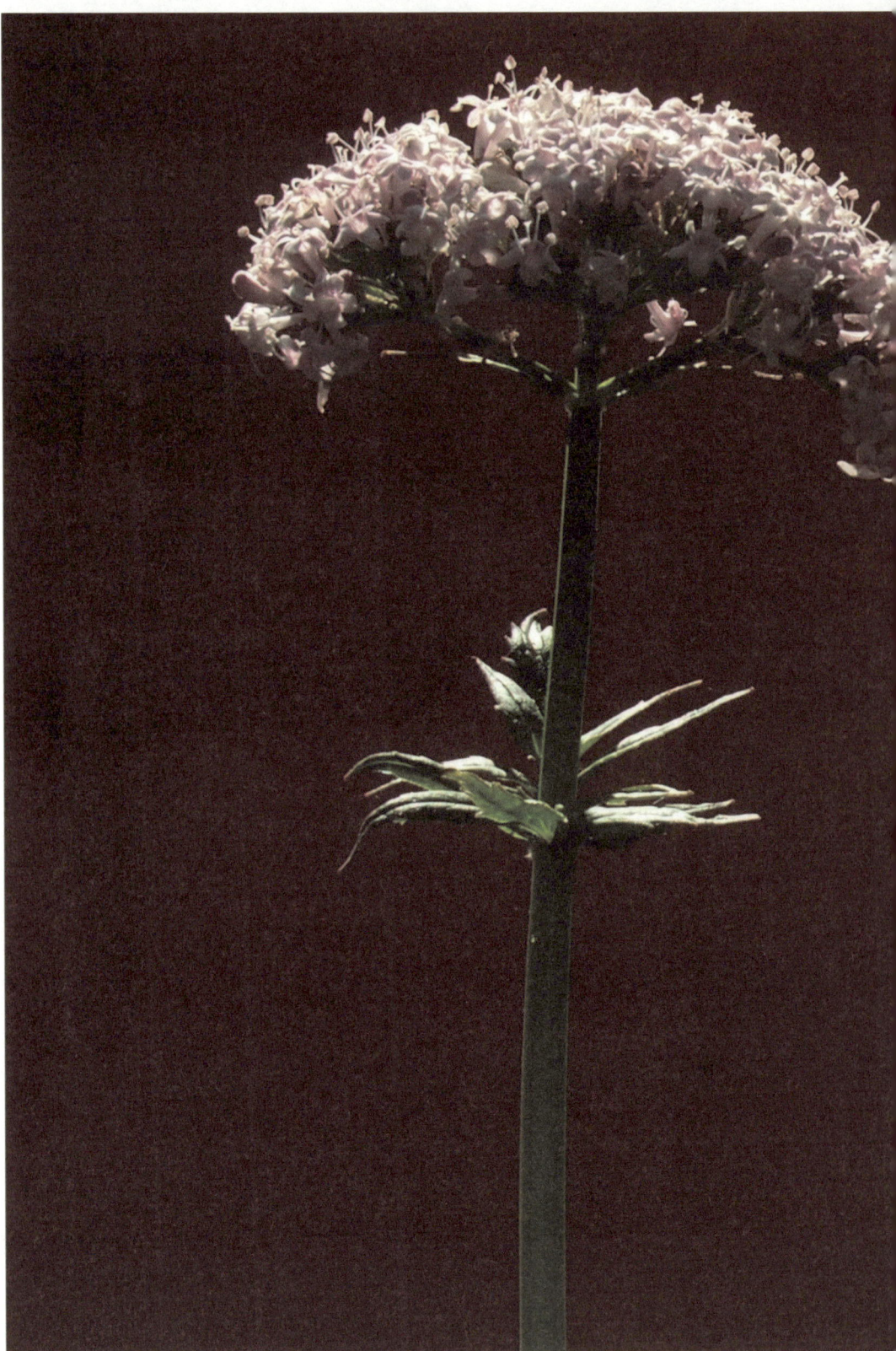

다. 꽃은 6~7월에 거의 백색, 연한 자색, 자색, 적자색으로 다양하게 핀다. 줄기의 끝부분과 엽액에서 나온 산방산(혹은 머리모양) 취산꽃차례에 모여 달린다. 열매는 수과(瘦果)로 길이 3~4mm의 장타원상 난형이고 털이 있거나 거의 없다.

쥐오줌풀의 뿌리를 '힐초(纈草)'라 하고 약용한다. 성미(性味)는 신(辛), 고(苦), 온(溫)이고 귀경(歸經)은 심(心), 간경(肝經)이다. 효능(效能)은 안심신(安心神), 거풍습(祛風濕), 행기혈(行氣血), 지통(止痛)이며 주치증(主治症)은 심신불안(心神不安), 심계실면(心悸失眠), 전광(癲狂), 풍습비통(風濕痺痛), 장조(臟躁), 완복동통(脘腹疼痛), 통경(痛經), 경폐(經閉), 질타손상(跌打損傷) 등이다.

주로 신경쇠약(神經衰弱), 정신불안(精神不安), 부녀경폐(婦女經閉), 월경곤란(月經困難) 등에 쓰였다. 플라보노이드와 사포닌 성분이 있어 항산화 작용과 염증 완화에 탁월하며, 잎을 찧어 즙을 내어 피부에 바르면 진정 효과를 볼 수 있다. 즉 혈액순환 촉진, 면역력 향상으로 쥐오줌풀 추출물을 건강식품과 화장품에 많이 사용한다. 한약으로 처방받아 달여 먹을 때는 냄새가 고약하다. 참고해야 한다. 산속에서 심신허약(心神虛弱) 증상뿐만 아니라 복통(腹痛), 통경(痛經), 질타손상(跌打損傷) 등이 왔을 때 긴요하게 쓰였던 귀중한 본초(本草)이다.

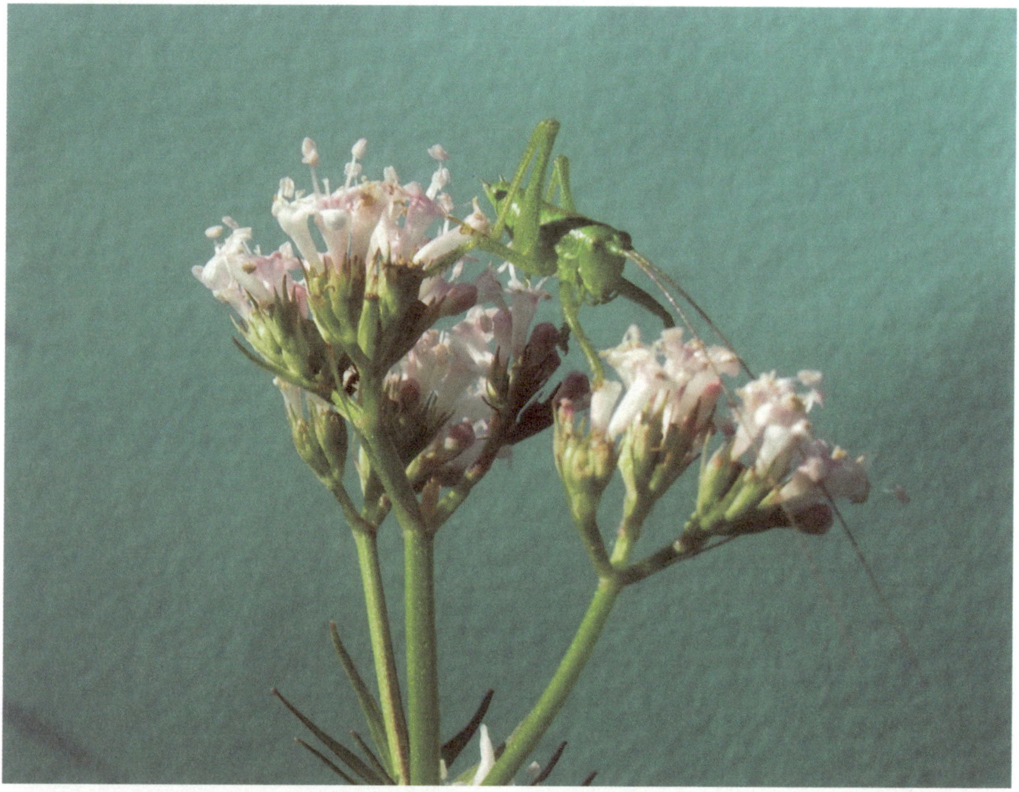

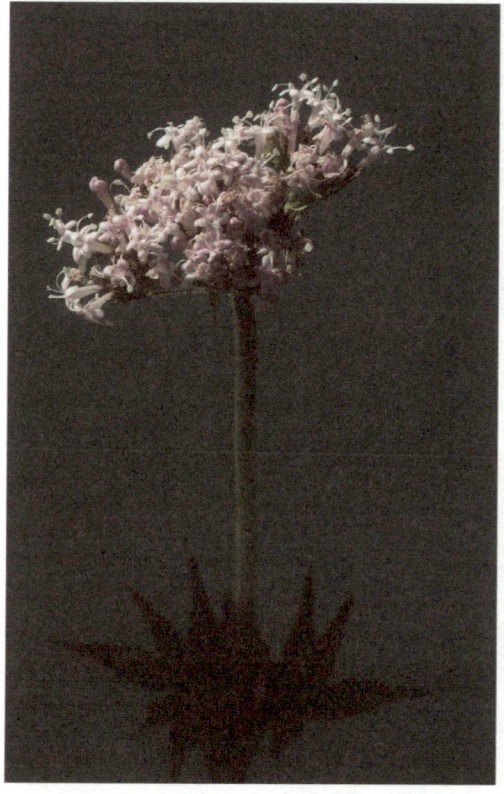
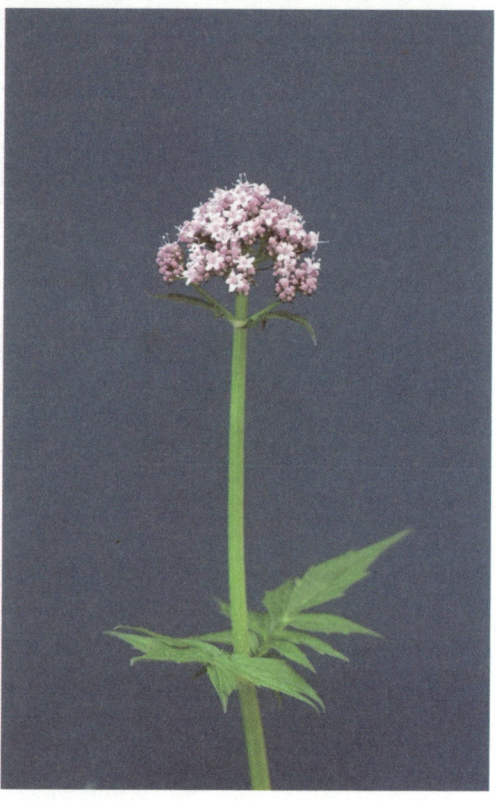

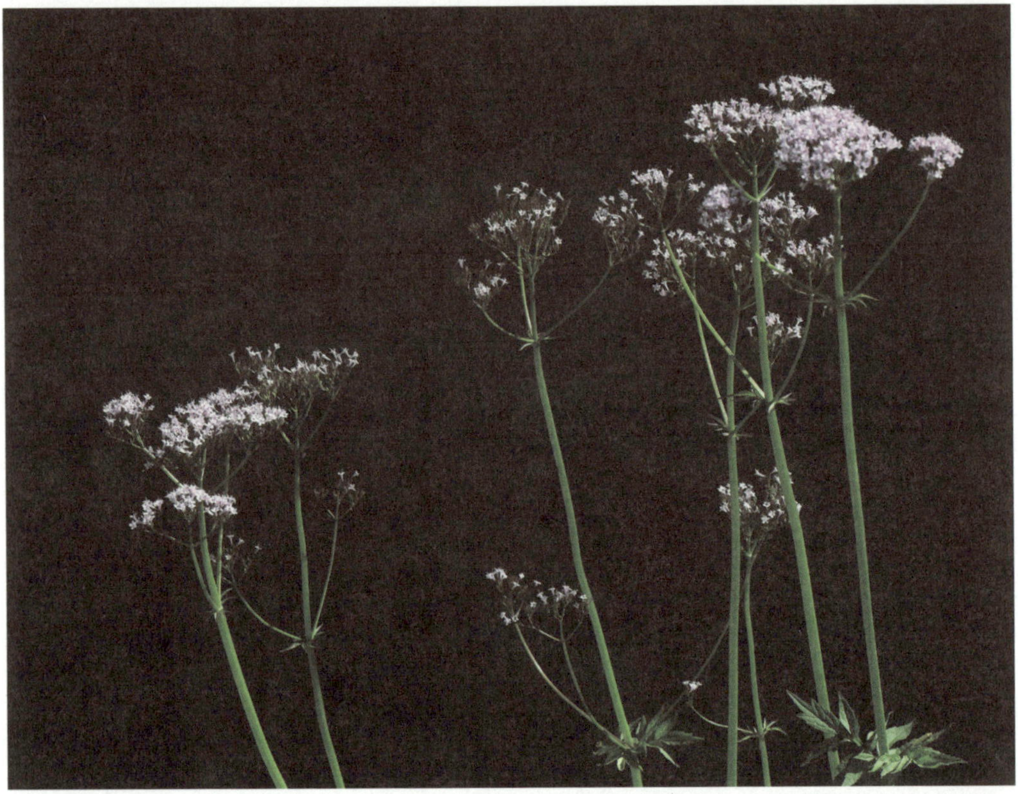

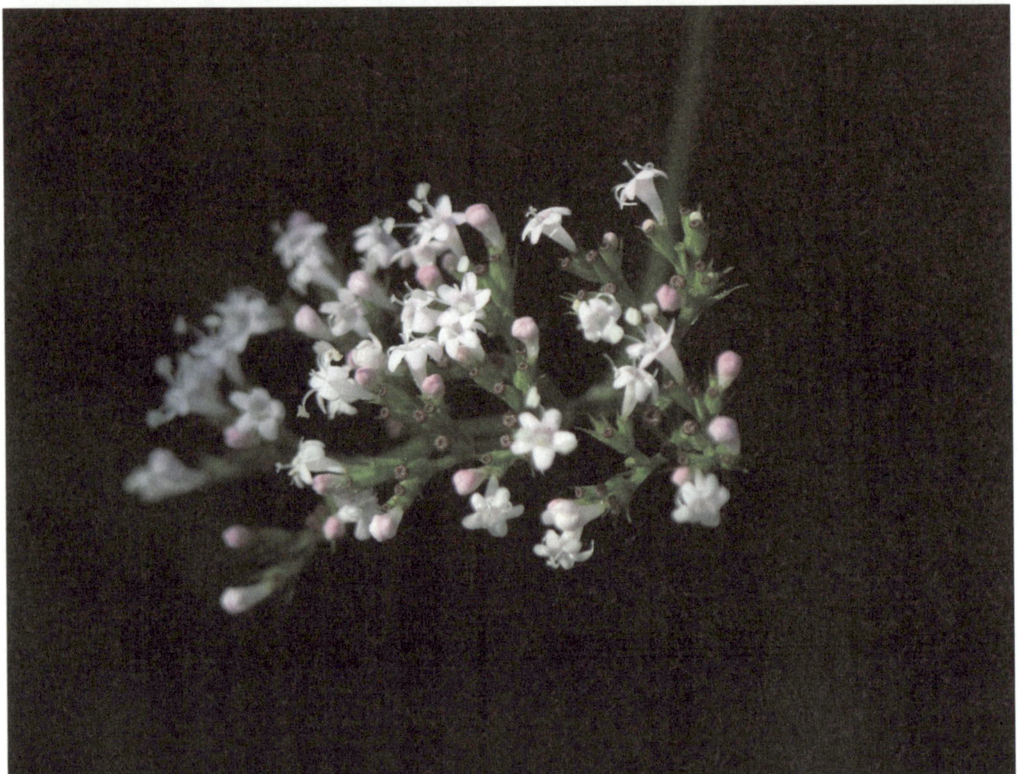

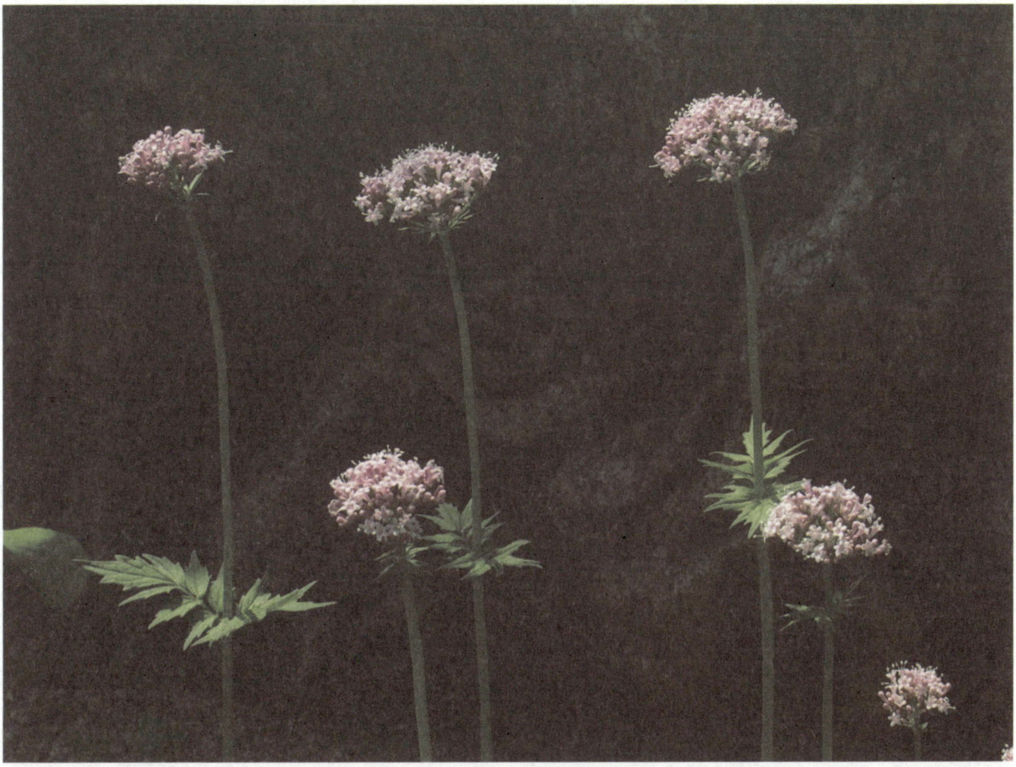

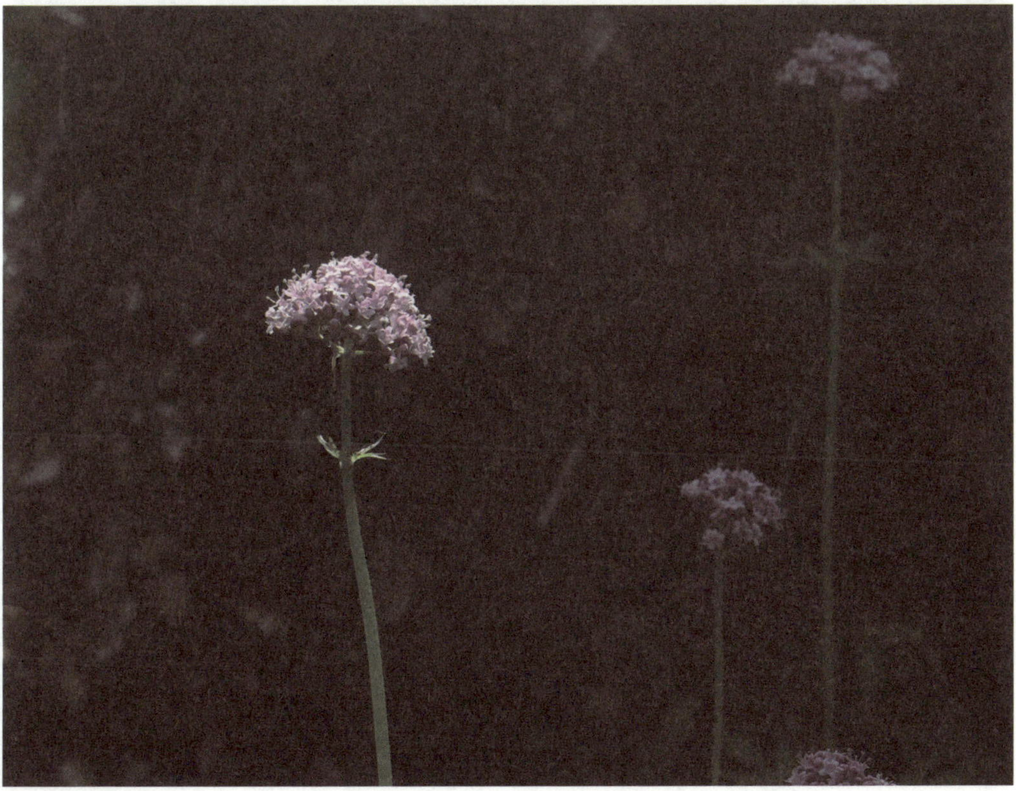

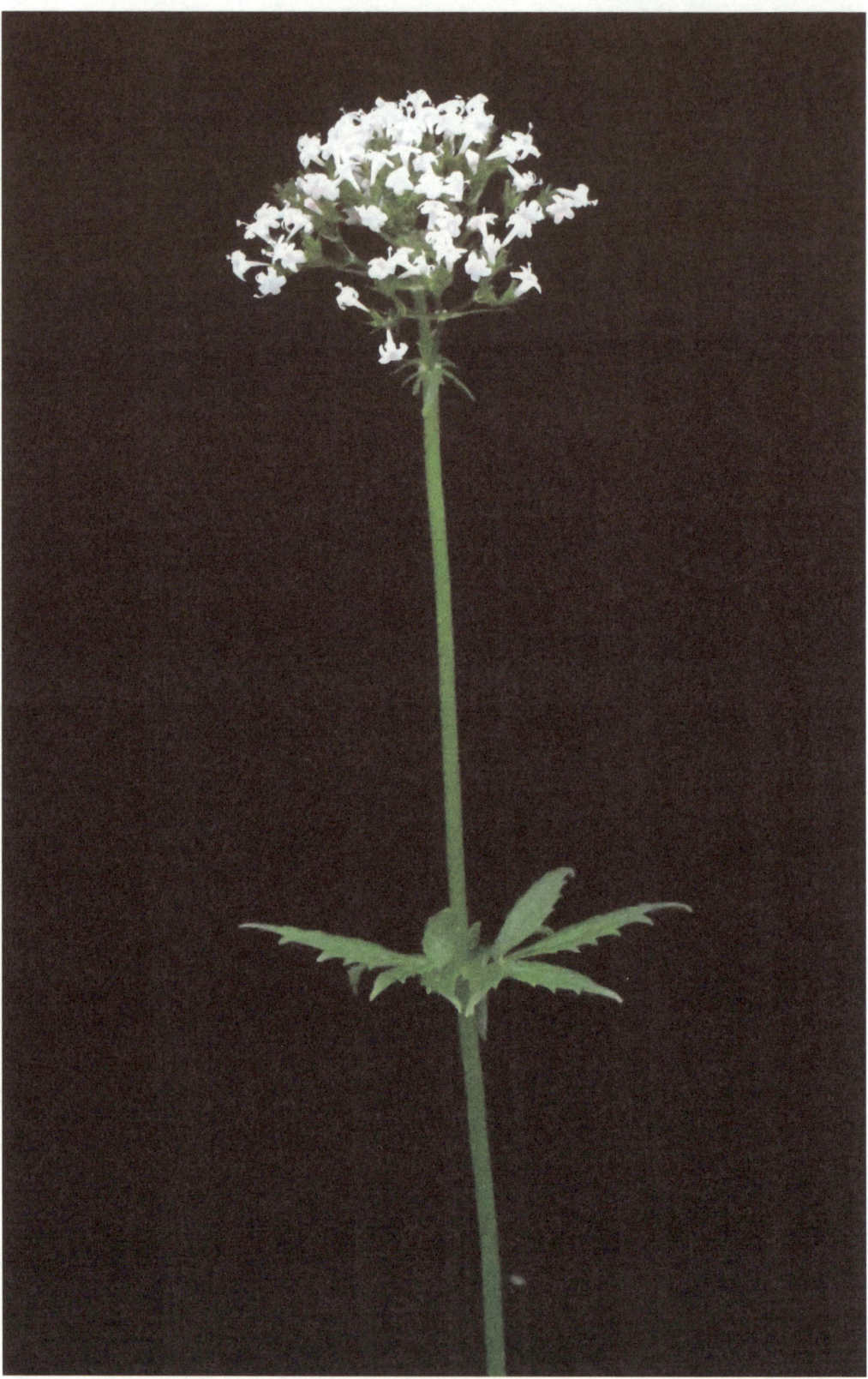

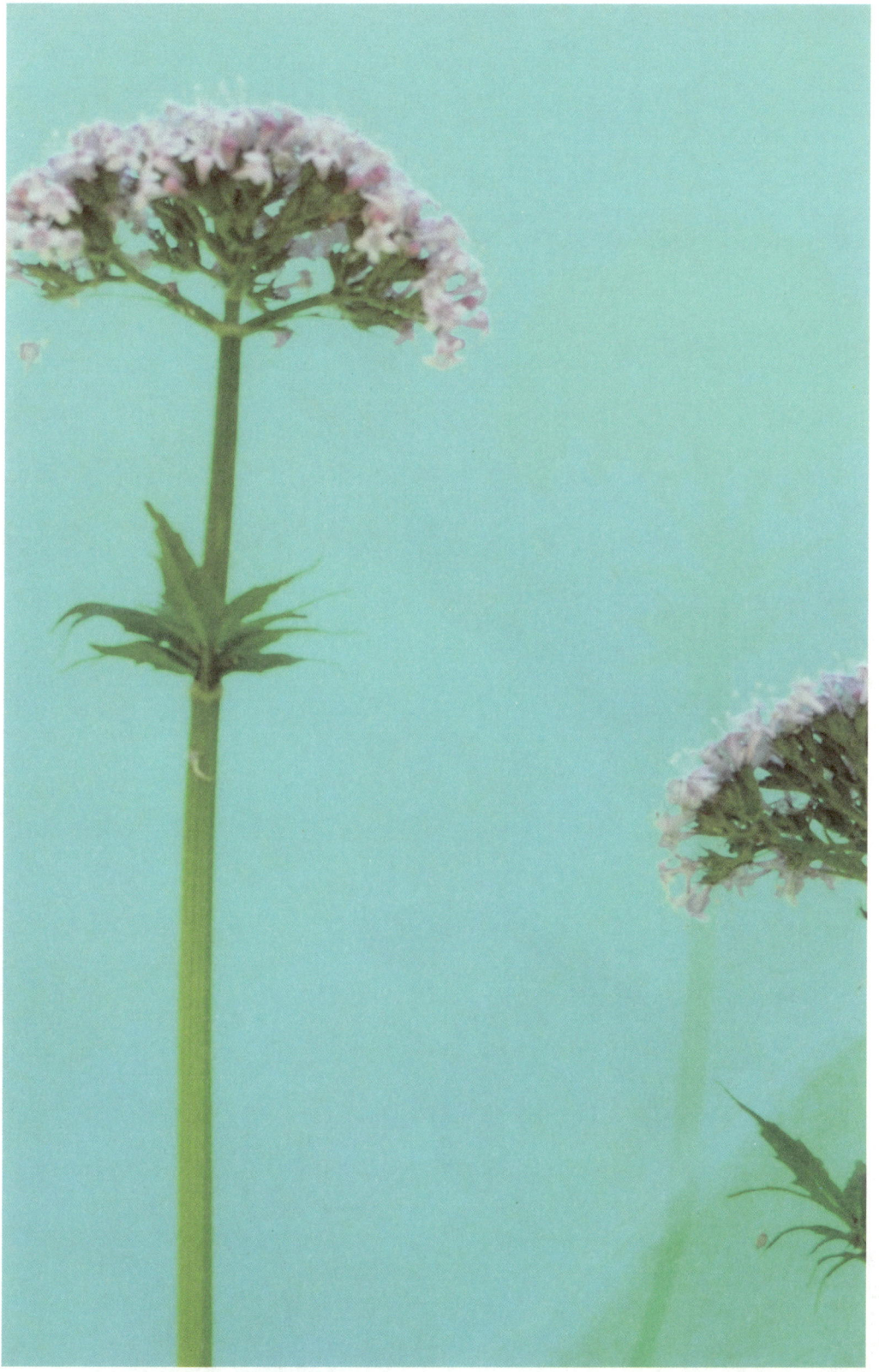

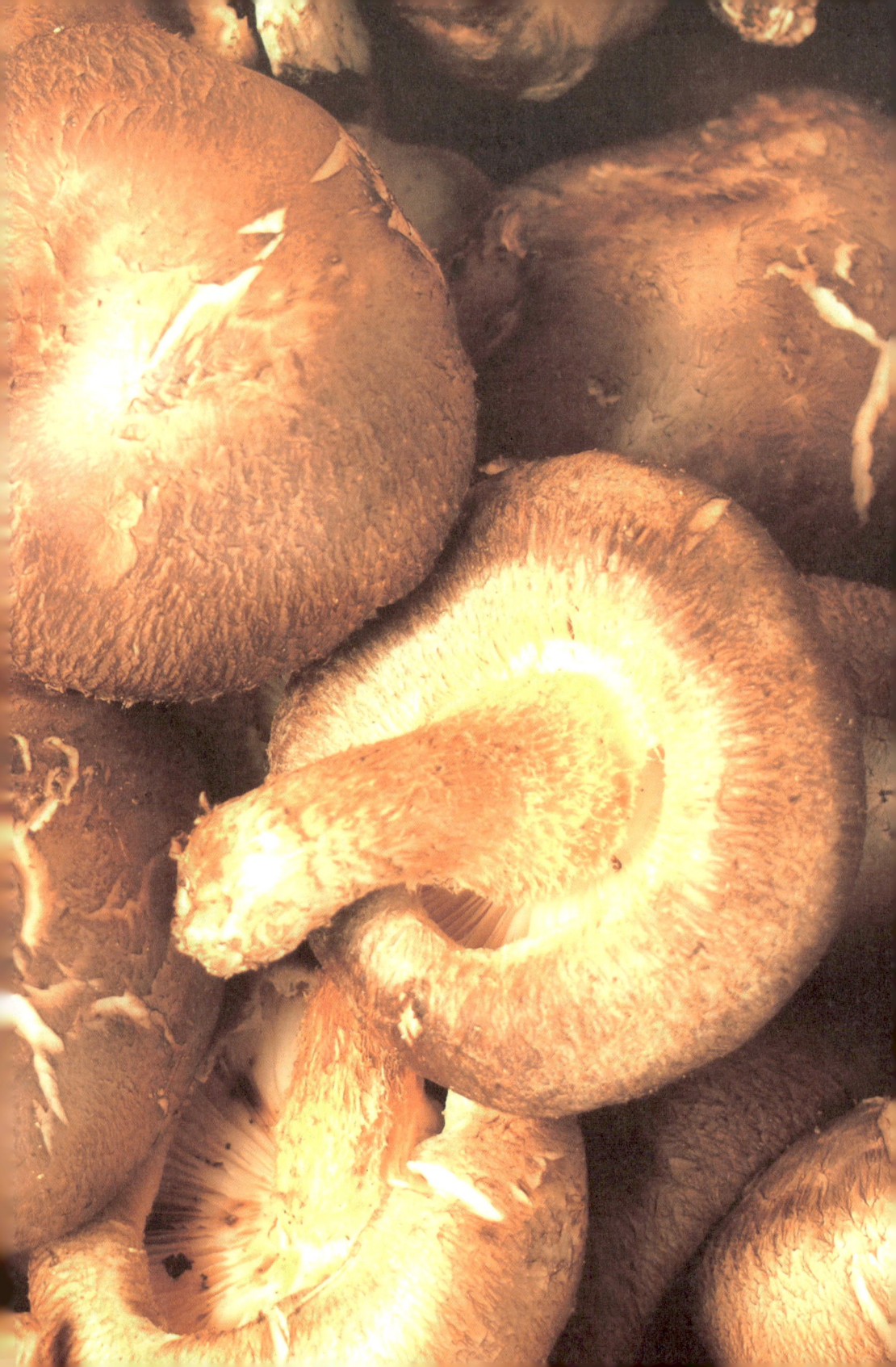

7. 표고버섯

일반적으로 1 능이버섯, 2 송이버섯, 3 표고버섯이라고, 표고버섯은 높이 인정받는 대표적인 식용·약용 버섯이다. 봄부터 가을에 걸쳐 밤나무, 떡갈나무 등 주로 활엽수의 죽은 나무 줄기에서 자라며, 인공 재배도 많이 이루어져 시장에서 흔히 볼 수 있다.

표고버섯을 '향고(香菇)'라 하며 식용·약용한다. 성미(性味)는 감(甘), 평(平)이고 귀경(歸經)은 간(肝), 위경(胃經)이다. 효능(效能)은 부정(扶正), 익기개위(益氣開胃), 투진(透疹), 화담(化痰), 항암(抗癌)이며 주치증(主治症)은 정기쇠약(正氣衰弱), 신권핍력(神倦乏力), 납매(納呆), 소화불량(消化不良), 복통(腹痛), 빈혈(貧血), 고혈압병(高血壓病), 만성간염(慢性肝炎), 도한(盜汗), 소변불금(小便不禁), 수종(水腫), 담마진(蕁痲疹), 독고중독(毒菇中毒) 등이다.

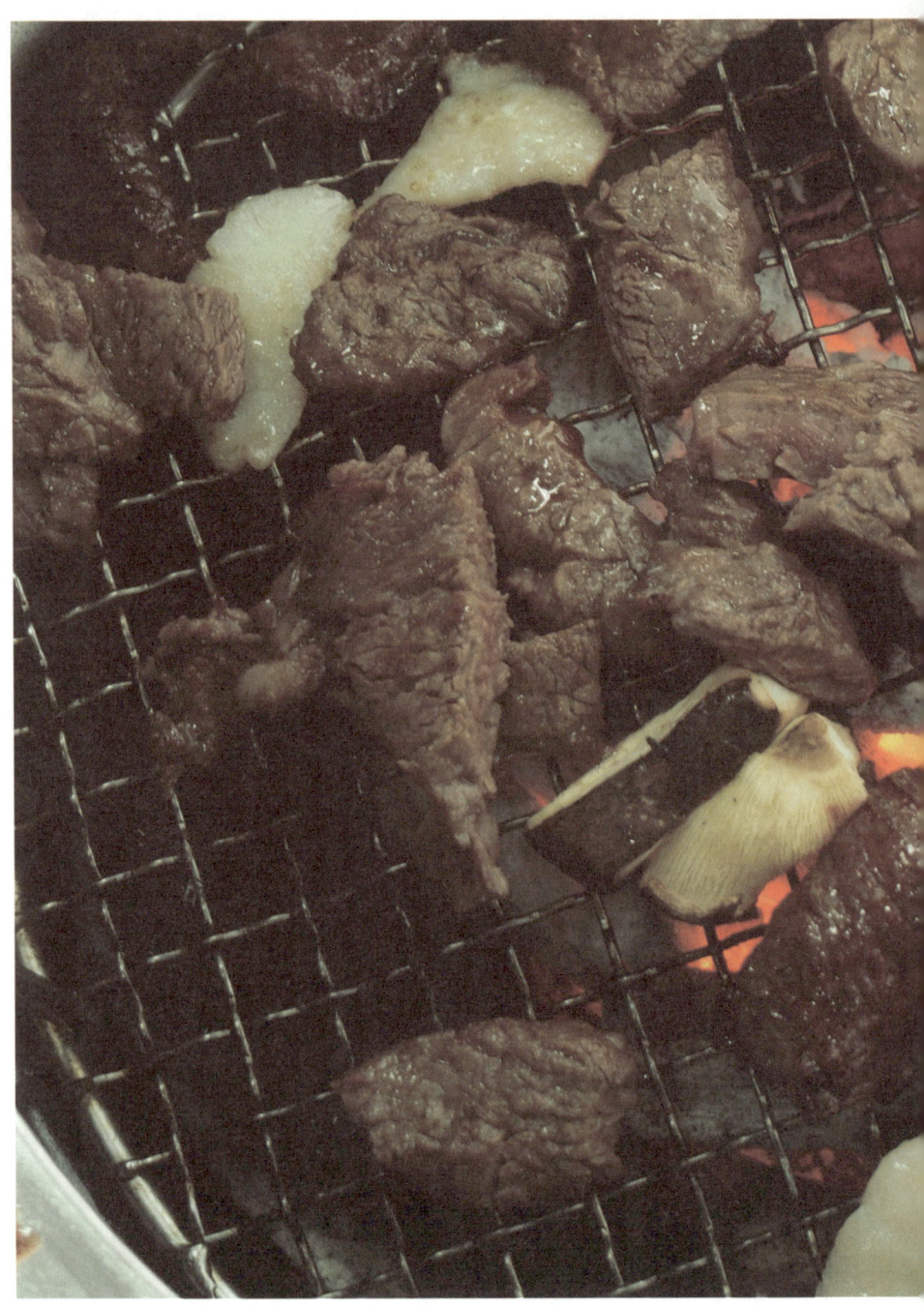

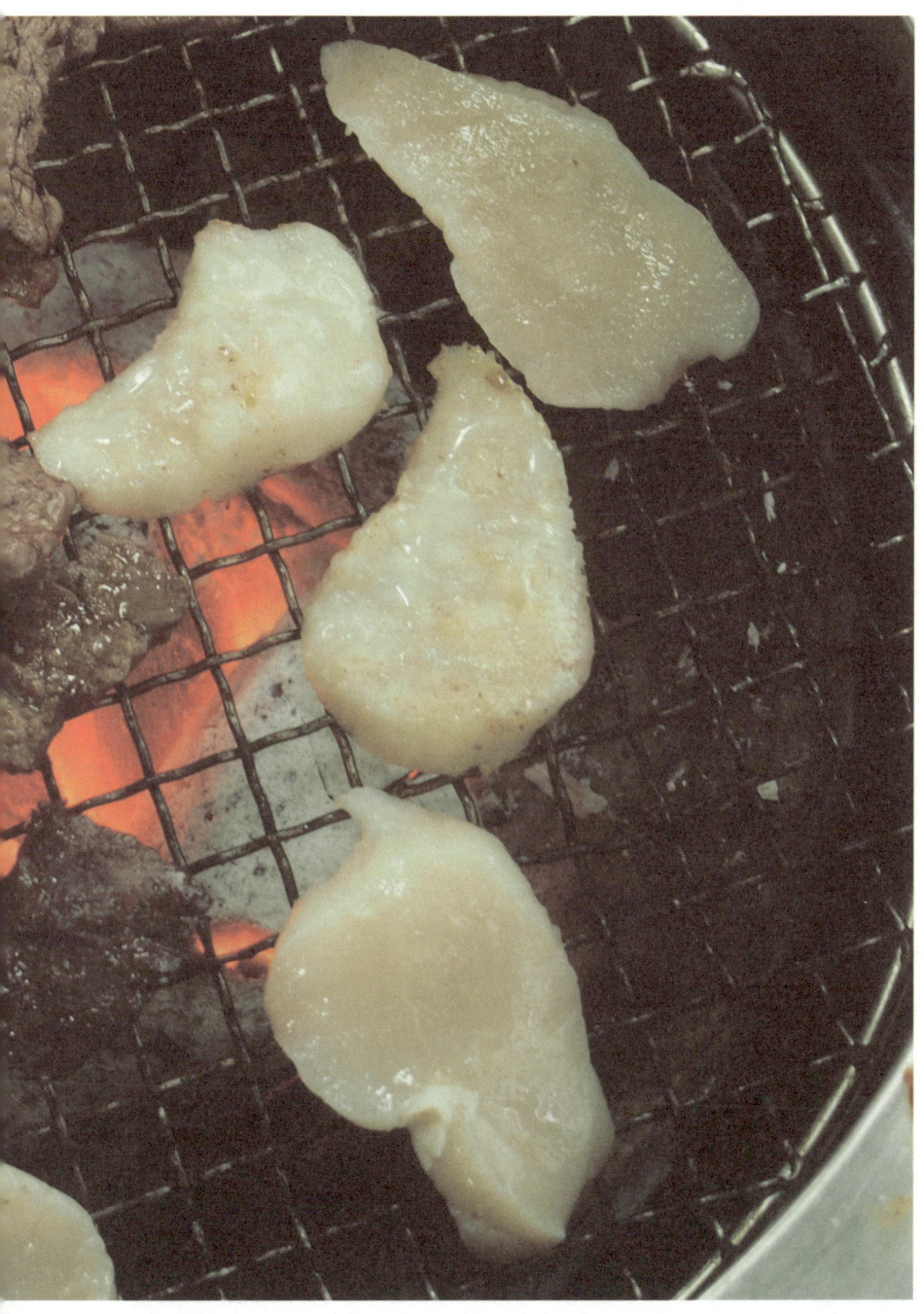

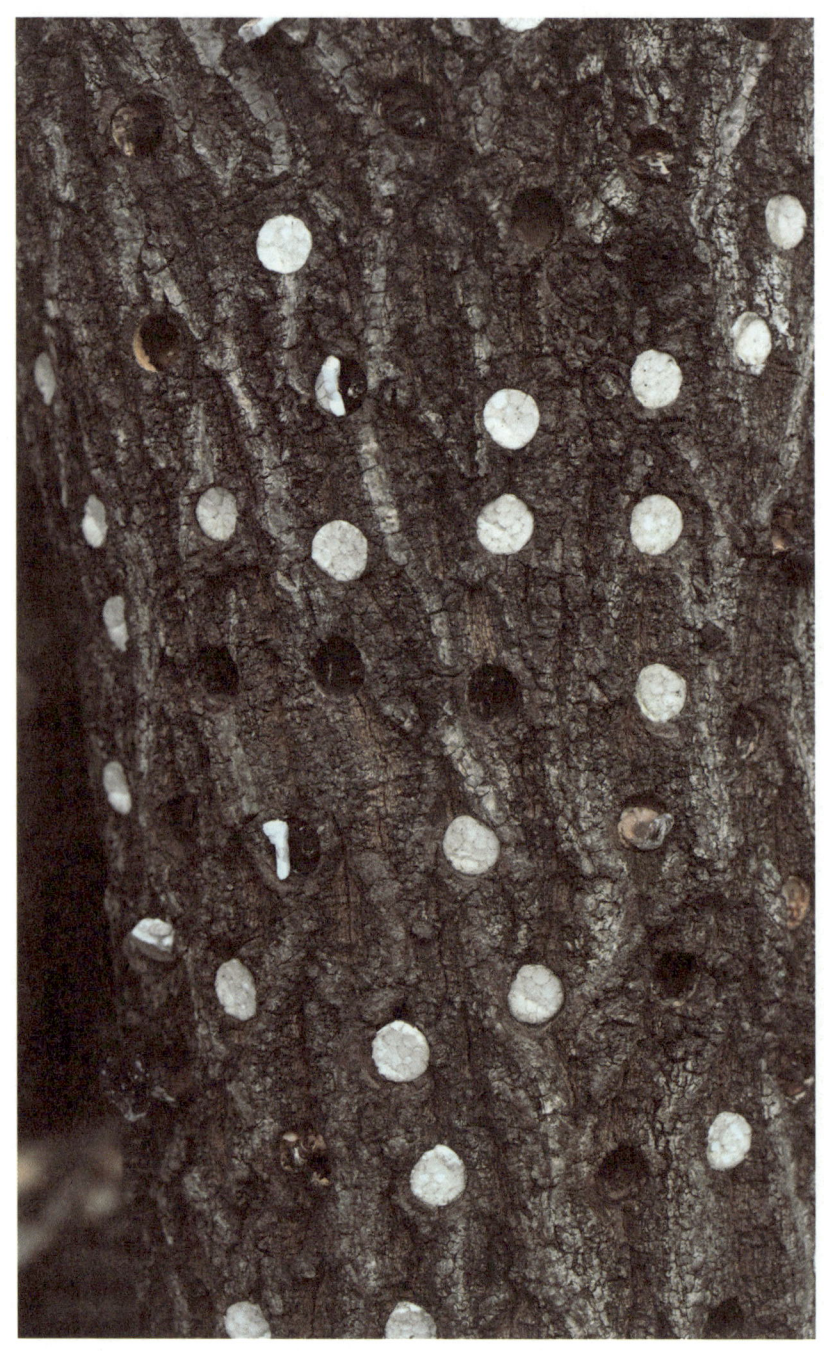

독버섯을 잘 못 먹었을 때 이 표고버섯 90g을 달여 먹는다. 산중에서 아무 버섯이나 함부로 먹으면 안 된다. 99가지 버섯을 잘 먹어도 한 가지 버섯을 잘 못 먹으면 낭패다. 버섯전골에 이 표고버섯을 꼭 넣어 먹는 게 유리하다.

전남 장흥지방에서는 표고버섯, 쇠고기, 키조개를 구워 먹는다. 이를 장흥삼합이라 한다. 정말 맛있다. 버섯전골과 버섯찌개에 즐겨 사용하지만 생으로 먹어도 맛있다. 다양한 요리에 쓰이는 국민 요리 재료이자 약이다.

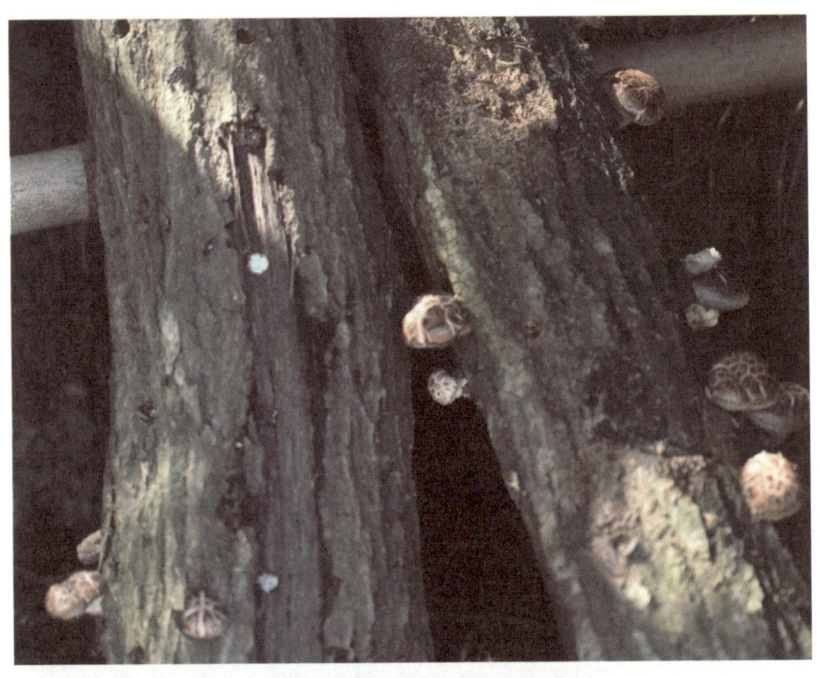
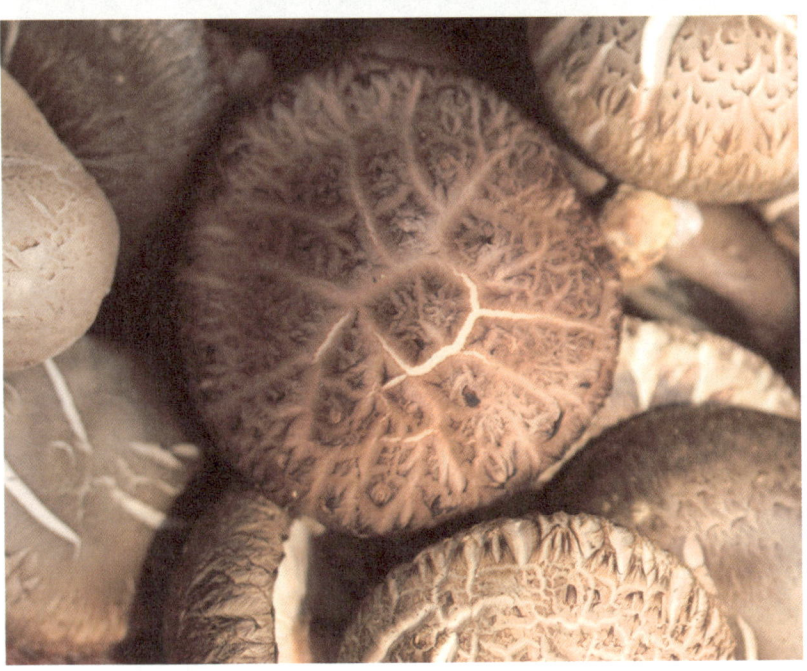

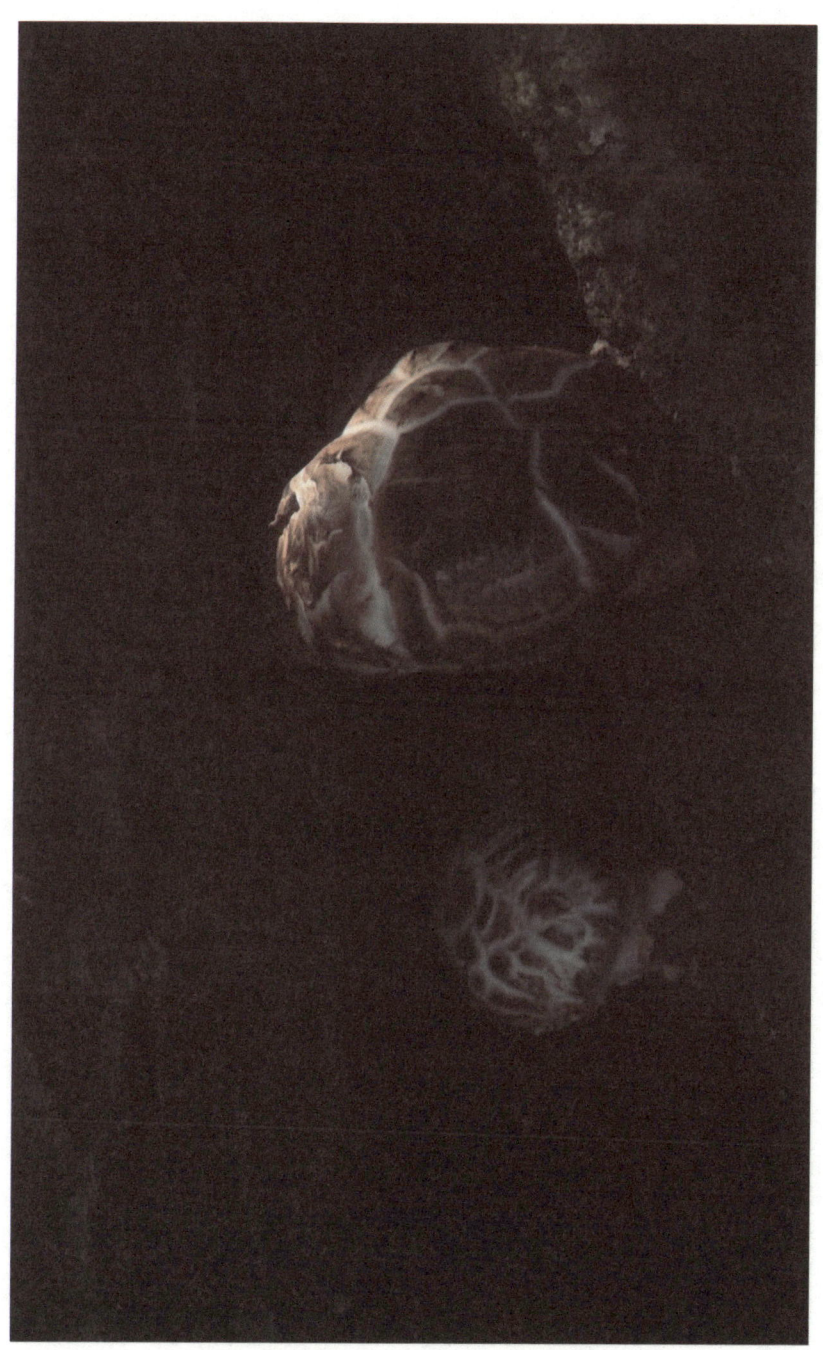

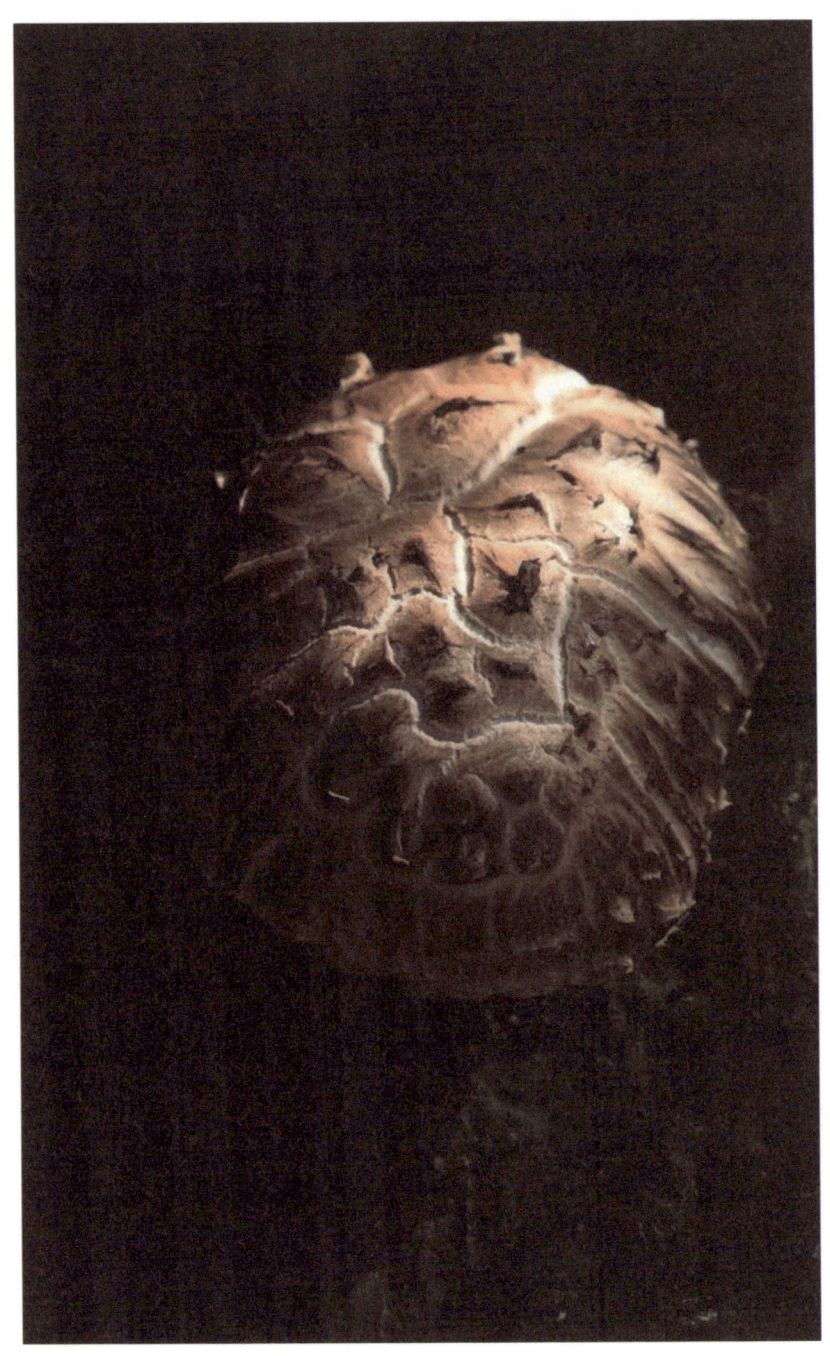

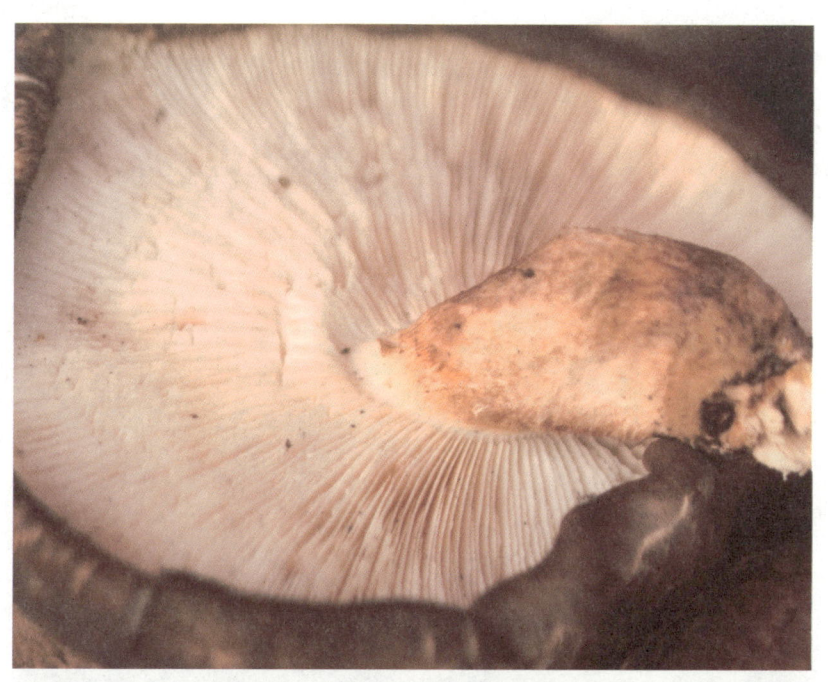
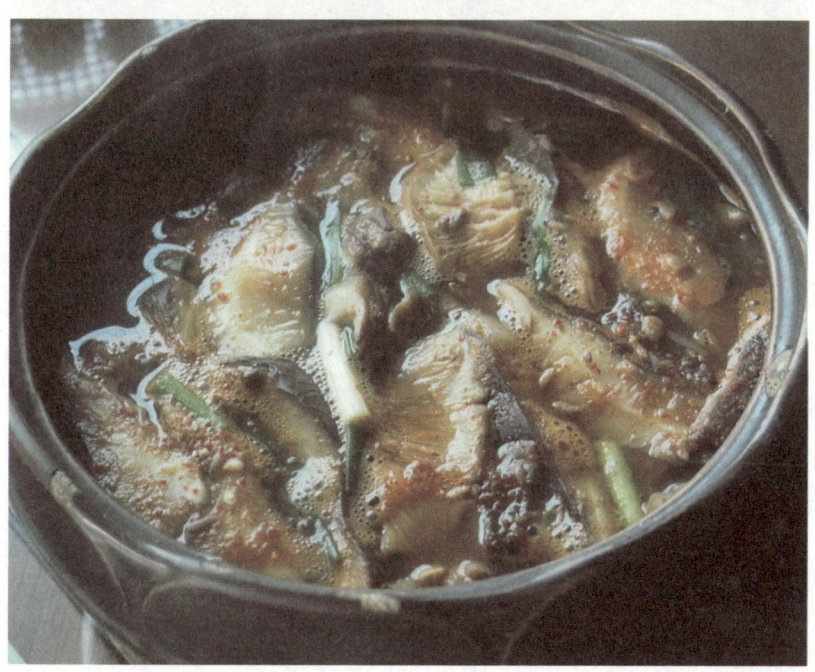

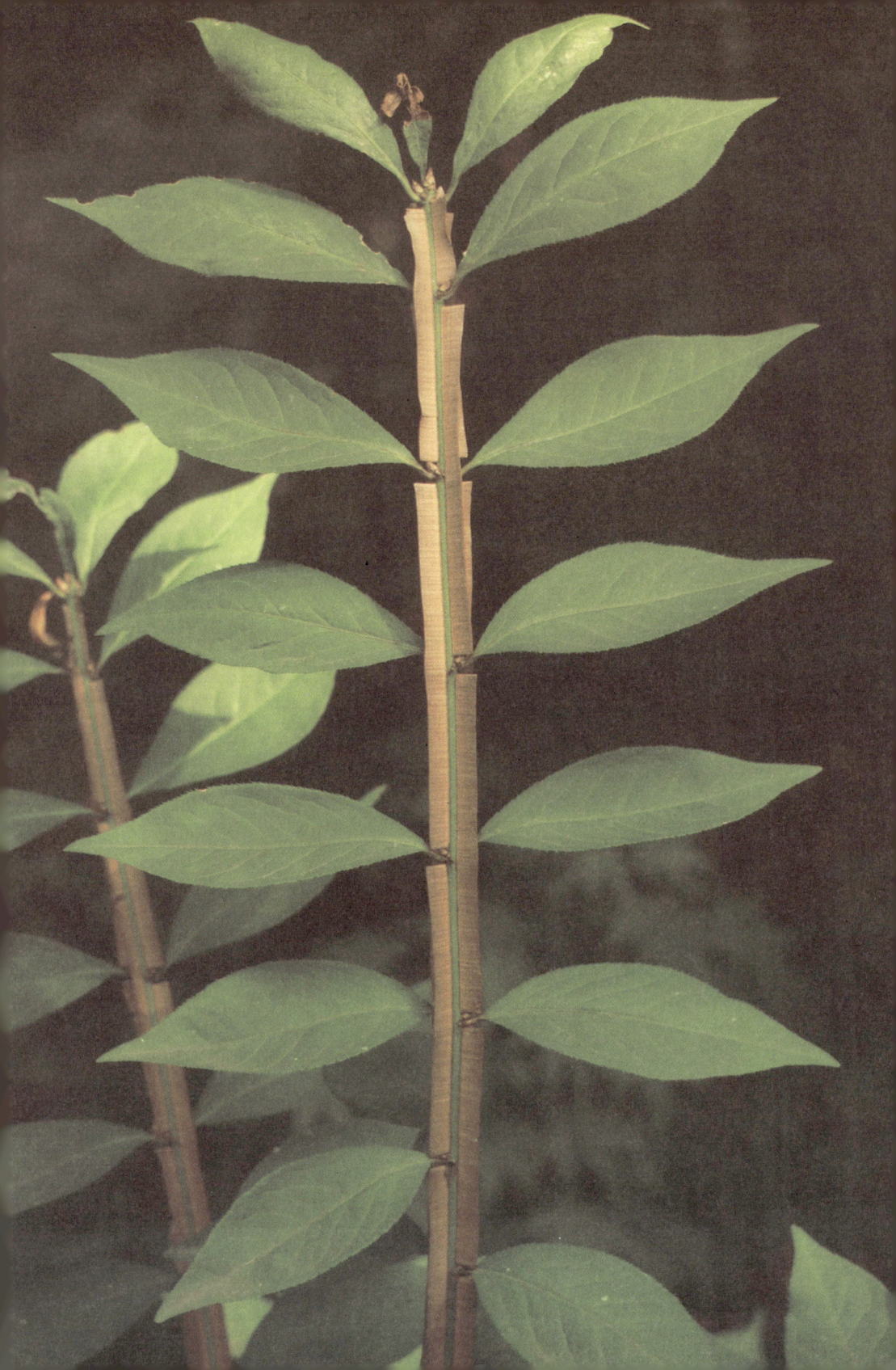

8. 홑잎 나물

아침 먹고 할머니는 나물 뜯으러 가자고 하신다. 제일 먼저 나선 게 여동생이다. 어머니도 바구니를 준비하신다. '그럼, 남동생은 누가 보지?' 난 남동생을 데리고 갔다. 모두 다 갔다. 그런데 여느 때와 달리 들로 가는 것이 아니라 뒷동산으로 가는 것이다. 할머니 바구니에는 작은 칼이나 호미가 있어야 하는데 칼이나 호미 없이 뒷동산과 밭의 경계 지역으로 가는 것이다.

"할머니! 들로 가셔야죠?"

"오늘은 아니다."

"홑잎 나물을 뜯으러 간다."

할머니는 화살나무 새잎을 따서 바구니에 담는다.

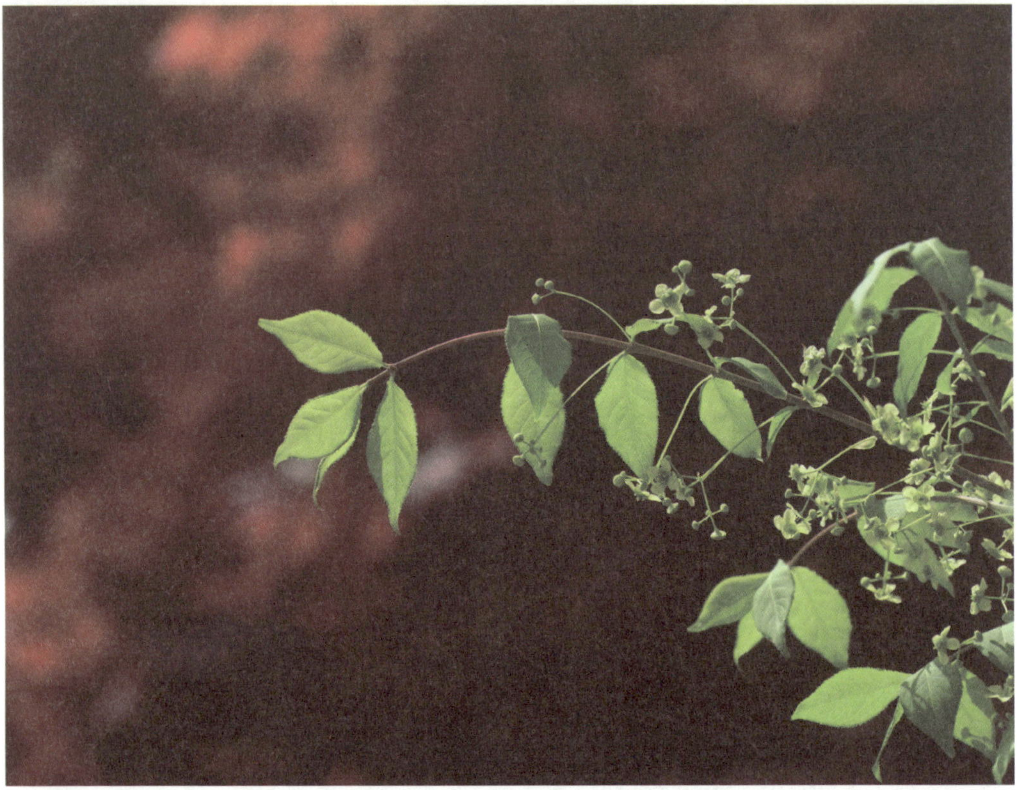

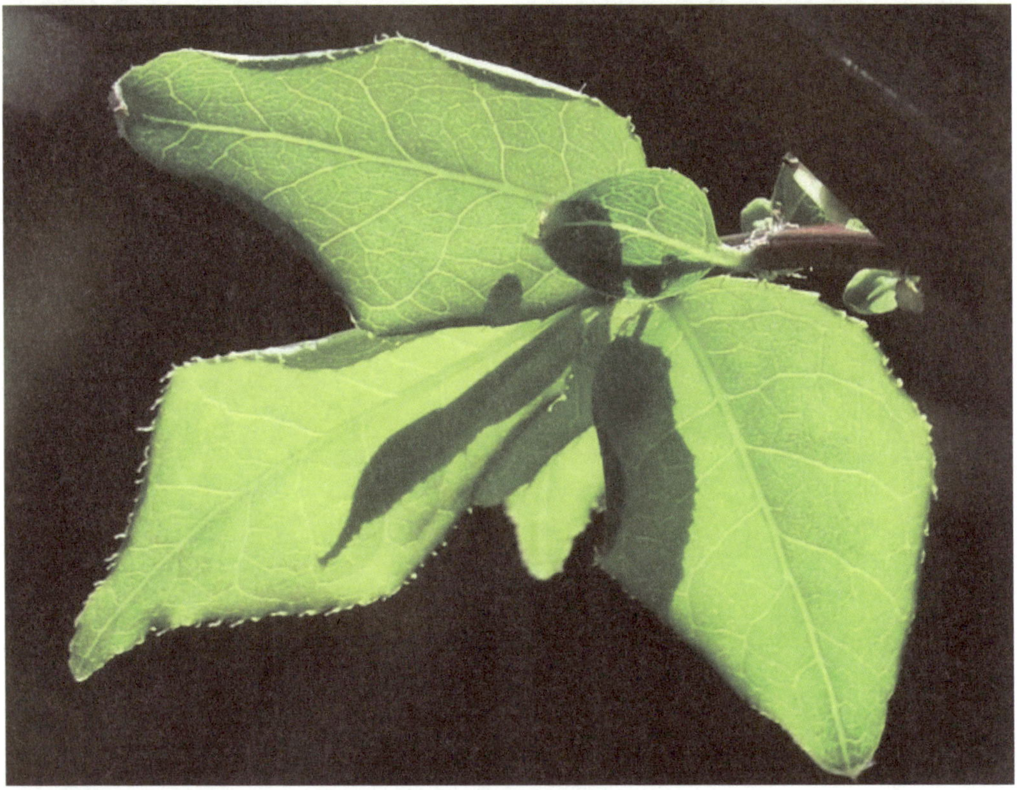

"할머니, 이게 나물이에요?"

"응, 참기름에 무쳐 먹으면 엄청 맛있다."

"에이, 이거 염소나 먹는 것 같은데."

"너도 전에 먹어봤던 거야. 맛있다고 했었어. 어서 따."

할머니는 듬성듬성 새순을 땄다. 그리고 옆의 나무로 이동하신다.

"할머니, 여기 많이 남아 있는데요."

"응"

안다.

모조리 다 따면 이 화살나무는 여름나기 힘들다. 솎듯이 듬성듬성 따야 화살나무가 잘 자라지! 여동생은 키가 작아 손이 닿는 곳만 조금 따다가 싫증이 나는지 집에 가자고 한다. 막냇동생은 아무 생각 없이 하품만 하고 있다.

오늘 점심과 저녁은 홑잎 나물 반찬으로 밥그릇을 다 비웠다. 정말 맛있었다. 가죽나물 같은 미묘하고 독특한 향도 없으면서 달고 고소한 느낌이 정말 좋았다. 나무에서 나는 나물로는 홑잎 나물, 가죽나물, 뽕나무 새잎, 두릅 등이 있다. 이 중 가죽나물은 어릴 때는 안 좋아했고 커서 좋아한 나물이다. 어릴 때 홑잎 나물, 뽕나무 새순을 많이 먹었다. 가죽나

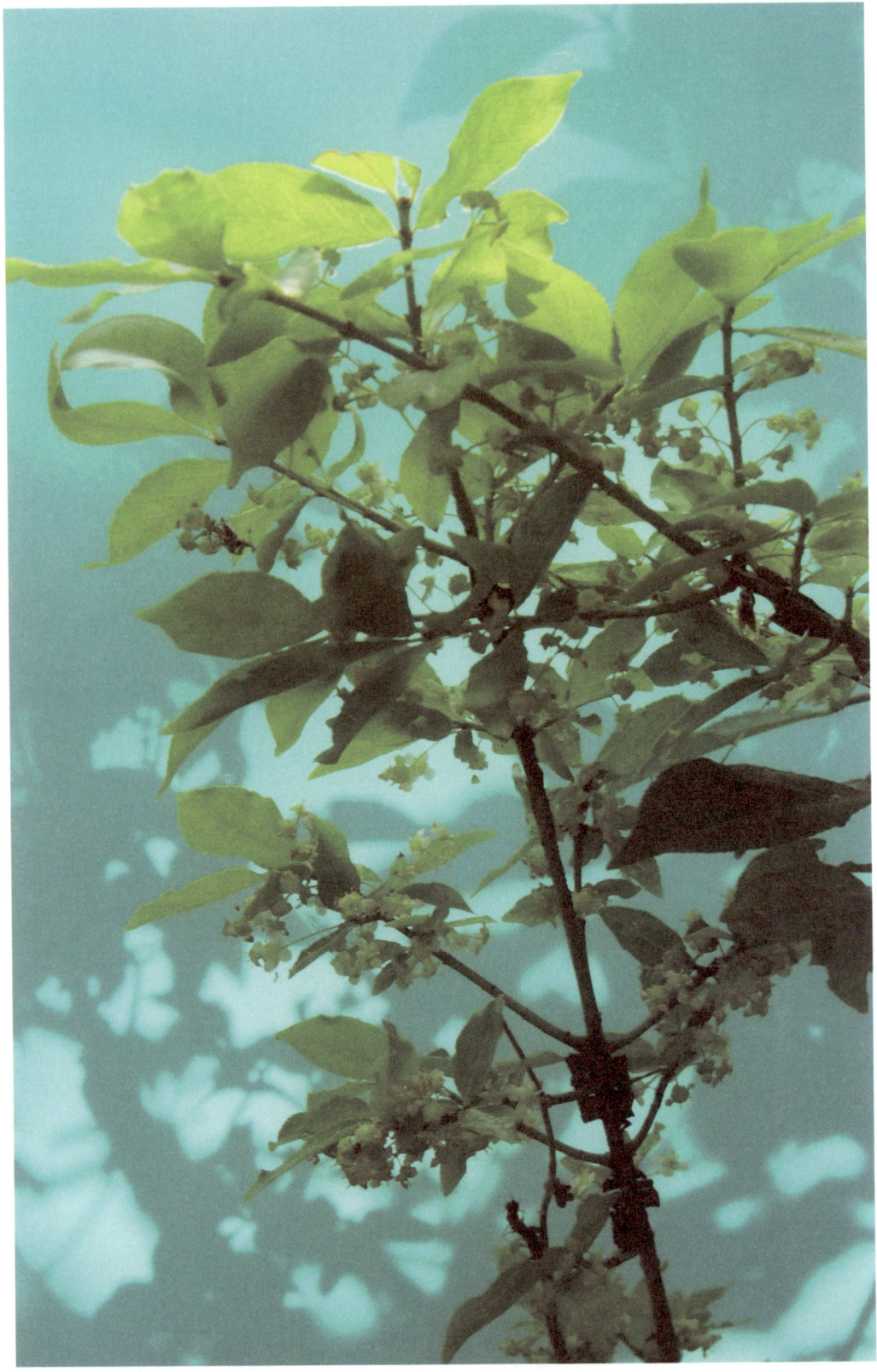

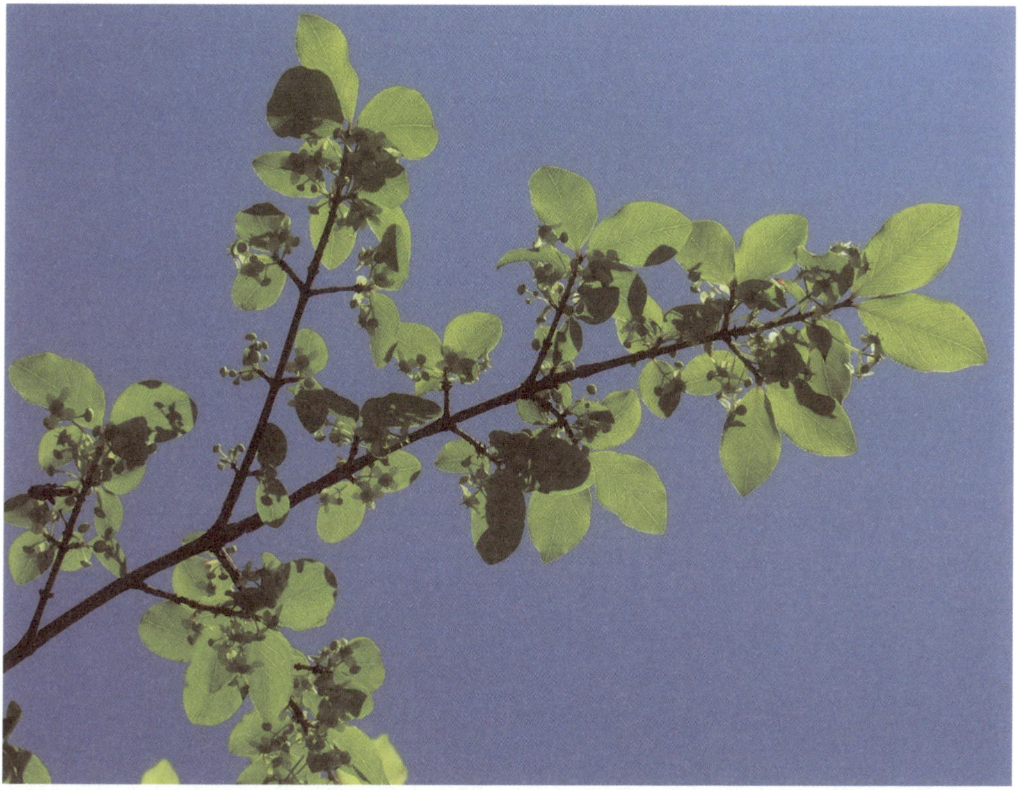

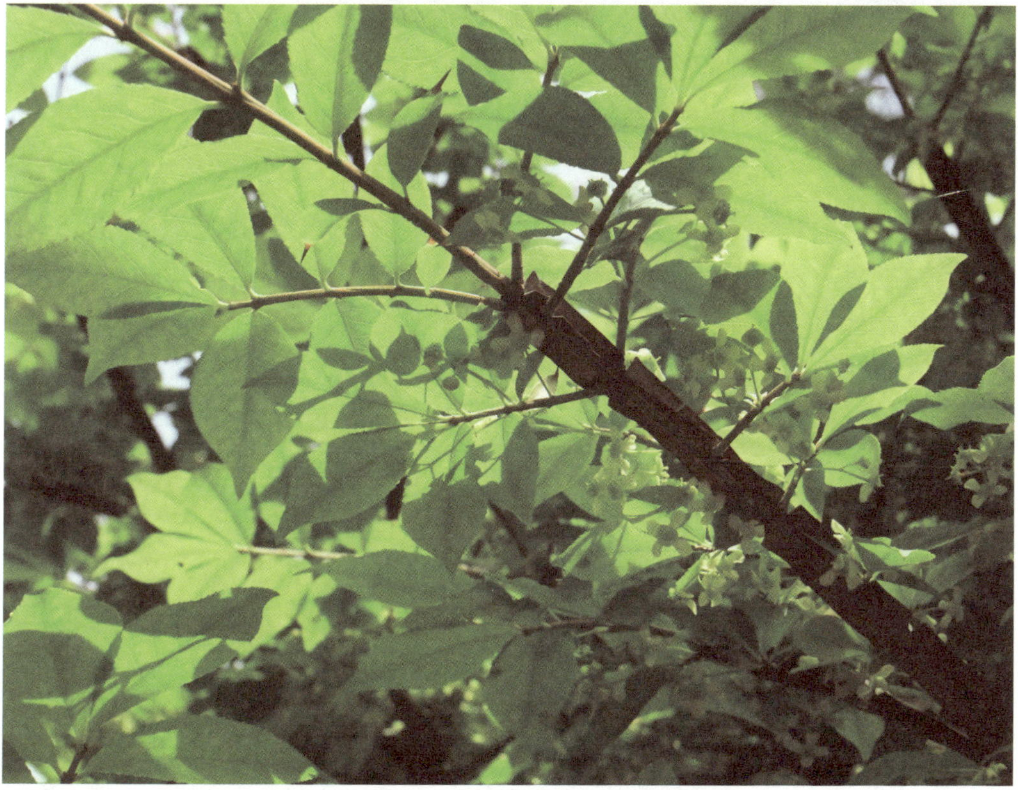

물은 독특한 향이 싫었고, 두릅에는 약간 가시 같은 것이 있어 싫었다.

화살나무를 회잎나무라고 하기에 홑잎 나물이라는 명칭이 붙었는데, 회잎나무에서 유래한 것 같다. 가지에 코르크질의 날개가 없는 개체를 '회잎나무'라 하는데 요즘은 화살나무로 통합하는 추세다. 환갑이 넘어 생각나는 나물 중에 홑잎 나물이 있다. 정말 맛있다.

나무에서 나는 나물인 홑잎 나물, 가죽나물, 뽕나무 새순 나물, 두릅에 대해 알아보자.

노박덩굴과 '화살나무'는 낙엽관목(落葉灌木)으로 1~4m 정도 자란다. 잎은 마주나며 4~10cm의 도란형이다. 끝이 뾰족하고 밑 부분은 쐐기형이며, 가장자리에는 뾰족한 잔 톱니가 있다. 꽃은 5~6월에 2년지에서 나온 취산꽃차례에 황록색의 양성화가 모여 달린다. 열매는 삭과(蒴果)로 1~2개의 분과(分果)로 나누어지며 9~10월에 적색으로 익는다. 종자는 밝은 적색의 가종피로 싸여 있다.

화살나무의 익상물(翼狀物)을 포함한 지조(枝條)를 '귀전우(鬼箭羽)'라 하며 약용한다. 성미(性味)는 고(苦), 한(寒)하며 귀경(歸經)은 간경(肝經)이다. 효능(效能)은 파혈통경(破血通經)이고 주치증(主治症)은 질타손상(跌打損傷), 어혈정체(瘀血停滯), 동통(疼痛), 월경부조(月經不調), 복부동통(腹部疼痛), 풍습통(風濕痛), 자궁암(子宮癌), 간암(肝癌) 등이다.

멀구슬나무과 '참죽나무'는 '참중나무'라고도 하며 어린잎을 식용한다. 참죽나무는 낙엽교목(落葉喬木)으로 높이 20m 정도로 자란다. 잎은 어긋나며 10~22개의 작은 잎으로 이루어진 우상복엽이다. 암수 한 그

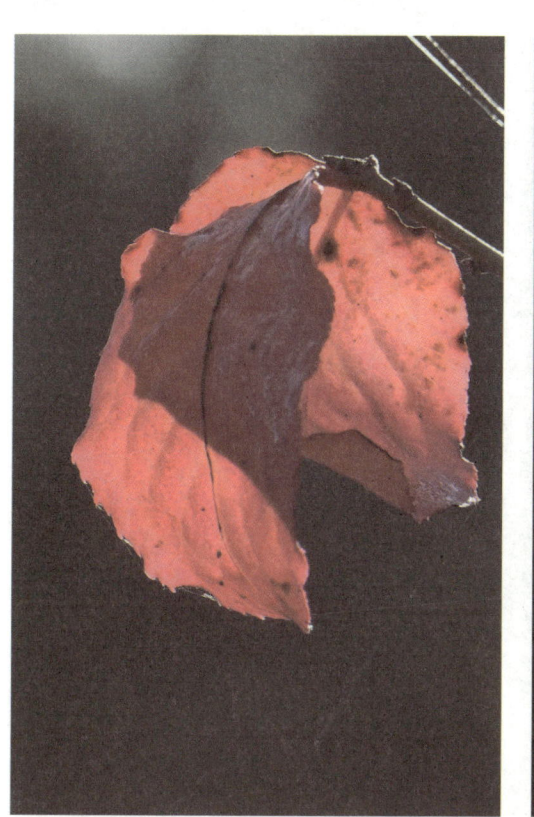
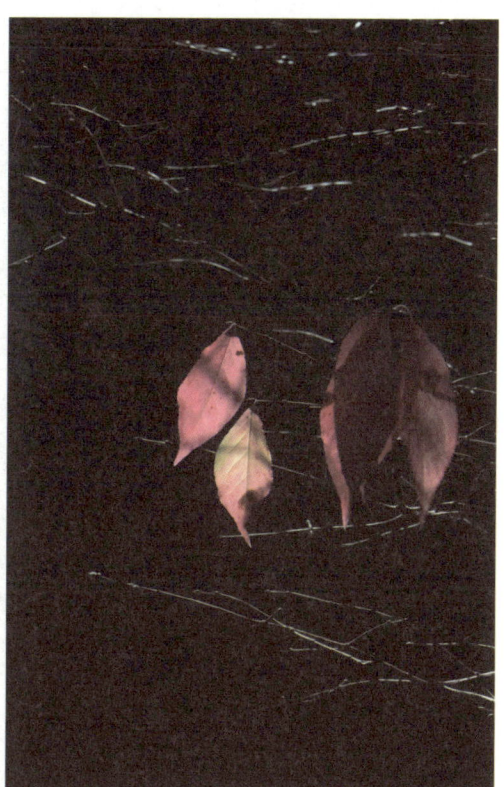

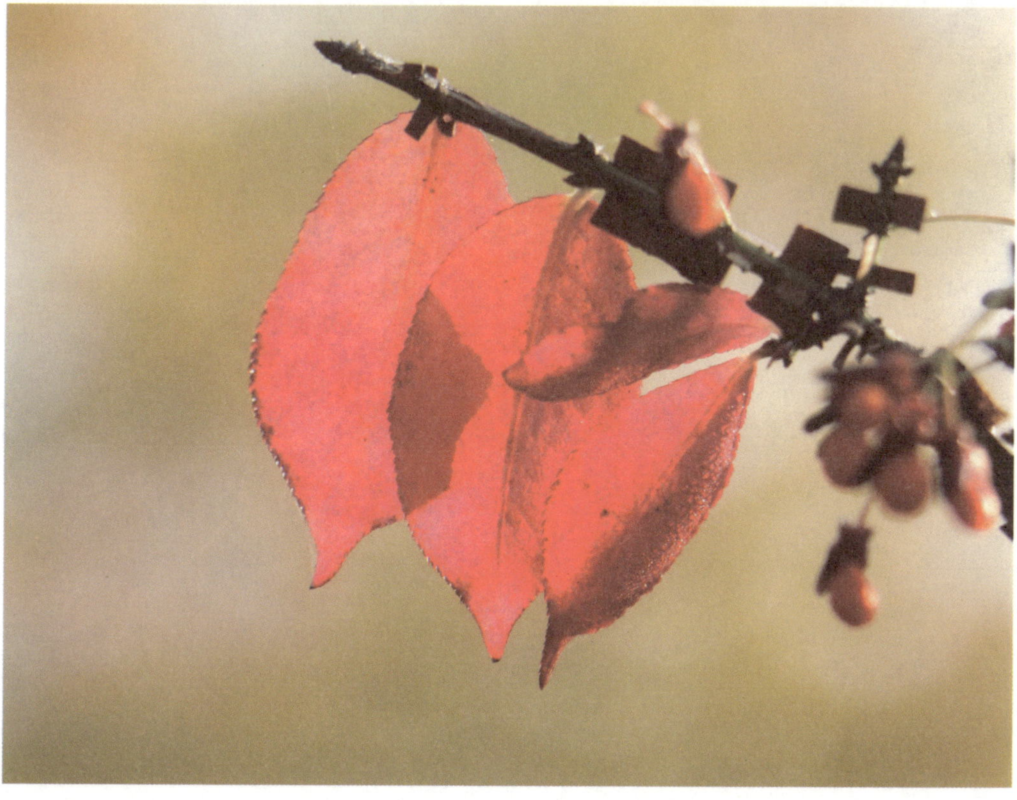

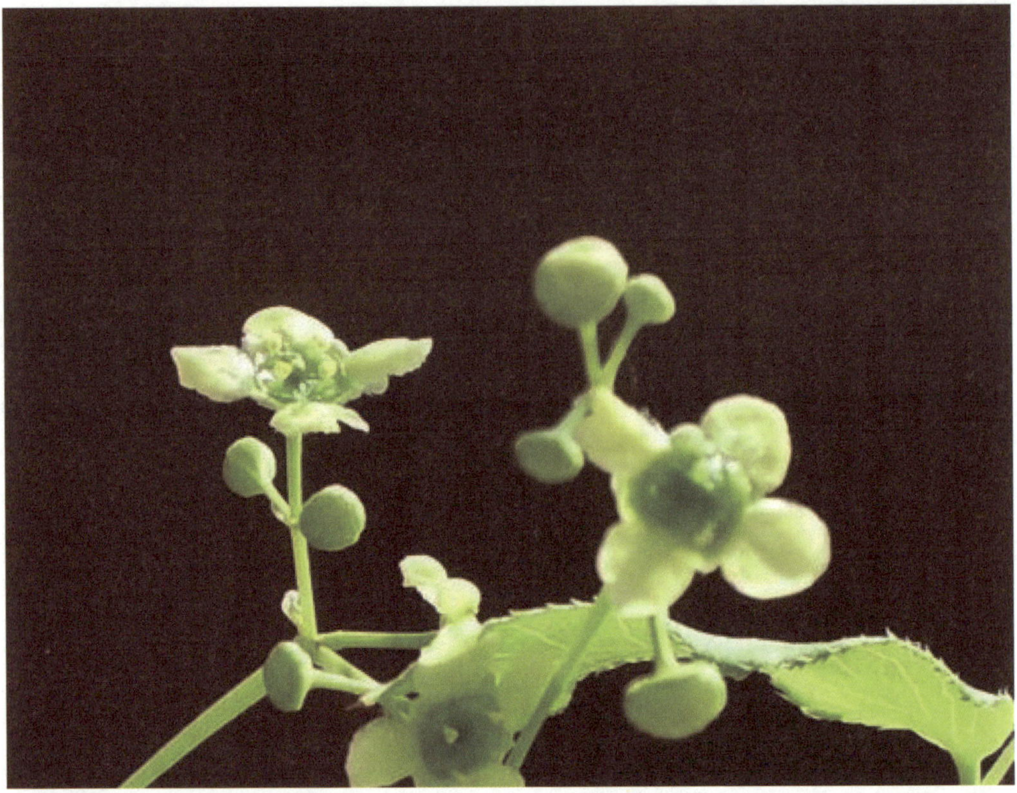

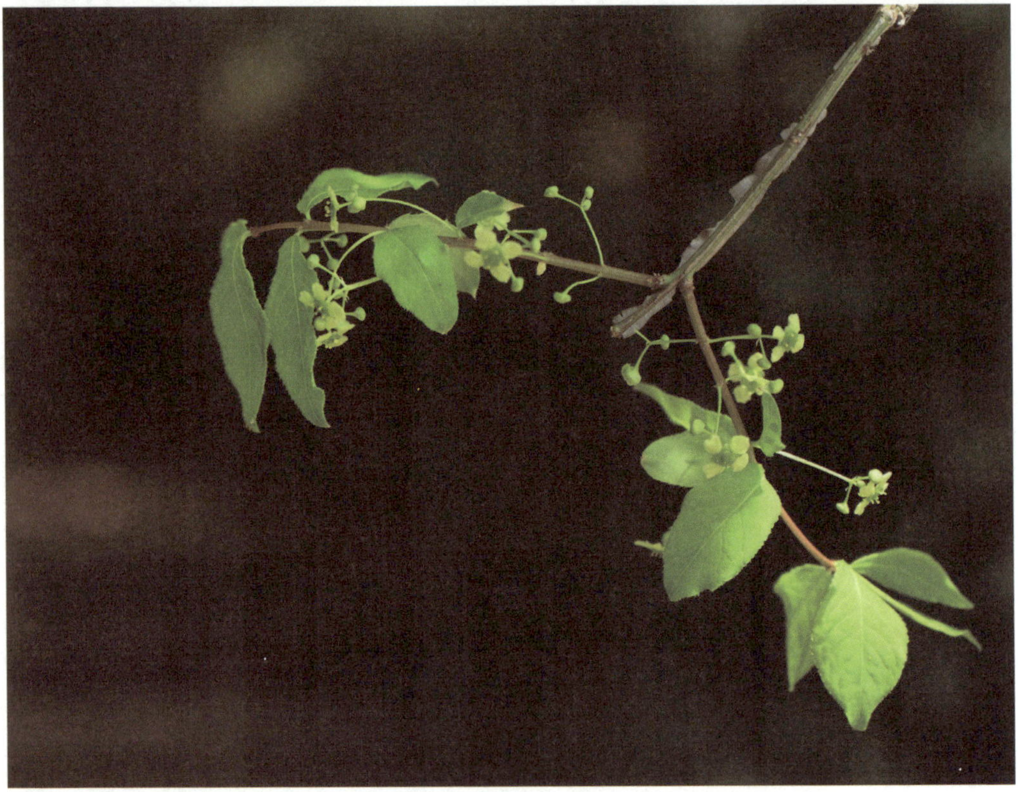

루이며 꽃은 6월에 40(~100)cm의 원추꽃차례에 백색의 꽃이 모여 달린다. 열매는 삭과(蒴果)로 길이 1.5~3cm의 도란상 원형이며 다섯 갈래로 갈라진다. 10~11월에 익는다. 열매가 익어 벌어짐과 동시에 종자가 사방으로 흩어진다.

참죽나무의 수피(樹皮) 혹은 근피(根皮)를 '춘백피(椿白皮)'라 하며 약용한다. 성미(性味)는 고(苦), 삽(澁), 미한(微寒)이고 귀경(歸經) 대장(大腸), 위경(胃經)이다. 효능(效能)은 청열조습(淸熱燥濕), 지혈(止血), 살충(殺蟲)이며 주치증(主治症)은 설사(泄瀉), 이질(痢疾), 토혈(吐血), 위궤양(胃潰瘍), 십이지장궤양(十二指腸潰瘍), 장풍변혈(腸風便血), 붕루(崩漏), 대하(帶下), 회충병(蛔蟲病), 창개(瘡疥) 등이다. 참죽나무 꽃도 '춘수화(椿樹花)'라 하며 약용한다. 성미(性味)는 신(辛), 고(苦), 온(溫) 이고 귀경(歸經) 간(肝), 폐경(肺經)이다. 효능(效能)은 거풍산한(祛風散寒), 지통(止痛), 지혈(止血)이며 주치증(主治症)은 외감풍한두통(外感風寒頭痛), 신통(身痛), 풍한습관절통(風寒濕關節痛), 장풍사혈(腸風瀉血) 등이다.

멀구슬나무는 주로 남쪽에 있는데 이 참죽나무는 내한성(耐寒性)이 가장 좋은 수종이라 유럽 북부의 여러 나라에서 가로수 및 공원수로 식재하고 있다. 새순은 장아찌를 담그는 식재료로 이용하는데 경상도에서는 이를 '가죽장아찌'라고 부른다. 이로 인해 소태나무과 가죽나무와 혼동을 일으킨다.

소태나무과 가죽나무는 가중나무라고도 불리며 '가짜 죽나무'라는 뜻이다. 작은 잎의 기부에 1~2쌍의 선점이 있는 것이 특징이며, 잎을 문지르면 다소 역한 냄새가 난다. 경상도 일부 지방에서 멀구슬나무과의 참죽나무를 '가죽나무'라고 부르는 경우가 있어 명칭상의 혼란을 유발하기도 한다. 숙회, 무침, 장아찌, 장떡으로 먹는 가죽나물은 참죽나물 순이다. 혼동하지 말아야 한다.

뽕나무과 '뽕나무'는 낙엽교목(落葉喬木)으로 높이 12m 정도까지 자라지만 흔히 소교목상이다. 잎은 어긋나며 길이 6~20cm의 난형 또는 광난형이다. 끝은 뾰족하며 밑 부분은 심장형이고 가장자리에는 둔한 톱니가 있다. 꽃은 5월에 핀다. 열매는 상과(桑果)로 길이 1~2.5cm의 구형 또는 타원형이며 6~7월에 흑자색으로 익는다.

뽕나무 입을 '상엽(桑葉)'이라 하며 식용·약용한다. 성미(性味)는 고(苦), 감(甘), 한(寒)이고 귀경(歸經)은 폐(肺), 간경(肝經)이다. 효능(效能)은 소산풍열(疏散風熱), 청폐윤조(淸肺潤燥), 청간명목(淸肝明目)이며 주치증(主治症)은 풍열감모(風熱感冒), 발열두통(發熱頭痛), 한출오풍(汗出惡風), 해수(咳嗽), 흉통(胸痛), 인건(咽乾), 구갈(口渴), 목적종통(目赤腫痛) 등이다.

두릅나무과 '두릅나무'는 낙엽관목(落葉灌木) 또는 소교목(小喬木)이며 보통 높이 2~5m, 지름 10cm 정도로 자란다. 잎은 어긋나며 가지 끝에서는 모여 달린다. 길이 50~100cm의 2회 우상복엽이며, 엽축과 작은 잎에 가시가 생긴다. 표면은 짙은 녹색이고, 뒷면은 회색이며, 맥 위에 털이 있다. 꽃은 7~9월에 줄기 끝에서 나온 길이 30~50cm인 대형 복산형꽃차례에 연한 녹백색의 꽃이 모여 달린다. 꽃차례의 위쪽에 양성화가 달리고 아래쪽에는 수꽃이 달린다. 열매는 장과(漿果)로 지름 3~4mm의 구형이며 9~10월에 흑색으로 익는다. 종자는 길이 2mm 정도의 장타원형이다.

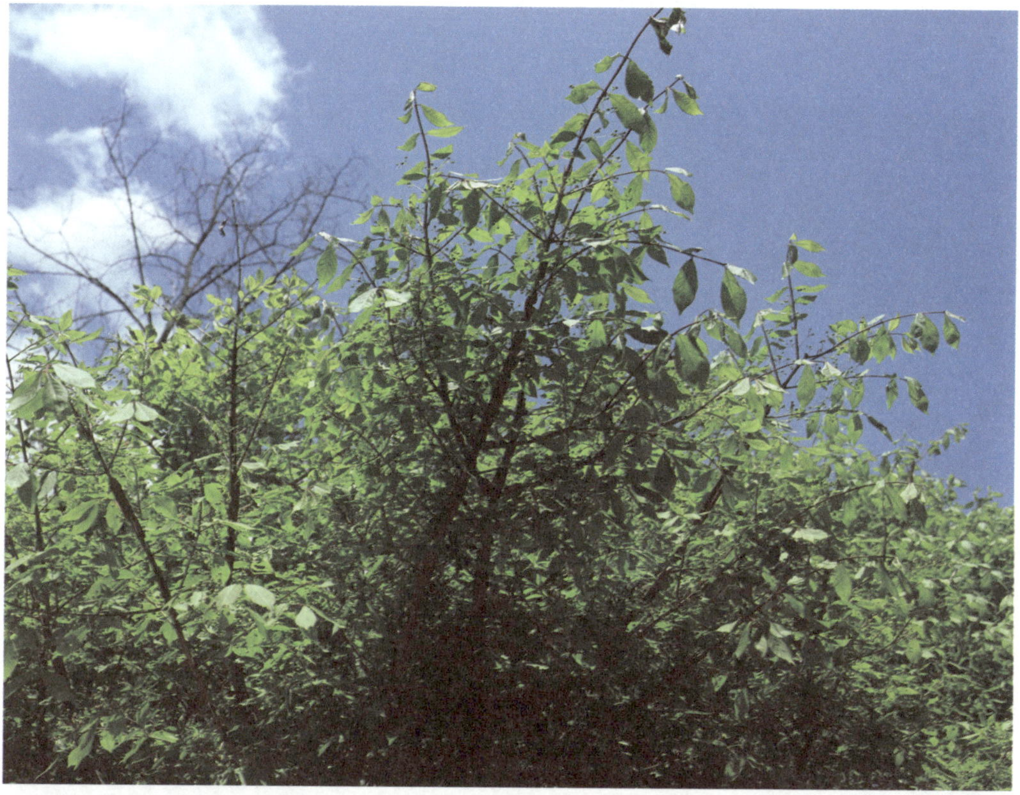

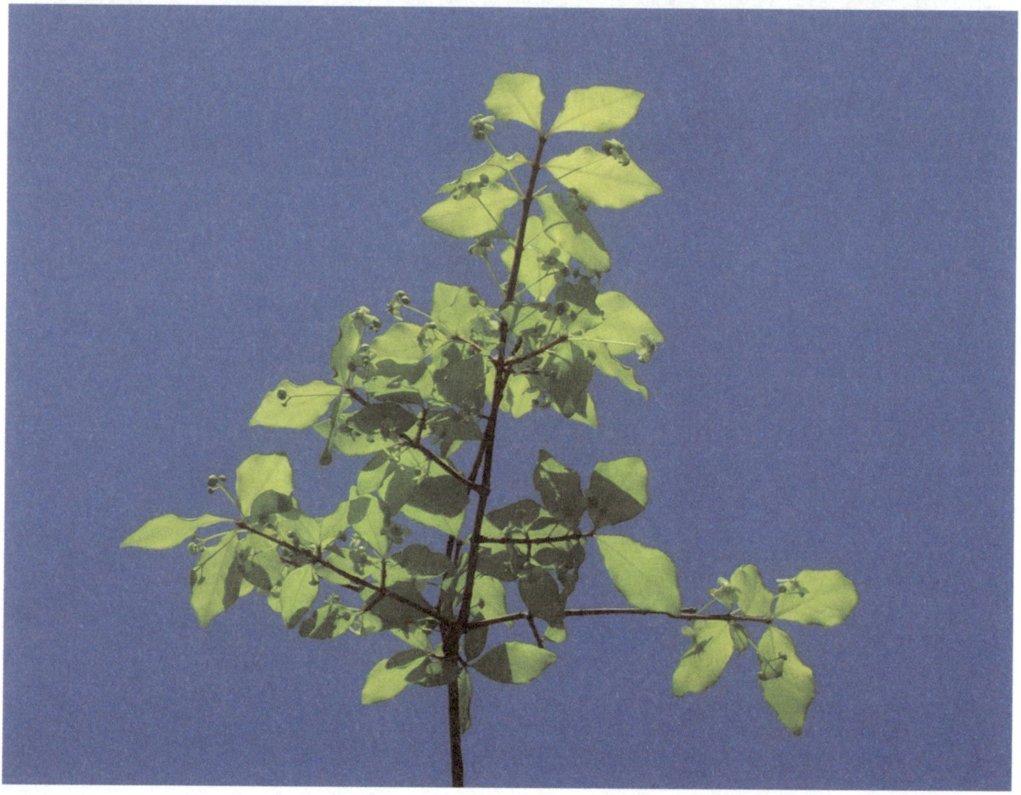

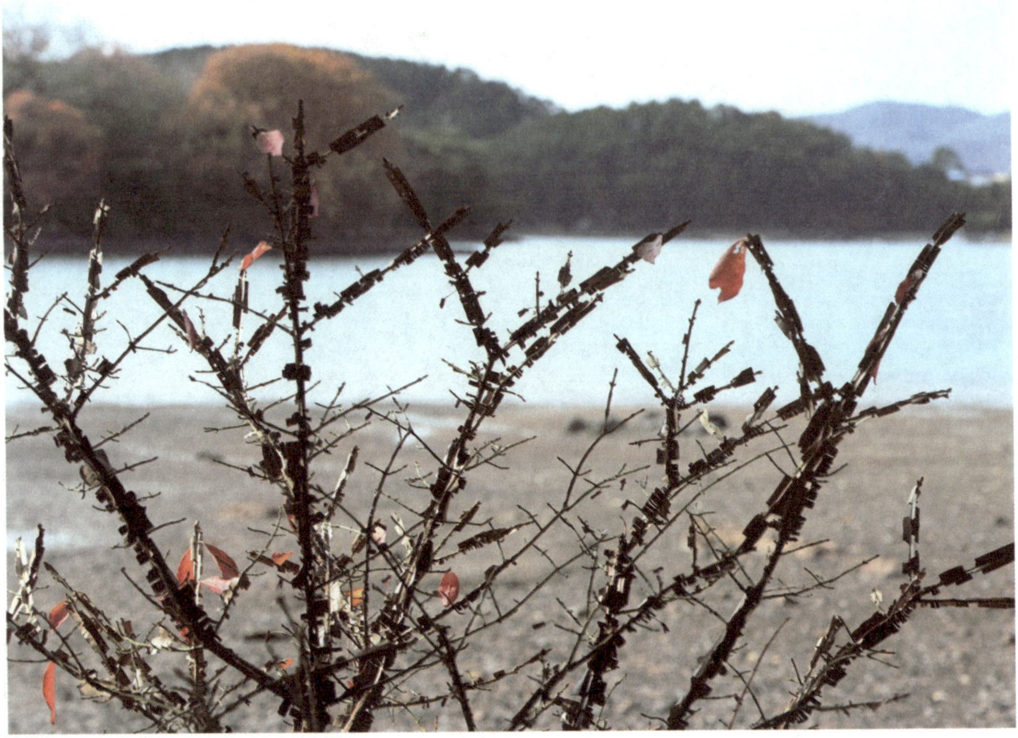

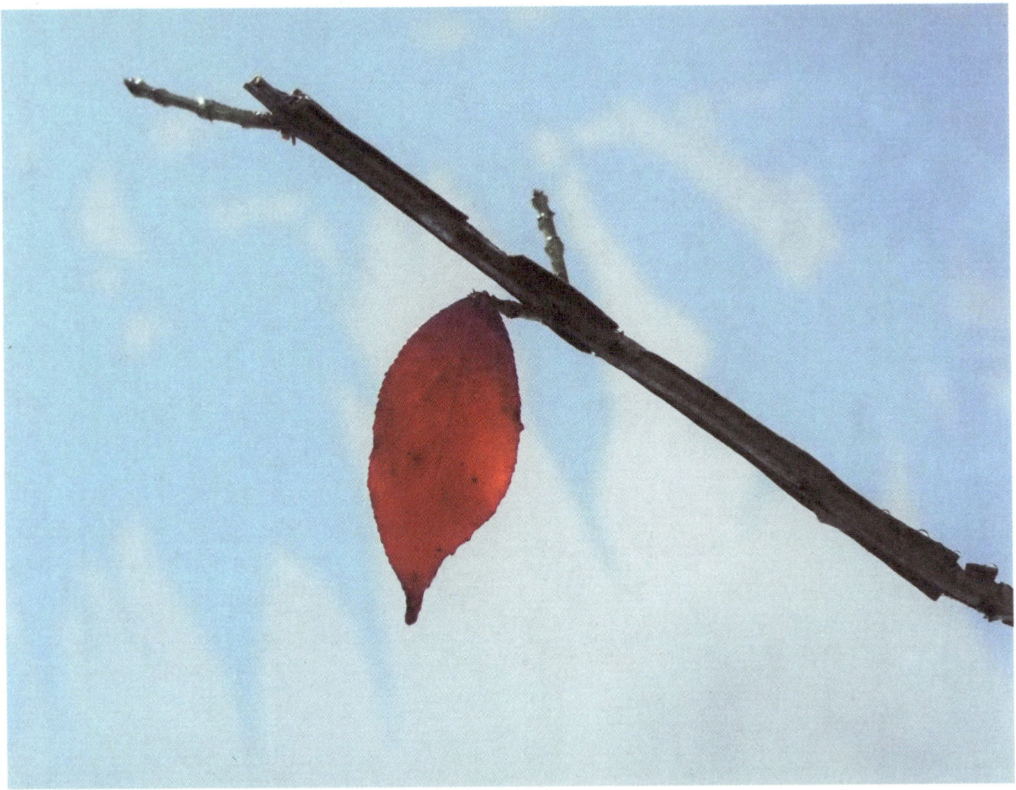

두릅나무의 수피(樹皮)를 '자용아(刺龍牙)'라 하며 식용·약용한다. 성미(性味)는 신(辛), 미고(微苦), 평(平)이고 효능(效能)은 익기안신(益氣安神), 거풍활혈(祛風活血)이며 주치증(主治症)은 기허핍력(氣虛乏力), 건망(健忘), 실면(失眠), 신허양위(腎虛陽痿), 소갈(消渴), 풍습골비(風濕骨痺), 질타손상(跌打損傷), 수종(水腫), 탈항(脫肛) 등이다.

두릅나무의 새순을 '두릅'이라고 하며 식용하고 '개두릅'은 엄나무의 새순을 말한다.

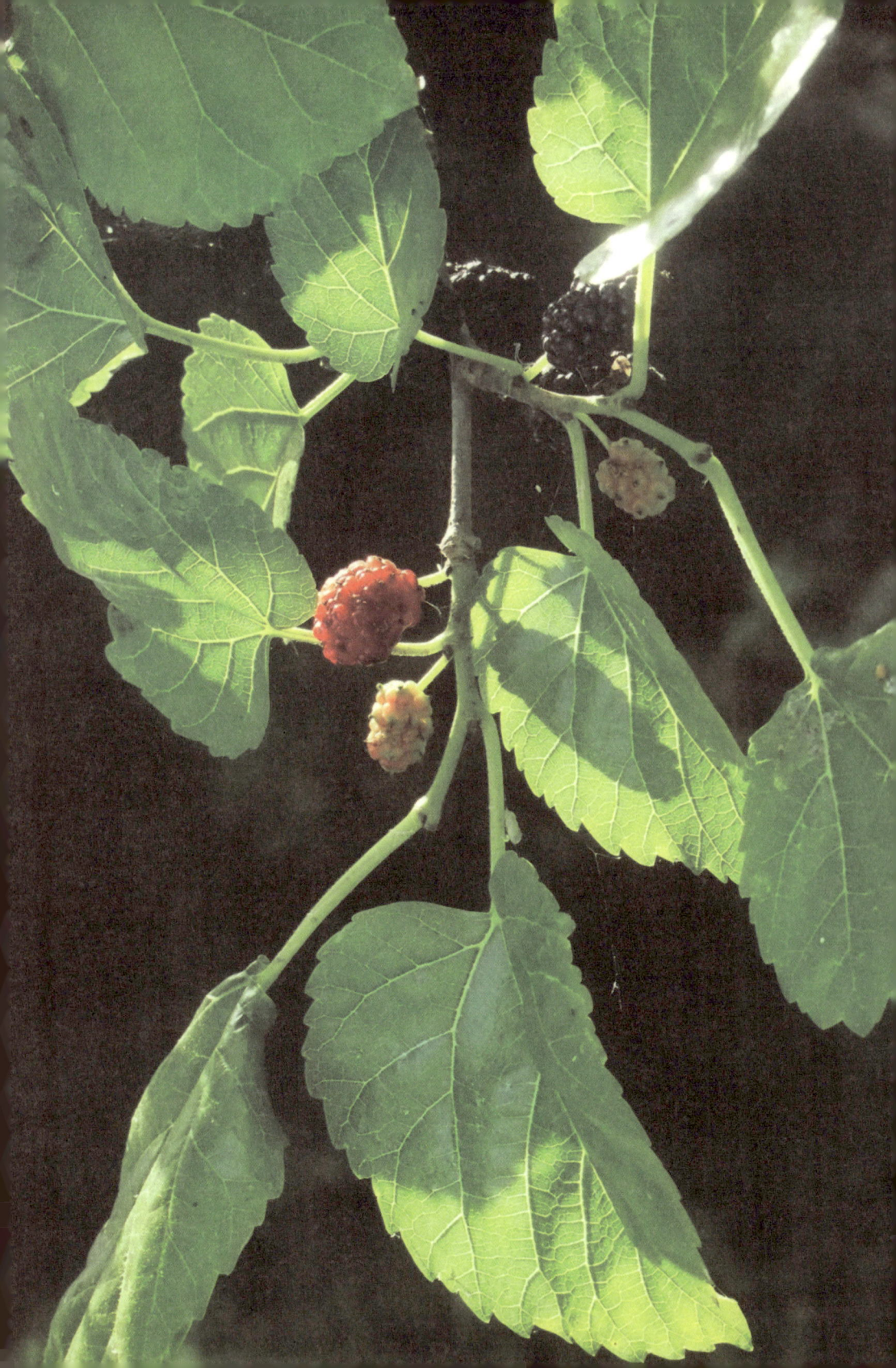

9. 뽕나무

예전에는 양잠업이 활발하여 뽕나무를 많이 심었다. 동네마다 뽕나무가 흔했다. 양잠(養蠶)뿐만 아니라 인체에 질병(疾病)이 찾아오면 이 뽕나무를 많이 이용했다. 상기 챕터의 뽕잎뿐만 아니라 가지, 근피(根皮), 오디 등등 다양했다.

뽕나무 뿌리를 '상근(桑根)'이라 하며 약용한다. 성미(性味)는 미고(微苦), 한(寒)이고 귀경(歸經)은 간경(肝經)이다. 효능(效能)은 청열정량(淸熱定惊), 거풍통락(祛風通絡)이며 주치증(主治症)은 량간(惊癇), 목적(目赤), 아통(牙痛), 근골동통(筋骨疼痛) 등이다.

뽕나무의 건조근피(乾燥根皮)를 '상백피(桑白皮)'라 하며 약용한다. 성미(性味)는 감(甘), 평(平), 한(寒)이고 귀경(歸經)은 폐(肺), 비경(脾經)이다. 효능(效能)은 사폐평천(瀉肺平喘), 이수소종(利水消腫)이며 주치증(主治症)은 흉만천해(胸滿喘咳), 객혈(喀血), 수종(水腫), 각기(脚氣), 소변불리(小便不利) 등이다.

뽕나무의 어린 가지를 '상지(桑枝)'라 하며 약용한다. 성미(性味)는 고(苦), 평(平)이고 귀경(歸經)은 간경(肝經)이다. 효능(效能)은 거풍습(祛風濕), 통경락(通經絡), 행수기(行水氣)이며 주치증(主治症)은 풍습비통(風濕痺痛), 중풍(中風), 반신불수(半身不隨), 수종(水腫), 각기(脚氣), 기체풍양(肌體風痒) 등이다.

뽕나무 가지와 줄기를 태운 것을 '상시회(桑柴灰)'라 하며 약용한다. 성미(性味)는 신(辛), 한(寒)이다. 효능(效能)은 이수(利水), 지혈(止血), 식악육(蝕惡肉)이며 주치증(主治症)은 수종(水腫), 금창(金瘡), 면상지자(面上痣疵) 등이다.

뽕나무 잎의 신선한 즙액을 '상엽즙(桑葉汁)'이라 하며 약용한다. 성미(性味)는 고(苦), 미한(微寒)이고 귀경(歸經)은 간경(肝經)이다. 효능(效能)은 청간명목(清肝明目), 소종해독(消腫解毒)이며 주치증(主治症)은 목적종통(目赤腫痛), 옹절(癰癤), 영류(瘿瘤), 금창(金瘡), 오공교상(蜈蚣咬傷) 등이다.

뽕나무의 건조과수(乾燥果穗)인 오디를 '상심자(桑椹子)'라 하며 식용 약용한다. 성미(性味)는 감(甘), 산(酸), 한(寒)이고 귀경(歸經)은 간(肝), 신경(腎經)이다. 효능(效能)은 자음량혈(滋陰凉血), 생진(生津), 윤장(潤腸)이며 주치증(主治症)은 두훈(頭暈), 목현(目眩), 이명(耳鳴), 수발조백(鬚髮早白), 실면(失眠), 소갈(消渴), 요산(腰酸), 장조변비(腸燥便祕), 독창(禿瘡) 등이다. 또한 상심주(桑椹酒)는 간신(肝腎)을 보(補)하며 신허수종(腎虛水腫), 이명(耳鳴), 이롱(耳聾)에 응용한다.

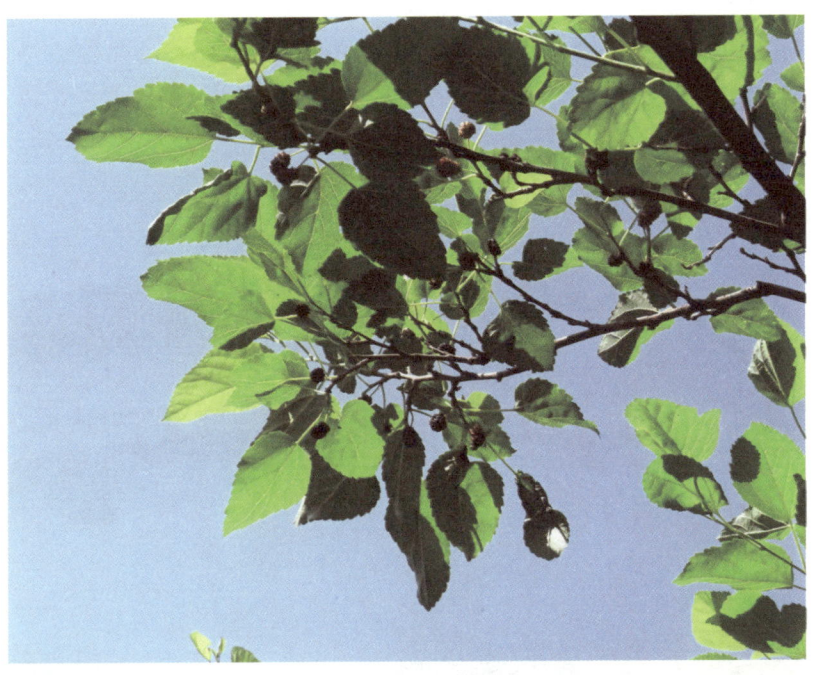
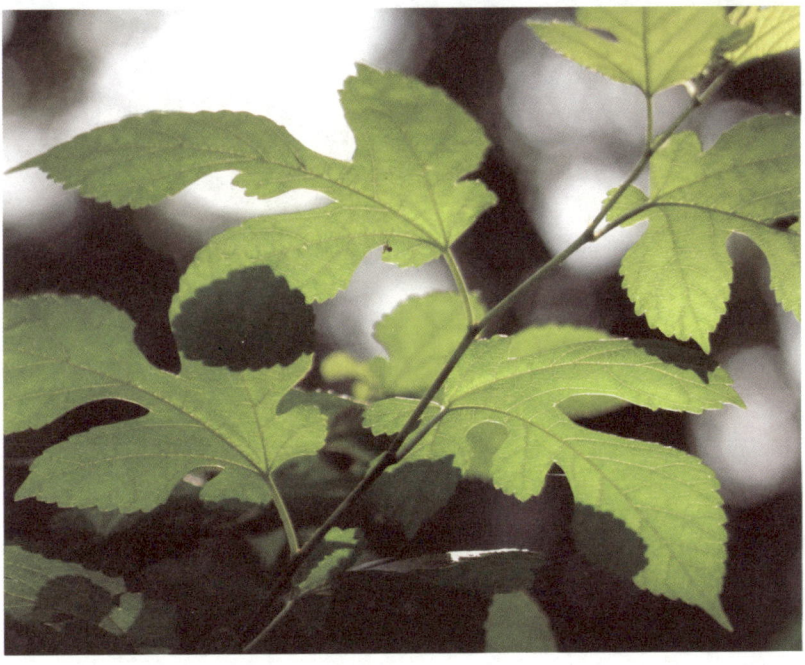

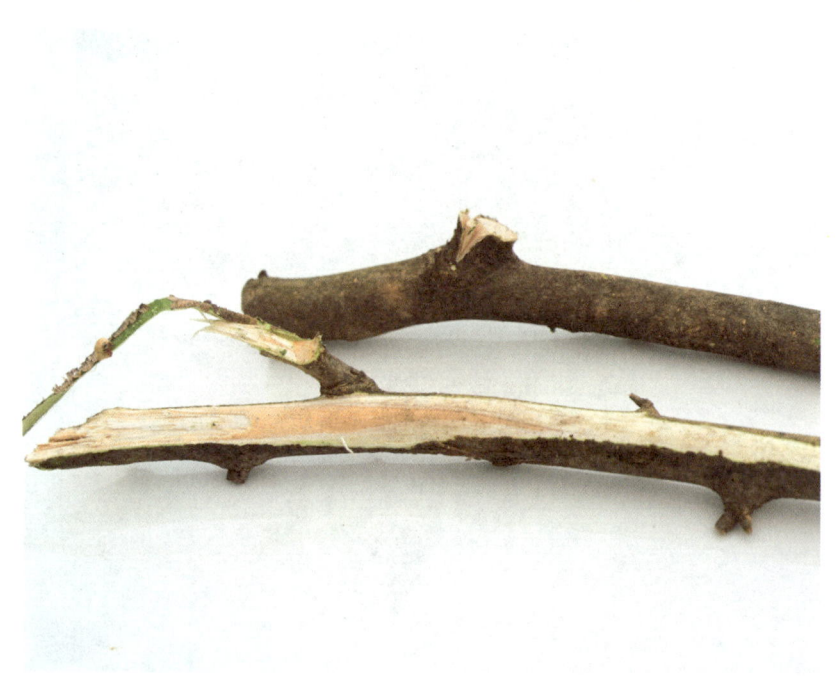
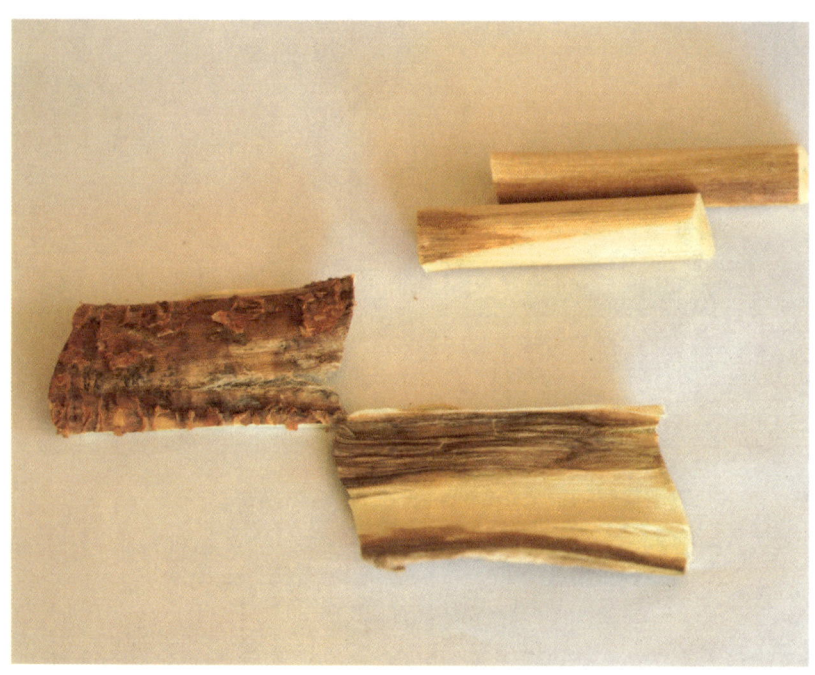

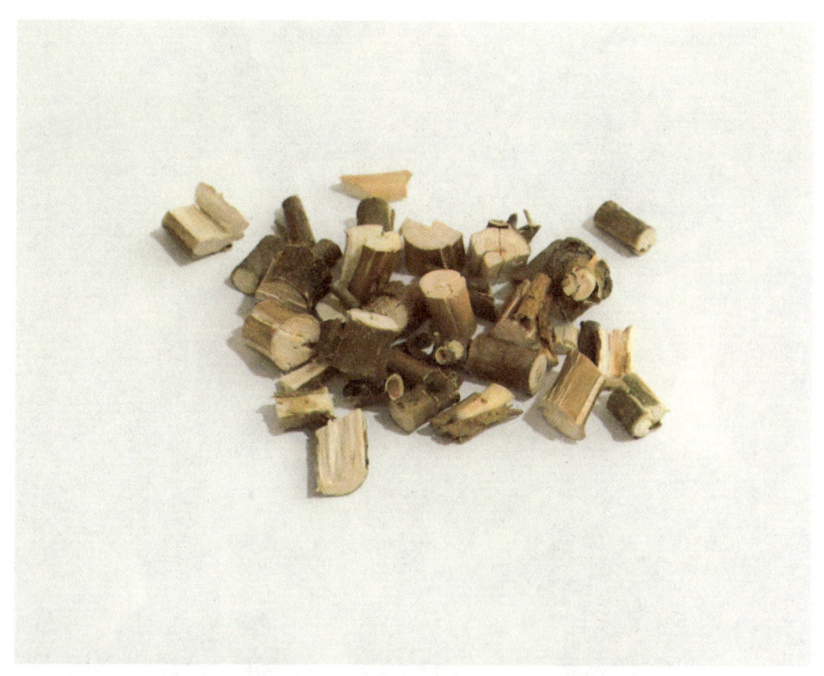

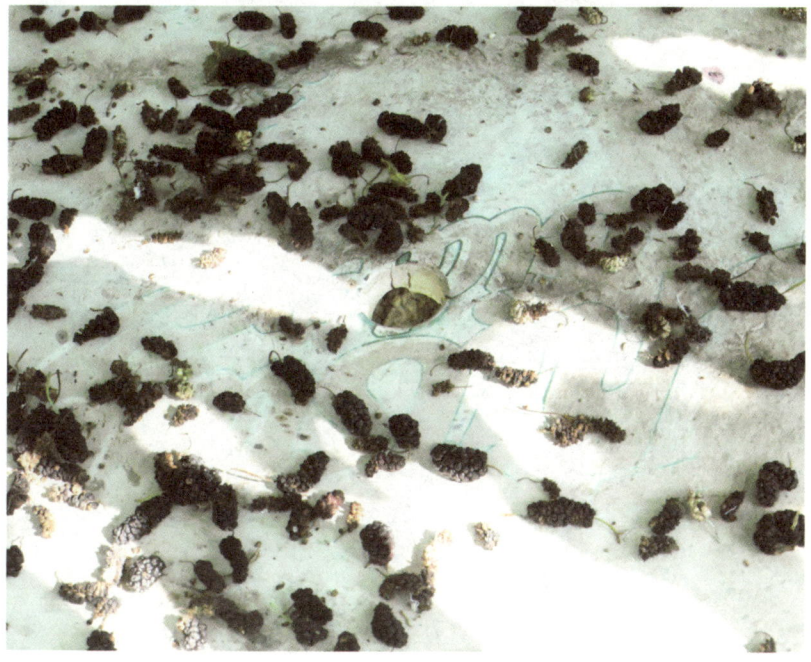

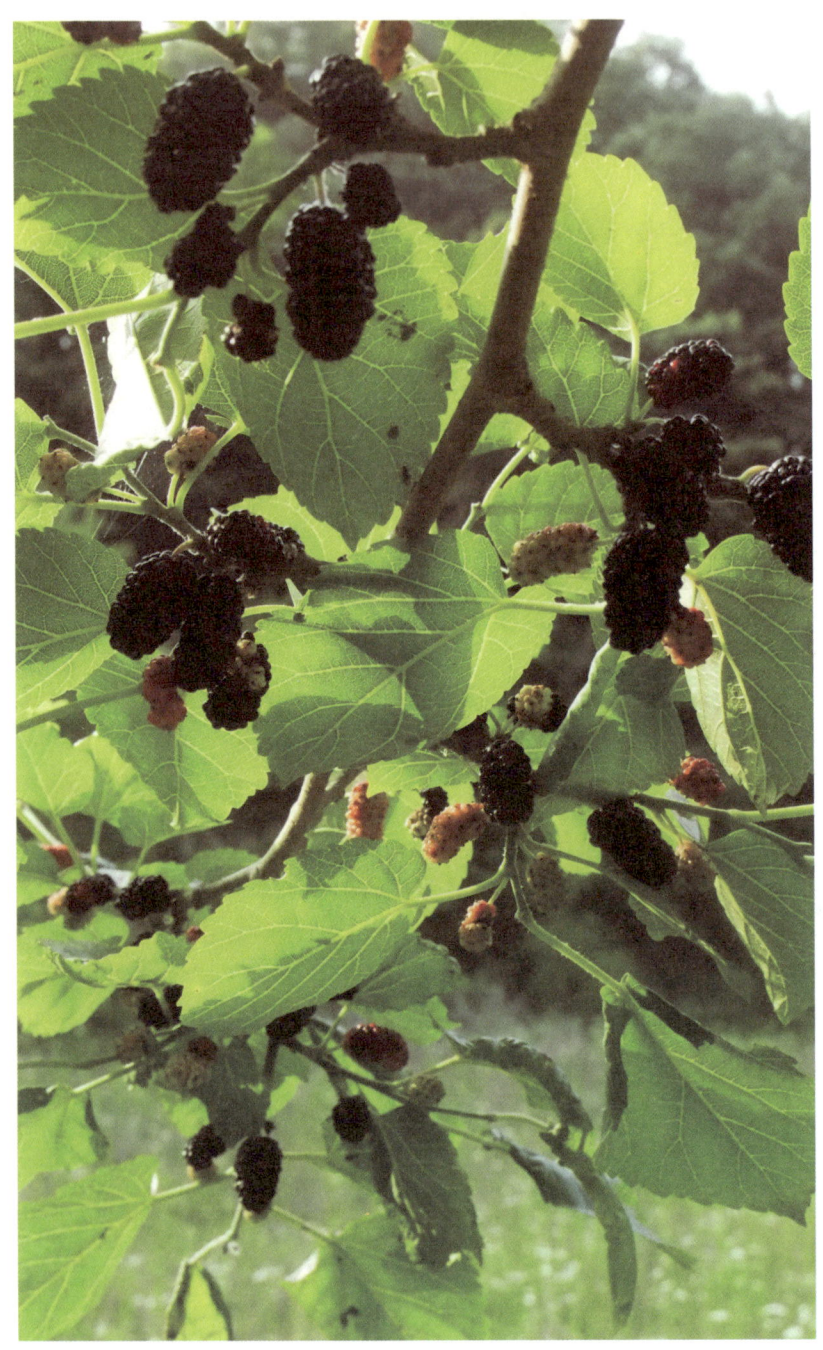

뽕나무는 우리에게 주는 것이 참으로 많다. 버릴 게 없는 나무이다. 요즘은 양잠업이 저조해 뽕나무가 적지만 어릴 때는 곳곳에 많았다. 지금은 많이 뽑아버렸다. 양잠(養蠶)뿐만 아니라 약용하기 유익한 나무이다.

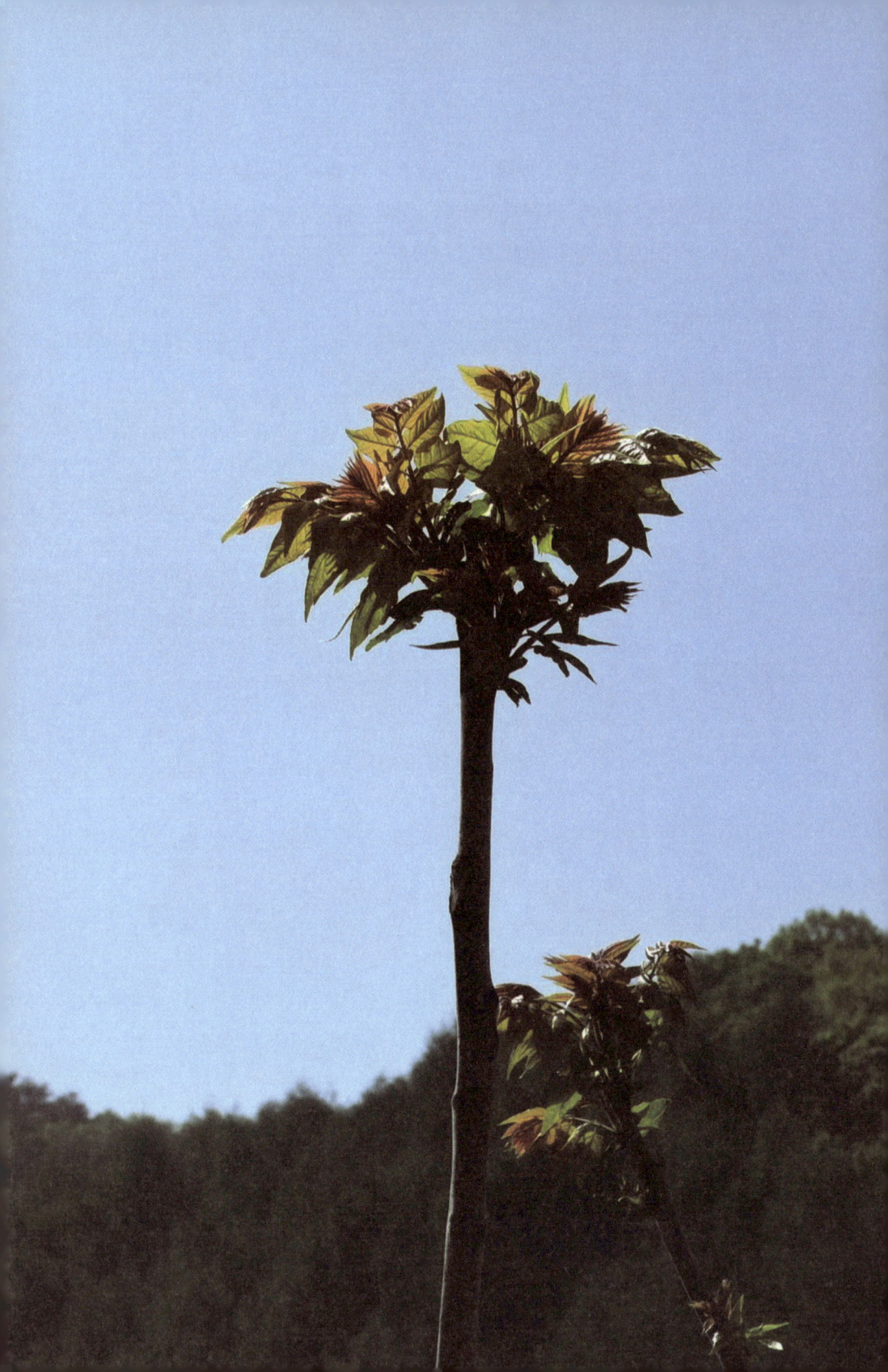

10. 가죽나무·참죽나무

가죽나무는 소태나무과이며 참죽나무는 멀구슬나무과로 과(科)는 다르나, 잎의 모습이 매우 비슷하다. 가죽나무잎은 홀수깃꼴겹잎으로 가장자리 아래쪽에 3~4개의 큰 톱니와 샘이 있다. 참죽나무 잎은 짝수깃꼴겹잎으로 가장자리 전체에 잔 톱니가 있다. 가죽나무 잎은 먹지 못하므로 '가짜 죽나무'라는 뜻으로 '가죽나무(假僧木)'라고 부른다. 참죽나무 잎은 먹을 수 있으므로 '진짜 죽나무'라는 뜻에서 '참죽나무(眞僧木)'라고 부른다. 잘 모르고 가죽나무의 어린잎을 나물로 해 먹는 현대인들이 있어 비교한다.

소태나무과 '가죽나무'는 중국 원산(源産)이다. 낙엽교목(落葉喬木)이며 높이 25m, 지름 1m 정도로 자란다. 잎은 어긋나며 13~27개의 작은 잎으로 이루어진다. 꽃은 5~6월에 가지 끝에서 나온 길이 10~20cm의 원추꽃차례에 녹백색의 꽃이 모여 달린다. 열매는 시과(翅果)로 길이 3~4.5cm의 좁은 타원형이며 9~10월에 황갈색~황적색으로 익는다.

가죽나무의 근피(根皮) 혹은 수피(樹皮)를 '저백피(樗白皮)'라 하며 약용한다. 성미(性味)는 고(苦), 삽(澁), 한(寒)이고 귀경(歸經)은 대장(大腸), 위(胃), 간경(肝經)이다. 효능(效能)은 청열조습(淸熱燥濕), 삽장(澁腸), 지혈(止血), 지대(止帶), 살충(殺蟲)이며 주치증(主治症)은 설사(泄瀉), 이질(痢疾), 변혈(便血), 붕루(崩漏), 치창출혈(痔瘡出血), 대하(帶下), 개선(疥癬) 등이다.

가죽나무는 귀화식물이며 '가중나무'라고도 한다. 나무껍질은 회갈색이고 오랫동안 갈라지지 않는다. 이 줄기의 속껍질을 약용한다. 가죽나무 잎의 끝에는 사마귀처럼 생긴 샘이 있다. 그곳에서 지독한 냄새가 난다. 자기의 잎을 보호하기 위함이다. 그 냄새 때문에 나물로 먹지 않는다.

멀구슬나무과 '참죽나무'는 '참중나무'라고도 한다. 중국 원산이고 높이 20m 정도로 자라는 낙엽교목(落葉喬木)이다. 나무껍질은 얇게 갈라져서 붉은색을 띠며, 가지는 굵고 짙은 갈색이다. 목재용으로 들여와 많이 심었다. 효능은 상기(上記) 챕터 '홑잎 나물'을 참조 바란다.

두 나무를 비교하면 다음과 같다. 가죽나무의 잎은 홀수깃꼴겹잎이고 아래쪽 톱니 끝에 2~4개의 샘이 있다. 누린내가 나서 먹지 못한다. 꽃은 초록색을 띤 흰색이다. 열매는 시과(翅果)이고 나무껍질은 회갈색이고 오랫동안 갈라지지 않는다. 목재가 연하여 합판의 재료로 사용한다. 참죽나무의 잎은 짝수깃꼴겹잎이고 앞면은 녹색이고 뒷면은 옅은 녹색이다. 꽃은 종 모양의 흰색이다. 열매는 삭과(蒴果)이며 나무껍질은 붉은색이고 얇게 갈라진다. 속이 단단하여 건축재 목재로 사용한다.

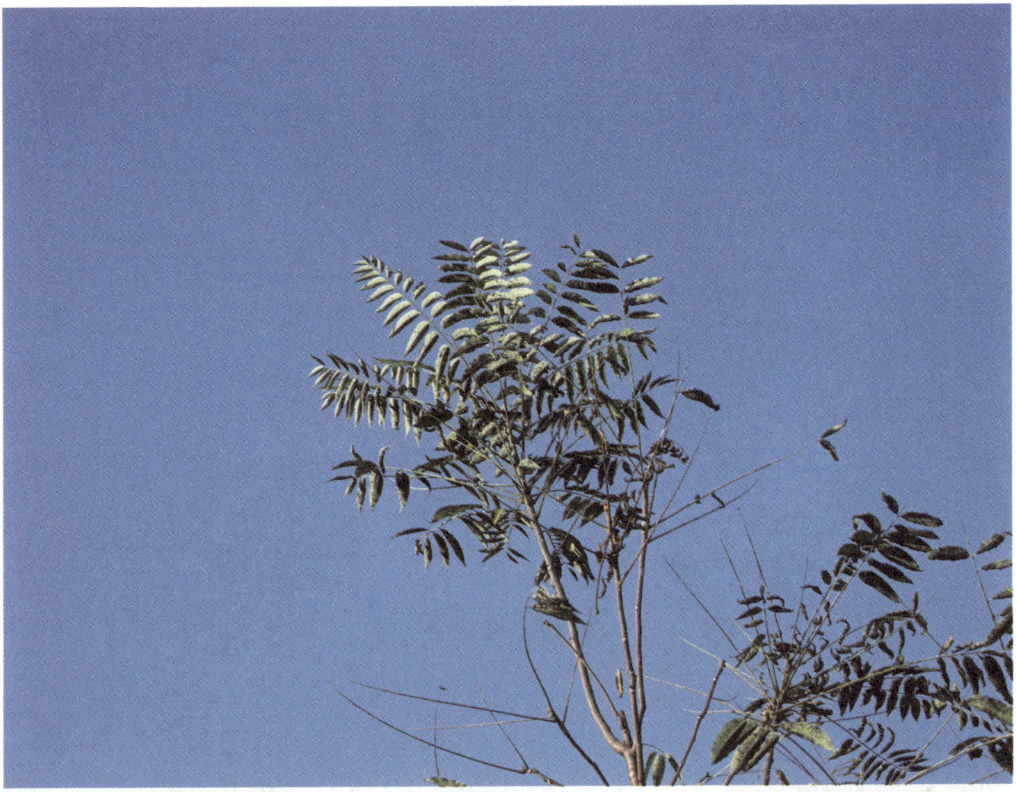

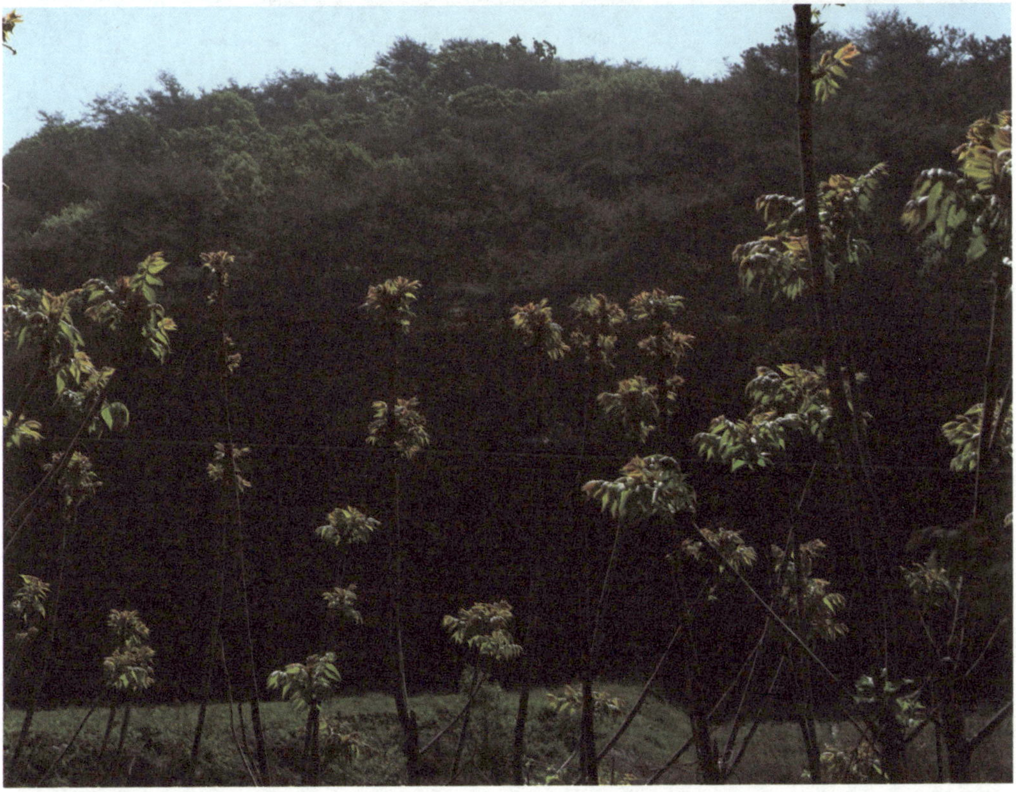

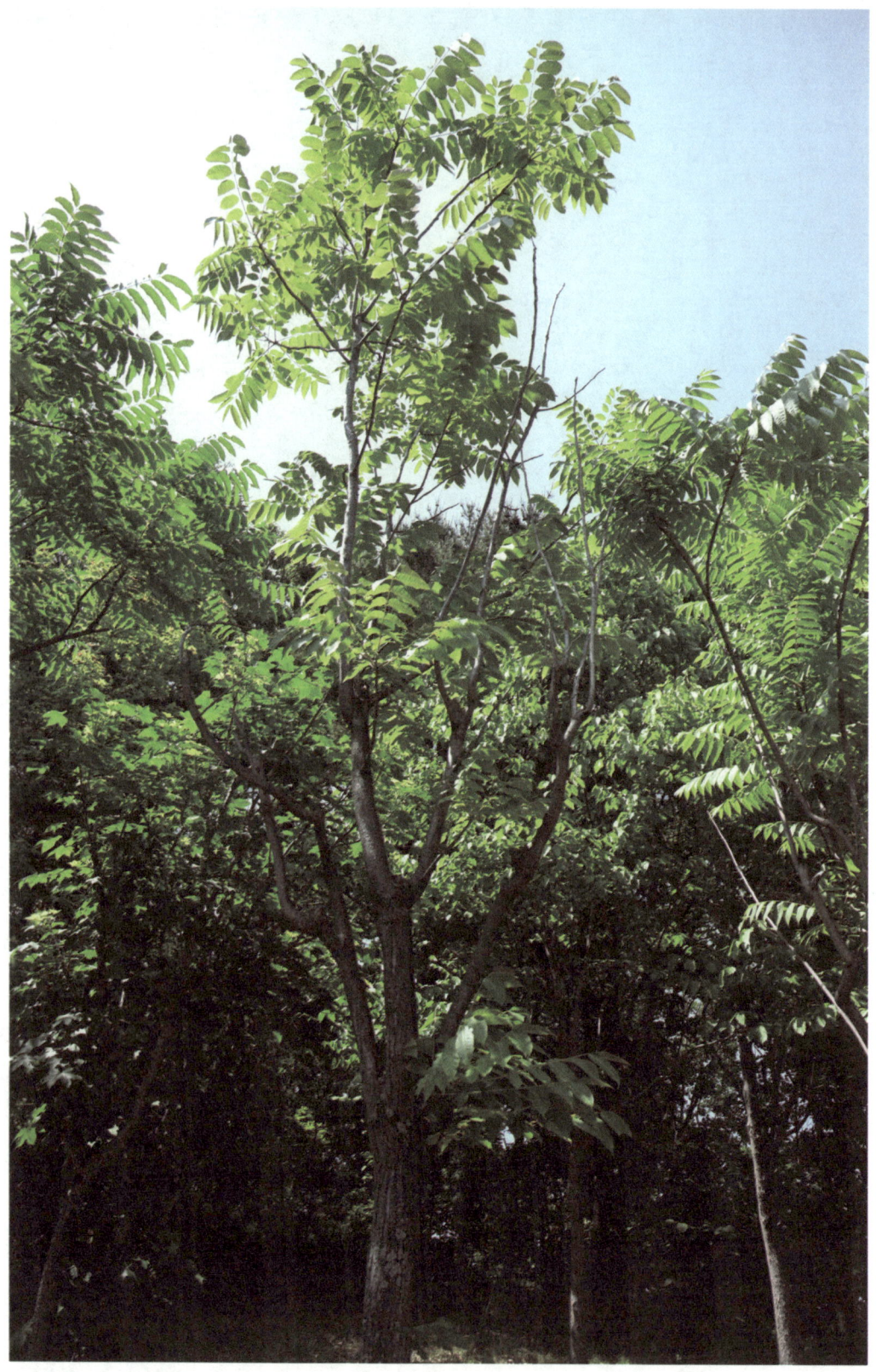

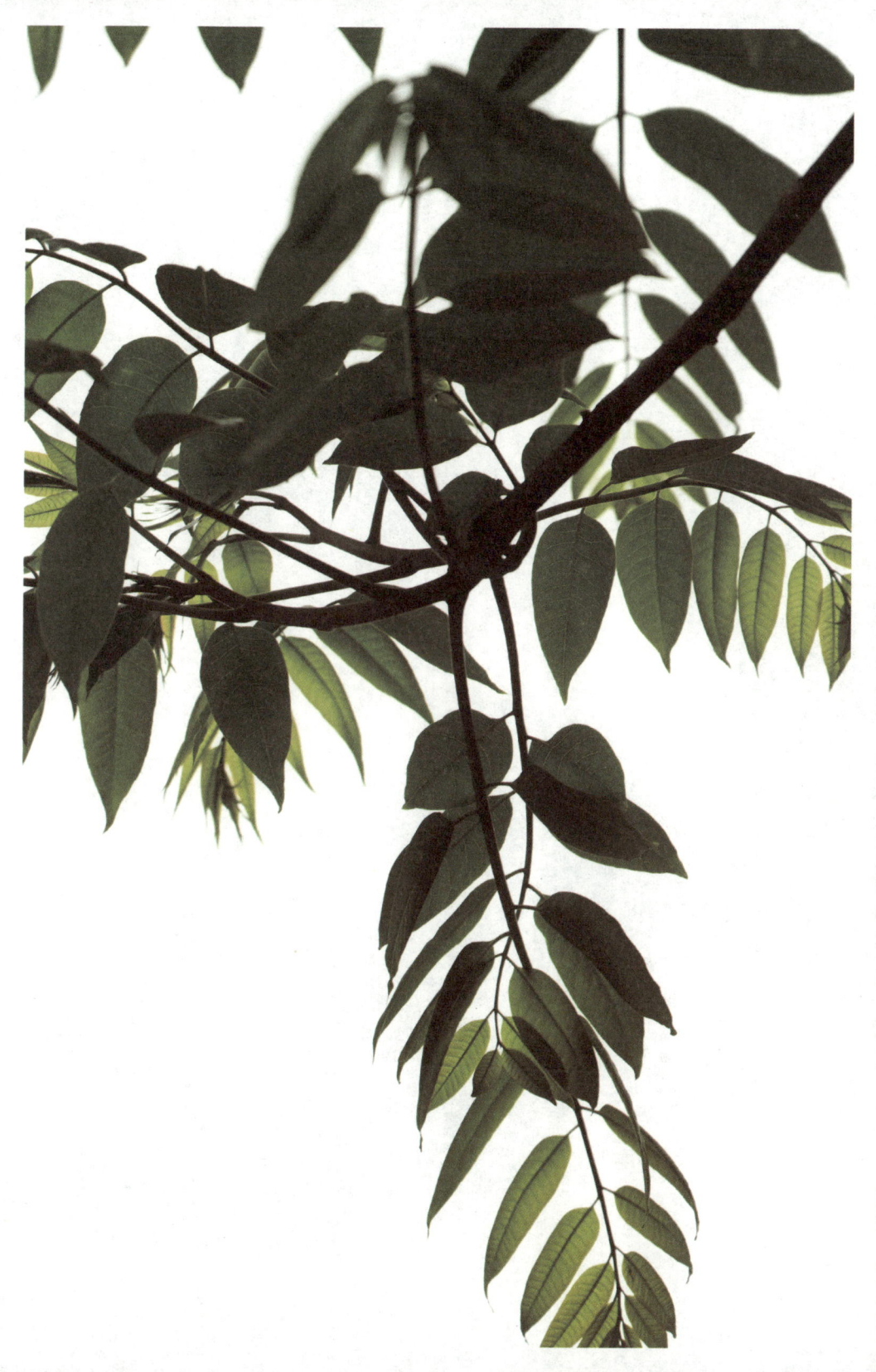

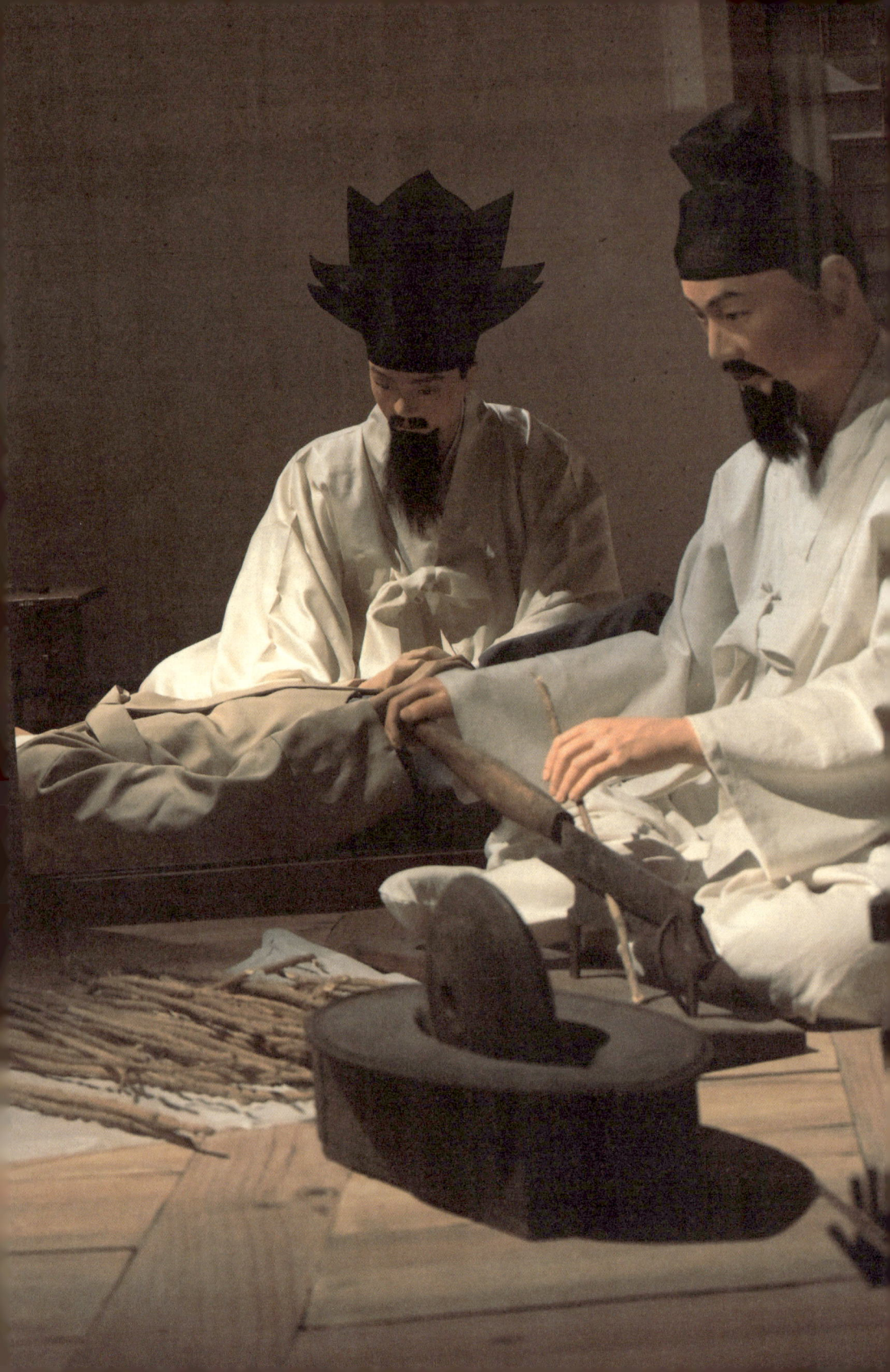

11. 짓는다

12월부터 2월까지 거제도와 포항에서는 대구(大口)잡이로 분주하다. 이때 잡은 대구의 아가미와 내장을 비운 몸 안에 소금을 넣어 준 뒤, 볏짚으로 마무리해 약 3개월간 말리는 것을 '약 대구 짓는다.'라고 한다. 처방전을 보고 한약을 조제하는 것을 '약 짓는다'라고 한다. 옷을 기워 만들 때도 '옷을 짓는다'라고 한다. 집을 지을 때도 '집 짓는다'라고 한다. 밥을 할 때도 밥 만든다고 하지 않고 '밥 짓는다'라고 한다. 우리의 의식주(衣食住)에 관계되는 것은 다 '짓는다'라고 한다. '만들다'는 인체와 조화를 그리 많이 생각하지 않고 만들기만 하면 되지만, '짓는다'는 말 속에는 정성을 다해 인간과 조화를 생각하면서 만든다는 의미가 내포되어 있다.

약 대구도 시간과 인간의 건강을 생각하며 정성을 다해 만드는 것이다. '약 대구 짓는다.' 얼마나 좋은 말인가? 우리가 가마솥 밥을 할 때도 시간과 불의 세기를 조절하며 식구들이 맛있게 먹을 수 있게 짓는 것이다. 밥을 만든다고 하지 않는다. 전 세계에서 밥을 제일 잘 짓는 민족이 우리다. 솥의 재질과 특징을 보고, 현재 고도(高度)를 생각하고, 쌀 종류를 참작하고, 쌀을 불리는 정도도 생각하고, 식구들이 진밥을 좋아하는지, 된밥을 좋아하는지를 고려하고, 불의 세기도 조절하고, 장작의 종류도 생각하여 불을 땐다.

참나무 불과 뽕나무 불은 다르다. 햄버거 찍어내듯이 뚝딱 '만든다'의 개념은 아니다. 우리 민족은 밥을 잘 짓고, 발효도 잘 시킨다. 중국인들은 우리보다 밥을 못 짓는다. 고려시대 책만 봐도 우리 민족은 밥을 잘 짓는다고 소문이 났을 정도다. 내가 한의학을 하며 꽤 많은 처방을 해봤는데도 된장국에, 김치에, 밥만큼 훌륭한 처방은 못한다. 백인이든 흑인이든 황인이든 어린애든 노인이든 똑같이 먹어도 아무 탈이 없고 매일 먹어도 건강해질 수 있는 한약 처방을 나는 못 한다는 얘기다. 내가 왜 이런 얘기를 하느냐면 본초학(本草學)의 기본이 '짓는다'라는 말 속에 들어 있기 때문이다.

인간 생활을 유익하게 하고 건강을 지켜주는 것이 본초학(本草學)이다. 집 짓는 흙벽돌을 만들 때 볏짚을 넣어서 만든다. 솔가지도 이용한다. 이런 것들이 고조선 시대부터 내려왔으며 본초학자가 보기에는 너무 탁월하다. 고조선 시대 담벽을 나뭇가지를 대고 흙을 발랐다는 기록이 있다. 그런데 서양 문물이 들어오고부터 이런 좋은 것들을 다 버리고 미적 추구나 영양분석학적으로만 세상을 보니까 완전히 뒤틀어진 느낌이다.

황토만으로 황토방을 꾸미는 것보다 솔가지나 볏짚을 넣는 것이 건강에 더 좋다. 황토에 볏짚을 섞어 지은 황토방이 황토만 넣는 방보다 인체

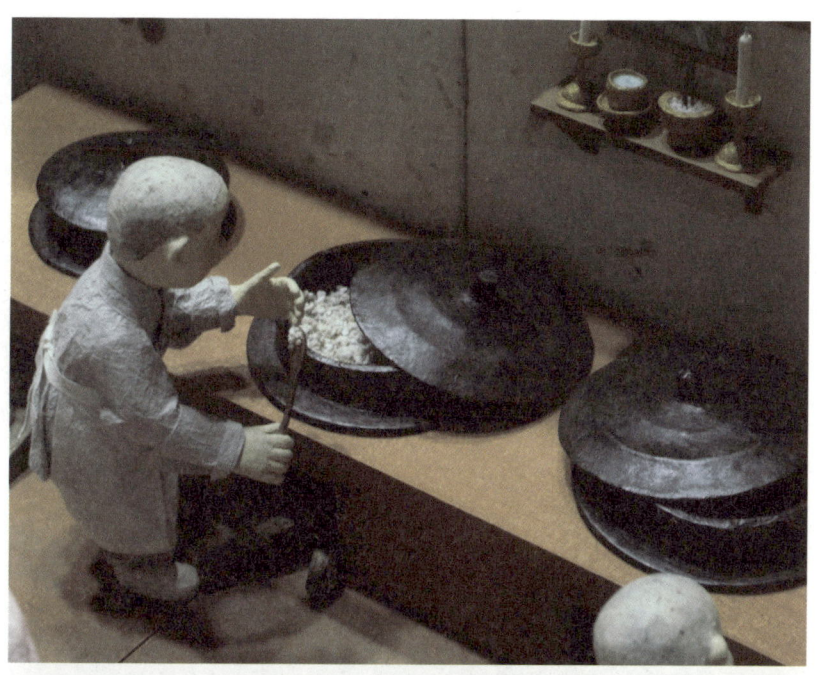

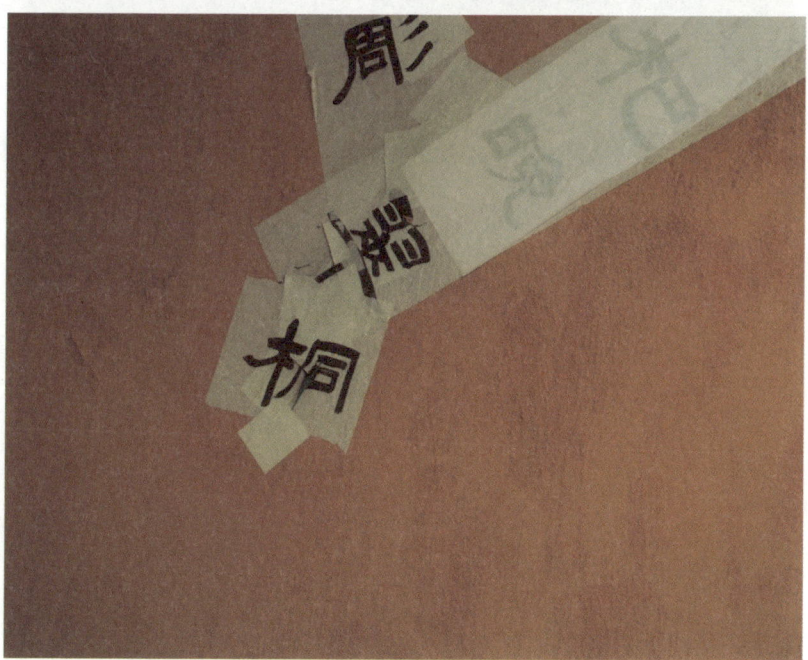

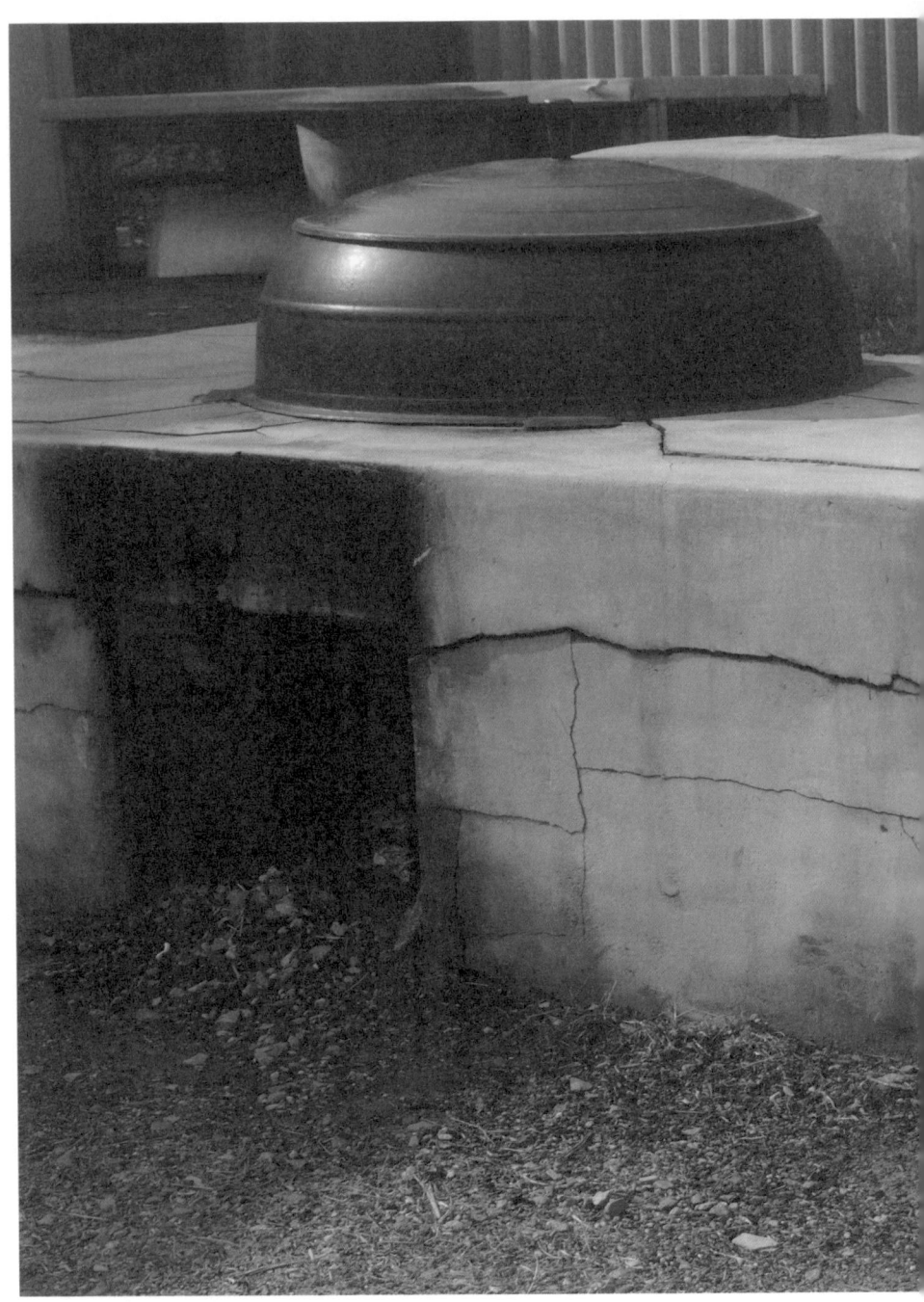

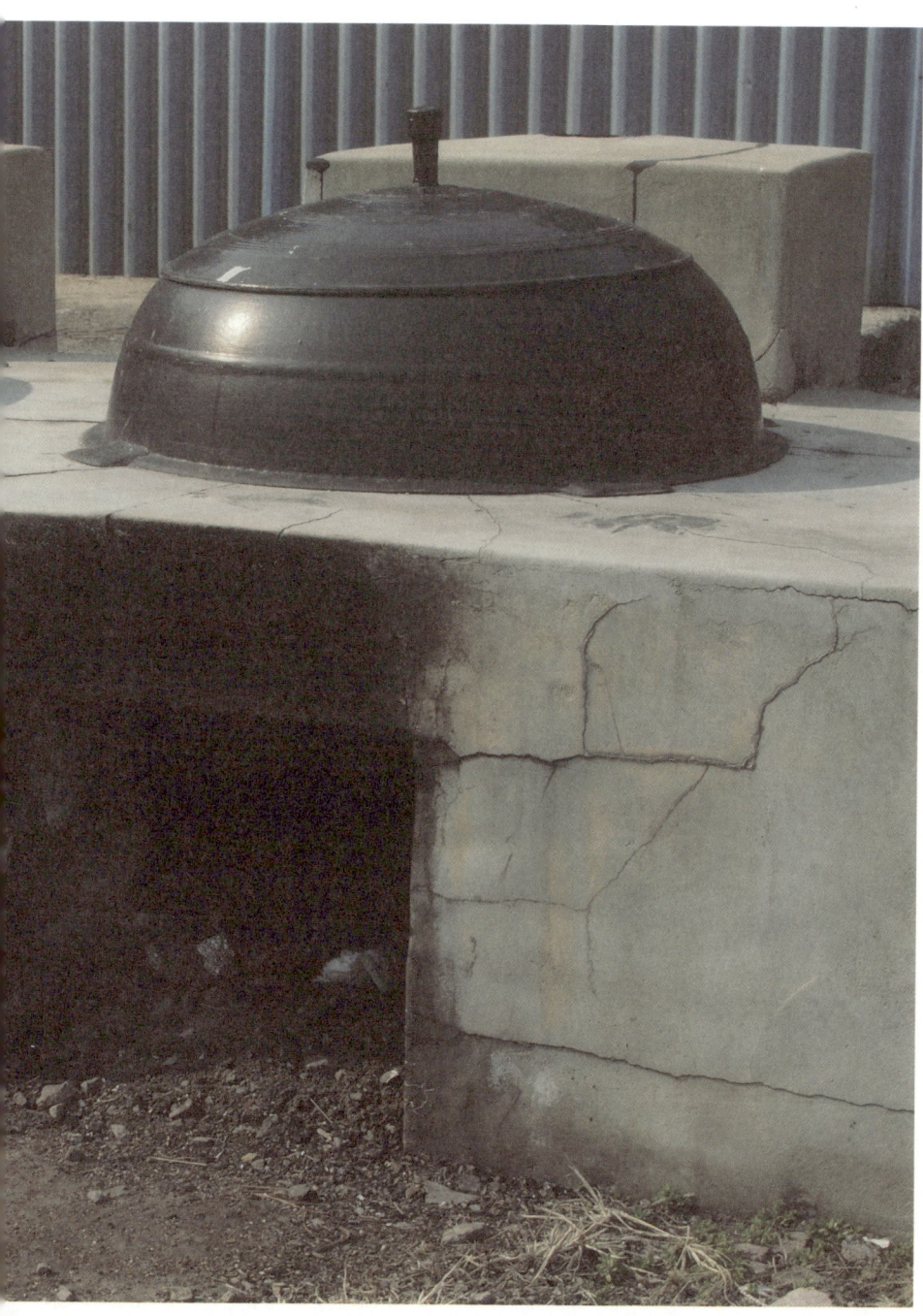

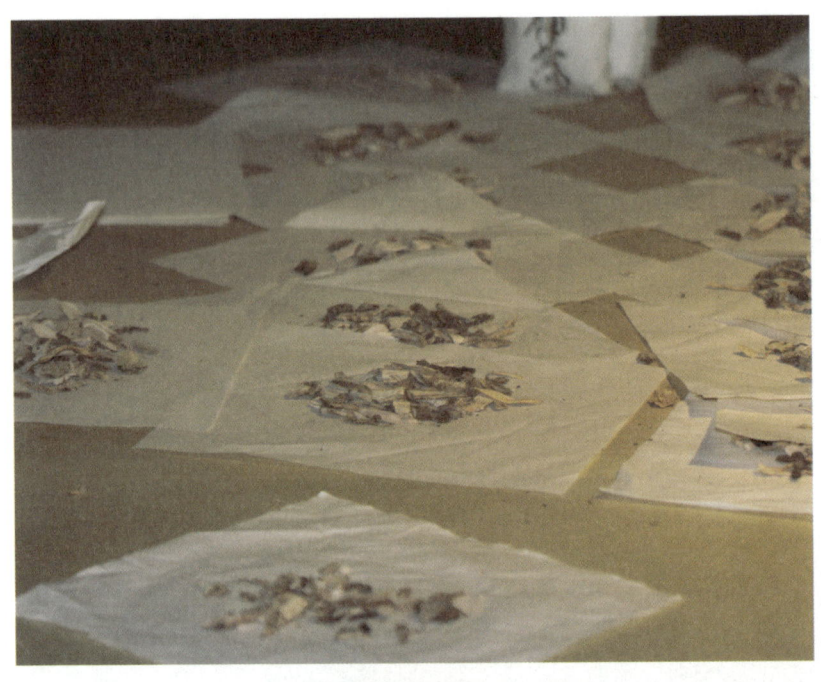

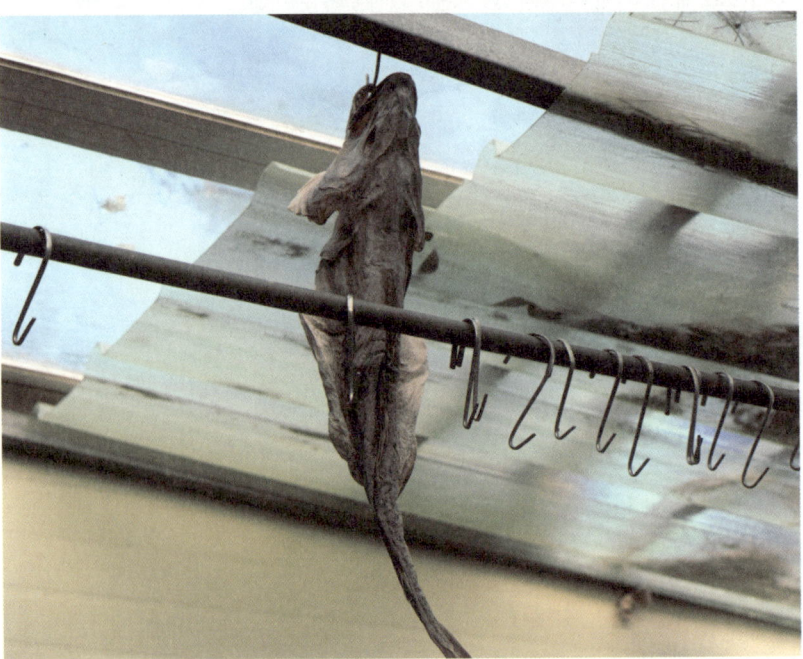

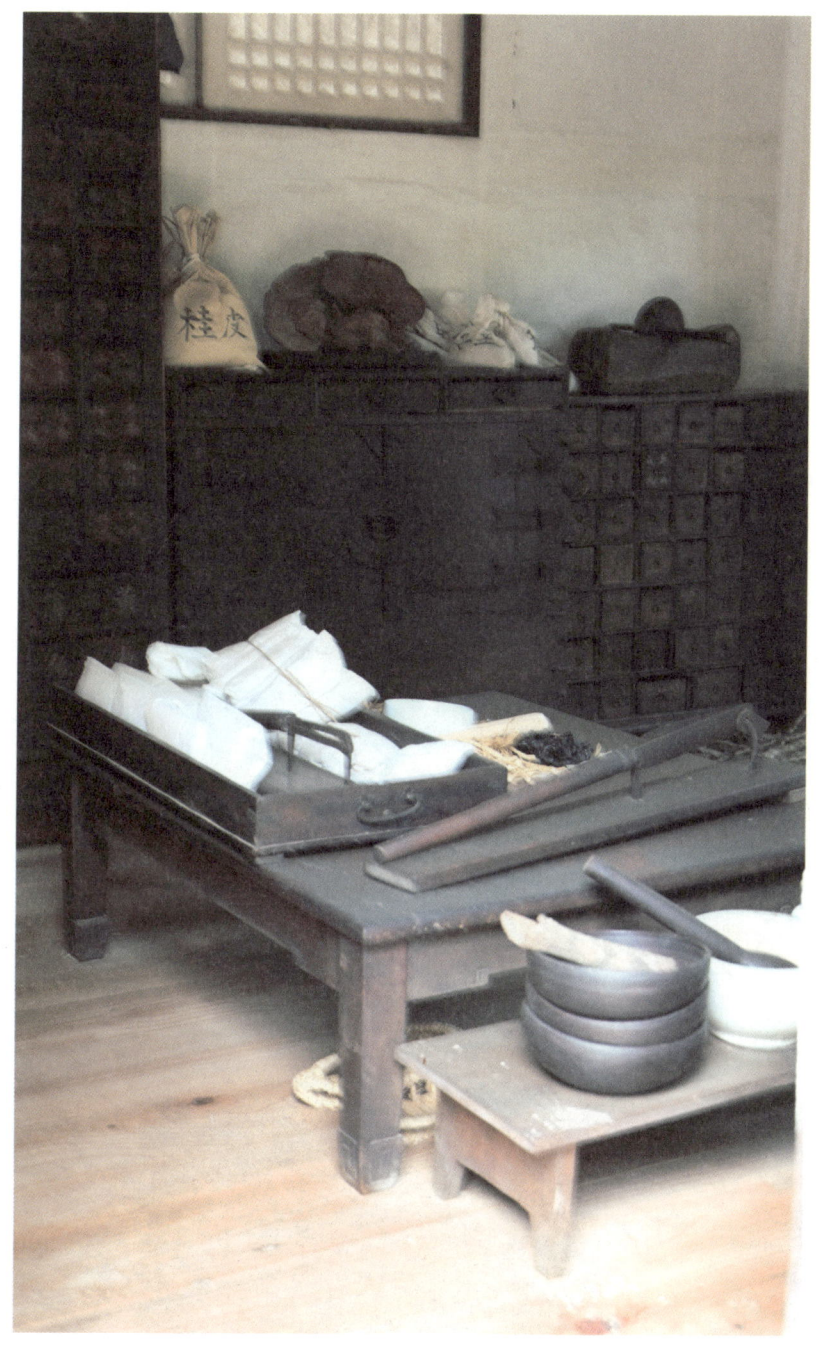

305

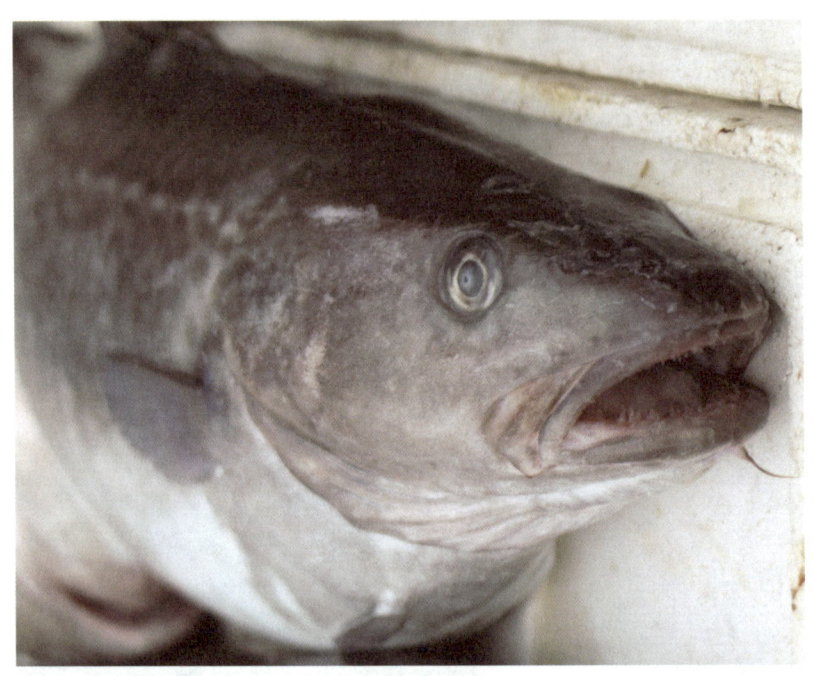

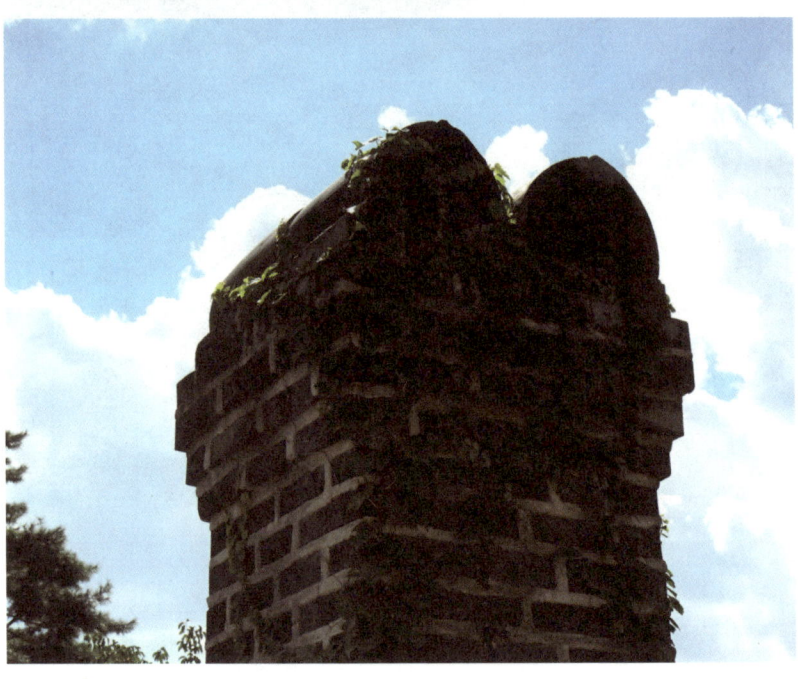

에 적합한 주파수가 나오기 때문이다. 염소 우리 벽면에 바른 황토 흙이 떨어져 앙상하게 보이던 수수깡이 생각난다.

우리 민족은 밥 짓고, 집 짓고, 옷을 지어 입고 살아왔다. 식당에서 쌀을 증기로 쪄서 밥을 만들지 않았다. 컨테이너 박스처럼 콘크리트를 찍어 집을 만들지 않았다. 공장에서 찍어내는 옷을 입은 것이 아니라 한땀 한땀 지어 입었다. 굴뚝의 높이까지도 생각하며 집을 지은 민족이다. 약도 지어 먹었다. 약 만드는 대구(大口)를 '약 대구 짓는다.'라고 표현한 경남 지방 사람들이 고맙고 감사하다.

감사합니다.

사족(蛇足) : 6개월 후 『인곡본초 제5권 '민들레'』가 출판됩니다. 많은 성원 부탁드립니다.

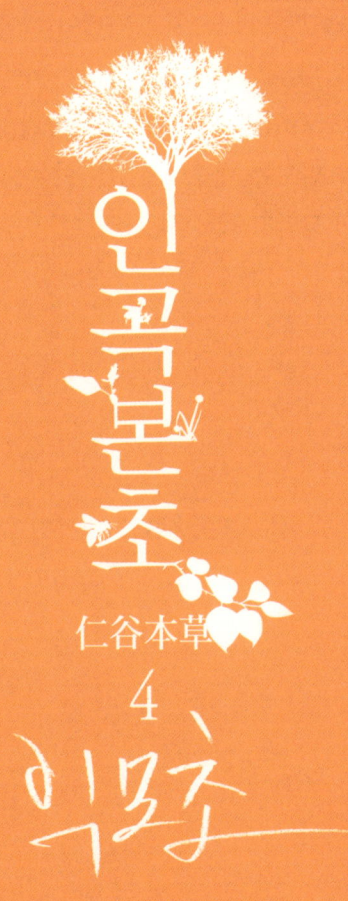

참고 문헌

1. 강길운 저, 〈고대사의 비교언어학적 연구〉[한국문화사] 2011.
2. 강상원 지음, 〈朝鮮古語 실담어 註釋辭典〉[조선(朝鮮) 明倫館 學術院 出版部] 2002.
3. 강소신의학원 편, 〈중약대사전〉[도서출판 정담] 1998.
4. 강신혜 글과 요리, 〈반찬등속〉[청주부엌] 2022.
5. 강판권 지음, 〈역사와 문화로 읽는 나무사전〉[(주)글항아리] 2010.
6. 경북대학교 출판부, 〈음식디미방〉 2003.
7. 고미숙 저, 〈동의보감, 몸과 우주 그리고 삶의 비전을 찾아서〉[북드라망] 2013.
8. 고석산·백선 엮은이, 〈순우리말 사전〉[동천사] 2012.
9. 고정옥 저, 신동은 해제 〈조선구전문학연구〉[동천사] 2012.
10. 권혁세 지음, 〈益生養術大全〉[학술편수관] 2012.
11. 김근종 펴냄, 〈식용약용 본초사전〉[법인문화사] 2013.
12. 김세택 저, 〈일본으로 건너간 한국말〉[기파랑] 2010.
13. 김영태 저, 〈옛마을 세시·절기 풍속〉[한국학술정보] 2009.
14. 김옥임, 남정칠 저, 〈식물비교도감〉[(주) 현암사] 2009.
15. 김원학·임경수·손창환 저, 〈독을 품은 식물 이야기〉[문학동네] 2014.
16. 김종원 지음, 〈한국 식물 생태보감 1〉[자연과생태] 2013.
17. 김종원 지음, 〈한국 식물 생태보감 2〉[자연과생태] 2016.
18. 김종헌 지음, 〈곡식 채소 나들이도감〉[(주) 도서출판 보리] 2019.
19. 김진석, 김종환, 김중현, 〈한국의 들꽃〉[돌베개] 2018.
20. 김진석, 김태영 지음, 〈한국의 나무〉[돌베개] 2011.
21. 김진석, 이강협, 김상희 지음, 〈한국의 산꽃〉[돌베개] 2025.
22. 김한정 펴냄, 〈식물의 이름이 알려주는 것〉[도서출판 다른] 2004.
23. 농촌진흥청 농업과학기술원 농촌자원개발연구소 편집, 〈한국의 전통향토음식7 전라남도〉[교문사] 2008.
24. 대니엘 샤모비츠 저, 이지윤 옮김, 〈식물은 알고 있다〉[도서출판 다른] 2013.
25. 리우췬루 지음, 〈음식〉[도서출판 대가] 2008.
26. 모리구치 미쓰루 씀, 〈사계절 생태 도감〉[(주)사계절출판사] 2008.
27. 박상진 지음, 〈우리나무의 세계 1〉[김영사] 2011.

28. 박상진 지음, 〈우리 나무 이름 사전〉 [(주) 눌와] 2019.
29. 박수현 지음, 〈한국의 외래·귀화 식물〉 [(주)대원사] 1996.
30. 박종철 글·사진, 〈세계의 약초와 향신료〉 [푸른행복] 2020.
31. 박종철 글·사진, 〈중국 약용식물과 한약〉 [푸른행복] 2014.
32. 백문식 저, 〈우리말의 뿌리를 찾아서〉 [삼광출판사] 2006.
33. 서유구 저, 정명현, 민철기, 정정기, 전정욱 외 옮기고 쓴 이 〈임원경제지〉 [씨앗을 뿌리는 사람들] 2012.
34. 신광철 저, 〈K HUMAN 한국인 보고서〉 [느티나무가 있는 풍경] 2024.
35. 신길구 저, 〈신씨본초학〉 [수문사] 1982.
36. 신민교 지음, 〈원색 임상 본초학〉 [남산당] 1986.
37. 신민교 편저, 〈신증 방약합편〉 [영림사] 2002.
38. 스기야마 마사아키 저, 이경덕 옮김. 〈유목민의 눈으로 본 세계사〉 [시루] 2013.
39. 스티븐 헤로드 뷰너저, 박은정 옮김. 〈식물의 잃어버린 언어〉 2005.
40. 안덕균 지음, 〈원색 한국본초도감〉 [(주)교학사] 1998.
41. 양금철, 송민섭, 정흥락 지음, 〈한국 식물 명집〉 [라이프사이언스] 2004.
42. 와일리 블레빈스 지음, 〈수상한 식물들〉 [도서출판 다른] 2017.
43. 왕닝·시에똥위엔·리우팡저, 김은희 역 〈설문해자와 중국고대문화〉 [학고방] 2010.
44. 오쓰카 야스오 지음, 〈일본의 동양의학〉 [도서출판 소화] 2000.
45. 오주영 글, 〈명절 속에 숨은 우리 과학〉 [시공주니어] 2009.
46. 유창균 저, 〈文字에 숨겨진 民族의 淵源〉 [집문당] 1999.
47. 윤주복 사진·글, 〈열대나무 쉽게 찾기〉 [진선출판사(주)] 2011.
48. 윤주복 지음, 〈 APG 풀도감〉 [진선출판사(주)] 2016.
49. 이동혁 지음, 〈화살표 풀꽃도감〉 [자연과생태] 2019.
50. 이상건 저, 〈 인곡본초 망개떡 〉 [느티나무가 있는 풍경] 2024.
51. 이상건 저, 〈 인곡본초 미나리꽝 〉 [느티나무가 있는 풍경] 2025.
52. 이상건 저, 〈 인곡본초 욕봤어 〉 [느티나무가 있는 풍경] 2024.
53. 이상건 저, 〈 저절로 낫는다 〉 [꿈꾸는 책] 2011.
54. 이선종 저, 〈한국의 속담 대백과〉 [아이템북스] 2008.
55. 이영로 저, 〈한국식물도감〉 [교학사] 2006.
56. 이종남 저, 〈우리가 정말 알아야 할 천연염색〉 [현암사] 2004.

57. 이주은 저, 〈재미있는 갑골문 이야기〉 [나눔사] 2023.
58. 이창복 지음, 〈大韓植物圖鑑〉 [향문사] 1979.
59. 인디카도감편찬위원회 지음, 〈오늘 무슨 꽃 보러 갈까?〉 [신구문화사] 2016.
60. 임종국 저, 〈鍼灸治療學〉 [集文堂] 1983.
61. 임형탁, 박수영 저, 〈쉽게 구할 수 있는 염료 식물〉 [주식회사 대원사] 1996.
62. 조석현 저, 〈고대 우리말 연구〉 [빛의전사들] 2023.
63. 조영언 저, 〈노스트라 어원 여행〉 [지식산업사] 1996.
64. 村田懋麿, 〈滿鮮植物字彙〉 [東京 成光館藏版] 1932.
65. 풍석 서유구 저, 〈임원경제지 만학지1〉 [풍석문화재단] 2023.
66. 피터 톰킨스와 크리스토퍼 버드 저, 황금용 황정민 옮김, 〈식물의 정신세계〉 [정신세계사] 2009.
67. 한복려 엮음, 〈다시보고 배우는 산가요록〉 [궁중음식연구원] 2011.
68. 한철희 펴냄, 〈한국의 들꽃〉 [돌베개] 2018.
69. 황순종, 나영주 공저, 〈우리 고대 역사의 영웅들〉 [시민혁명 출판사] 2023.
70. 허현회 지음, 〈그들은 어떻게 권력이 되었는가〉 [시대의창] 2012.
71. 현진오 저, 〈사라져가는 우리꽃〉 [자연과생태] 2010.